馬の寄生虫対策
ハンドブック

著 Martin K. Nielsen・Craig R. Reinemeyer　翻訳 妙中友美

緑書房

ご 注 意

本書中の診断法，治療法，薬用量については，最新の獣医学的知見をもとに，細心の注意をもって記載されています。しかし獣医学の著しい進歩からみて，記載された内容がすべての点において完全であると保証するものではありません。実際の症例へ応用する場合は，使用する機器，検査センターの正常値に注意し，かつ用量等はチェックし，各獣医師の責任の下，注意深く診療を行ってください。本書記載の診断法，治療法，薬用量による不測の事故に対して，著者，翻訳者，編集者，原著出版社ならびに出版社は，その責を負いかねます。（株式会社緑書房）

著者

Martin K. Nielsen, DVM, PhD, Dipl. ACVM
Associate Professor and Schlaikjer Professor
Department of Veterinary Science
M.H. Gluck Equine Research Center
University of Kentucky
Lexington, Kentucky, USA

Craig R. Reinemeyer, DVM, PhD, Dipl. ACVM
President, East Tennessee Clinical Research
Rockwood, Tennessee, USA

執筆協力

Dave Leathwick PhD
AgResearch Grasslands
Palmerston North
New Zealand

Christian Sauermann PhD
AgResearch Grasslands
Palmerston North
New Zealand

初版発行にあたって

本書『Handbook of Equine Parasite Control』は，馬の臨床獣医師が雑誌の記事を読んだり，卒後教育として講義を2～3時間受けたりする程度では，エビデンスに基づいた寄生虫対策の知識や技術を身に付けることはできないという著者の実感から生まれました。どんな臨床技術でも寄生虫対策は理論にしっかりと裏付けされ，思慮深い方法や手順で行われ，連続的に評価されなければなりません。新しい外科手技などの臨床技術や診断方法の基本的な技術と知識のほとんどは，すでに多くの臨床獣医師に浸透しています。また，不安があれば先輩や専門家にアドバイスと支援を求めることもできます。しかし対照的に，大学や専門機関を除くと，エビデンスに基づいた寄生虫対策の基礎に精通した馬の寄生虫学の専門家がほとんどいません。

エビデンスに基づいた寄生虫対策は，馬の獣医療における比較的新しい流れです。しかし，似たような対策はヨーロッパと南半球の小反芻動物の臨床獣医師によって何十年も実践されてきました。これらの地域では，寄生虫感染による家畜への大きな被害が一般的にみられます。特定の寄生虫（例えば捻転胃虫 *Haemonchus contortus*）が駆虫薬耐性を示し，臨床的に高病原性線虫の駆除が不可能になってしまったことが，世界中で羊や山羊の産業に深刻な経済被害をもたらしました。一方，馬の毛線虫亜科（小円虫）はこの約40年間，複数の駆虫薬に対して耐性を示してきましたが，小円虫はほとんどの場合，病原性は強くありません。私たちは獣医寄生虫学の専門家らとともに長年にわたってエビデンスに基づいた寄生虫対策を推奨してきましたが，ごく最近まで馬の臨床獣医師はそのメッセージに聞く耳を持ちませんでした。なぜ急に関心が持たれるようになったのかは定かではありませんが，最近，一部の馬回虫 *Parascaris equorum* で駆虫薬耐性がみつかったことがきっかけになっているようです。臨床獣医師にとっての大きな脅威は，単に駆虫薬に耐性を示す寄生虫が新たにみつかったことではなく，むしろ大環状ラクトン化合物由来の駆虫薬（マクロライド系薬剤のイベルメクチンなどはこれまで馬の防疫における万能薬と考えられてきた）に対し線虫が耐性をつくりやすいという確たる証拠が出たということでしょう。

きっかけが何であったにせよ，現在，馬の臨床獣医師はエビデンスに基づいた寄生虫対策を受け入れてくれているようです。本書はそのような獣医師の関心やニーズに対し，実践的なアドバイスや論理的な推奨法を交えて解説しています。多くの獣医学の成書は関連した事実を体系化して記述し，臨床現場での論理的な対応の推奨法を提示します。しかし本書には，より重要な目的があります。私たちは，文字どおり何千万もの実践例のある40年間変わらなかった伝統的な寄生虫対策の考え方，また，多くの製薬会社が競い合って推奨している寄生虫対策の考え方を変えていくという難題に挑戦しています。変化には痛みが伴いますが，成し遂げなくてはなりません。そして寄生虫対策の進歩とは，1人の臨床獣医師と1人の馬主や管理者が協力して一歩ずつ積み上げていくものです。ダーウィンの有名な言葉に，「生き残る種というのは最も強いものでもなければ，最も知能の高いものでもない。変わりゆく環境に最も適応できる種が生き残るのである」とあります。寄生虫は，効果的な駆虫薬が開発されたその時からこれまで変化し続けてきました。さあ，次は私たちが変化する番です。

忙しい臨床獣医師には文献をより深く調べる時間も手段も少ないでしょうから，文献の詳細なリストは本書には掲載しませんでした。さらに，今まで私たちが行っていた「エビデンスに基づいた」推奨法の多くがほとんど科学的根拠を持っていないという皮肉に気が付くでしょう。より決定的な証明がなされるまで，臨床的に「掘るのをやめるよう」助言すべきこともあります（「あなたが穴にはまっていると気付いたとき，最初にすべきことは掘るのをやめることだ〈When you find yourself in a hole, the first thing to do is stop digging.〉」という格言を引用したものです）。人々に間違ったことをやめるよう説得する方が，正しいことをさせることよりよっぽど素晴らしい指導となることはよくあります。

私たちの最終目的は教育です。エビデンスに基づいた寄生虫対策は，獣医師の立場から指導するのが最も効果的です。そのため，本書は言い回しがフォーマルでなかったり，時に簡単な言い回しになったりしてしまっているかもしれません。これは私たちの指導スタイルが反映されたものですので，読者の皆様にはご容赦願います。

2012年10月

Martin K. Nielsen
Craig R. Reinemeyer

第２版発行にあたって

「寄生虫対策はよくわからない」「対策の方法にはたくさんの意見がある」「今までやってきた方法をそのまま続けることの何が悪いの？」これらは，寄生虫対策について私たちのところへ質問にやってくる人々からよく聞かれる言葉です。このようなフラストレーションを抱えてしまう気持ちは私たちにもわかります。そのもやもやした気持ちをすっきりと解消してもらうために，『Handbook of Equine Parasite Control』を書きました。それに引き続いて，第２版の発行となりました。馬の寄生虫学というのは，世界中でも指折り数えるほどしか研究者がいない，とても小さな研究分野です。たった数年で新しい知見が得られることはそんなに期待できません。それにもかかわらず2012年に初版を上梓してからこの数年の間に，数多くの新発見があり，また関連した新技術も登場しました。そこでこのタイミングで内容を更新し，第２版を出版することになりました。

私たちが最初からつくりたかったものは，わかりやすい言葉で書かれた実用書です。その想いは第２版の本書にも受け継がれています。本書の第４部症例集は，実用書としてのわかりやすさを実現するためのものです。そうはいっても，全体を通して学術的な文章もある程度ありますし，科学的な文献を引用もしています。初版の経験から，本書の読者の大半は学術論文を読むことは少ないかもしれませんが，一部の読者は引用文献を調べてこうした論文を読み込むだろうと思います。ですから，最近５年間に発表された新しい論文も参考文献リストに付してあります。アメリカ馬臨床獣医師会（American Association of Equine Practitioners：AAEP）やイギリス馬獣医学会（British Equine Veterinary Association：BEVA）に所属しておられる獣医師の方であれば，両団体が会員に配布している『Equine Veterinary Education』という学術雑誌に，本書の著者が論文を数本寄稿していることにお気づきでしょう。この雑誌に直接アクセスすることで，より詳細な情報を入手することも可能です。根拠のない，時に誤解から生じる憶測を避けるために，私たちは公表されている参考文献を引用することは，健全かつ客観的な行為だと考えています。どんな情報でも数秒で世界中に広めることが可能な世の中で，信頼できる同じ分野の研究者らによって査読を受けたエビデンスに根拠を求めることが，このような書籍をつくる際には唯一の責任あるアプローチだと，私たちは思っています。獣医学の成書や科学的な文献には世代を超えて受け継がれてきた内容があふれていて，結局は誰もその始まりや，どのようにその臨床的な手技が生まれたのか知らないことが多いものです。細心の注意を払って文献を読むことで，ある内容が誤解によって生じたものであったということや，そもそも客観的なデータに基づいてすらいなかったということが判明することがあります。ちなみに，私たちも文献を読み返すことで初版に記載されていたいくつかの誤解や誤りをみつけることができました。そうです。私たちも，根拠のない憶測を生み出すという罪を犯していました。

初版が出版されてからこれまでに，新しい種類の駆虫薬が発売されることはありませんでしたが，診断方法の開発については目覚ましい進歩がみられました。そのため診断について述べた章（第９章）は，最も大幅に記述を追加しました。寄生虫学の研究者にとっては，愛すべき糞中虫卵数（FEC）測定のいらない世界など想像できません。それに，糞中虫卵数測定は学校で習うような古臭い昔ながらの方法であるにもかかわらず，これからも必要とされていくでしょう。実際に，糞中虫卵数測定は，エビデンスに基づいた良い寄生虫対策の基礎となっています。第9章では，糞中虫卵数の解釈について，正確度と精度（再現性）に重点を置いています。さらに本書では，第8章で駆虫薬耐性について解説しています。世界中で駆虫薬耐性を持つ寄生虫が次から次へとあらわれ，毛線虫亜科（小円虫）と馬の回虫 *Parascaris* spp. にみられた駆虫薬耐性について，これまでに報告された全ての知見をまとめたヒートマップを掲載しています。

2013年からこれまでに科学技術の発展は目覚ましいものがありました。その1つが，馬の寄生虫感染と駆虫薬に対する耐性の獲得がどのように変化するのか，コンピュータ・モデリングの技術を駆使して予測することが可能になったことです。この技術によって，私たちは生きた動物を使って，手間と経費が多くかかる要領を得ない実験を何度も繰り返さなくても，複雑な生物学的な現象について調べることができるようになりました。本書の執筆に当たっては，コンピュータ・モデリングの分野における著名な2人の研究者，ニュージーランドにある Ag Research の Dr. Dave Leathwick と Dr. Christian Sauermann にご協力いただきました。彼らは，馬の寄生虫学における重要な生物学的原理を示すコンピュータ・シミュレーションの結果を快く提供してくれました。

本書の特徴として，症例集に新たな症例を加えました。これらは全て，私たちがこの数年間に遭遇した実際の症例に基づいています。それ以外にも，本書で使用される技術的および科学的な用語についての用語集*も掲載しました。この用語集は，獣医師や寄生虫の専門家ではない読者の皆さまの理解をきっと助けてくれることでしょう。また，新しい写真もたくさん追加しました。

私たちは，寄生虫学に対して新たな切り口からの1つの立場を示しているだけに過ぎないということを認識しています。ですから，混迷する寄生虫学をさらに混乱させるということすらあるかもしれません。もしそうであったとしても，本書に込めた私たちの想いは寄生虫学を多くの人に理解してもらうことであり，私たちの立場は少なくとも現在入手しうる最良のエビデンスに基づいたものです。間違いなく，本書の内容は数年以内に再び改訂しなくてはならなくなるでしょう。その時が来るまで，本書をお楽しみください。

2018年6月

Martin K. Nielsen
Craig R. Reinemeyer

＊訳者注：日本語版では，獣医師や寄生虫の専門家以外が読者となる可能性は低いと考え，一般の方を対象とした用語集は割愛しています。

献　辞

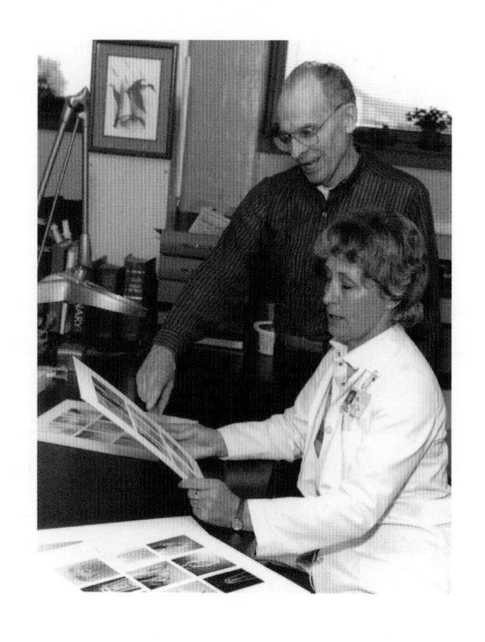

本書をDr. Eugene T. Lyonsと，長年彼の助手であったMs. Sharon C. Tolliverに捧げます。残念ながらお2人とも，本書の発行直前に亡くなられました。彼らは情熱的な馬の寄生虫学者であり，よき友人であり，世界中の仲間たちからとても尊敬されていました。50年以上の長きにわたりケンタッキー大学に勤務され，馬の寄生虫学に対しほかに並ぶもののない多大な貢献をされました。本書において，群を抜いて最も文献が引用されている著者でもあります。Dr. Lyonsは，馬糞線虫*Strongyloides westeri*，*Thelazia lacrymalis*，普通円虫*Strongylus vulgaris*の生活環を明らかにしました。また，馬用の市販されている駆虫薬製品を1つずつ全て評価し，馬の寄生虫における駆虫薬耐性の動向を忠実に記録しました。彼が発表した研究論文は300本以上に及びます。Sharonは全てにおいて，彼の右腕どころか両腕ともいうべき人物でした。彼女は数少ない馬の寄生蠕虫の種の同定の専門家の1人で，馬の寄生虫学において影響力のある200本以上の文献に寄与しています。2人と出会い，ともに仕事をさせていただけたことは本当に特別で幸せなことでした。素晴らしい馬の寄生虫学者であった2人の死は，まさに1つの時代の終わりでもあります。獣医寄生虫学にとって彼らを失った影響は大きなものですが，彼らが遺してくれた精神や功績は，本書が証明しているように，これからもずっと生き続けるでしょう。

謝　辞

私たちに馬の寄生虫対策について疑問をぶつけてくれる世界中の研究者仲間，獣医師，馬主，牧場主の皆さまに深謝いたします。本書のためのとても貴重なインスピレーションを与えてくれました。また，洞察に富んだ記事を寄稿してくれた友人たち，同僚，ニュージーランドのDr. Dave LeathwickとDr. Christian Sauermannに，心よりお礼申し上げます。貴重な写真を提供してくれたDr. Tetiana Kuzmina，Dr. Stine Jacobsen，Dr. Paul Slusarewicz，Dr. Alan Loynachan，Ms. Shaila Sigsgaard，Ms. Holli Gravatte，Mr. Jamie Norris，Ms. Maci Stephens，Ms. Faith Miller，Ms. Jennifer Bellaw，Ms. Maria Rhod，Ms. Tina Roustに感謝いたします。最後に，メディカルイラストレーターの卵であるMr. Jamie Norrisは，生活環のイラストを美しく作成し，さらに画質のデジタル処理を最適化するための努力を惜しまずに協力してくれましたこと，本当に感謝しています。

著者プロフィール

Martin K. Nielsen

コペンハーゲン大学で博士号を取得後，同大学で4年間教鞭をとったのちに，ケンタッキー大学へ移籍。馬の内部寄生虫感染症の臨床診断および分子学的診断，疫学，調査，対策方法を研究の対象としている。アメリカ合衆国ケンタッキー州レキシントン，ケンタッキー大学獣医学部 Maxwell H. Gluck Equine Research Center 馬感染症学准教授，Schlaikjer Professor。

Craig R. Reinemeyer

1976年オハイオ州立大学獣医学部卒業，5年の臨床経験ののちに同大学で獣医寄生虫学博士号を取得。1984～1998年テネシー大学獣医学部で教鞭をとり，2003～2004年アメリカ獣医寄生虫学会会長を務める。1997年に動物用医薬品開発に関わる研究機関 East Tennessee Clinical Research を創設。現在流通している馬，牛，伴侶動物の駆虫薬の認可に貢献している。アメリカ合衆国テネシー州ロックウッド，East Tennessee Clinical Research 社長。

翻訳をおえて

本書には，どんなに馬を駆虫して清潔な馬房で飼育したとしても，いったんは0になった糞便中の虫卵数は数週間でもとに戻ってしまうだろうこと，生まれたての子馬を除いて世界で円虫が寄生していない馬は存在しないといったことが，繰り返し書かれています。ちょっと衝撃的ですよね。少なくとも私はショックを受けました。そして，今まで経験してきた何頭もの馬たちの様々な症状に「あ〜，そうだったのか」と納得がいきました。どうして駆虫は馬の寄生虫を根絶できないのか？　どうして円虫は世界中どこにでもいるのか？　もっと早く知っていれば助けられた馬がいました。本書には，学校ではあまり教えてくれないけれど，知らなかったではすまされない，馬の獣医師だけでなく馬を飼うなら誰もが知っておかなくてはならない知識がいっぱいです。

日本中央競馬会競走馬総合研究所のチームが，1984年の秋に16頭の馬にイベルメクチンの投与試験を行った「馬におけるIvermectin投与試験-駆虫効果，安全性試験ならびに血中濃度の変動-」という研究論文があります。この中で抜群の効果と安全性が認められたことで，1987年から日本でのイベルメクチン製剤の販売開始につながりました。それから月日は流れ，効きすぎた“すばらしい”駆虫薬は人々に安心を与える代わりに寄生虫に対する関心を低下させ，教育の機会までも減らしてしまいました。しかしその裏ではゆっくりと，駆虫薬の効かない耐性を持った寄生虫があらわれていました。2002年に世界で初めてイベルメクチン耐性の馬回虫が報告されました。私が獣医師になった2008年の夏には，すでに日本にもイベルメクチンの効かない馬回虫がみられるようになっていました。そのときには駆虫しているにもかかわらず，子馬の糞便からは生きた回虫が出てきましたし，大量の回虫が小腸につまって疝痛になる子馬もあらわれました。

しかし，本当に困ったのはここからでした。日本には駆虫薬耐性を持つ馬の寄生虫を知っている人も，その対策がわかる人もいませんでした。そのため，国内で入手できる全ての馬の駆虫薬を調べることから私の未知への挑戦は始まりました。その後も試行錯誤を重ねながら牧場の寄生虫対策を実施していく中で，回虫のコントロールがうまくいった矢先，今度はそれまでたいして気にしていなかった円虫の卵が馬の糞便から多くみつかるようになりました。対策を進めるにしたがい寄生虫が増えるという現象に「寄生虫をみつけたら駆除すべし」とする教育を受けていた私は，すっかり途方に暮れてしまいました。

こうした状況を救ってくれたのが，2012年に出版された『Handbook of Equine Parasite Control』です。数々の疑問に答えてくれるこの本に出会えたことは幸運でした。私にとって大きなよりどころとなって，牧場の寄生虫対策にとても役に立ちました。また，著者のDr. Martin K. Nielsenからも直接アドバイスをいただきました。2018年には最新情報を更新した『Handbook of Equine Parasite Control Second Edition』が出版され，ますます充実した内容になりましたが，この第2版を翻訳したものが本書『馬の寄生虫対策ハンドブック』です。馬を健康に飼うために寄生虫対策はとても重要です。ぜひ獣医師をはじめ馬に携わる全ての人に読んでもらいたいと思います。これからも駆虫薬を使い続けるために，耐性が出てこない使い方を1人でも多くの人に理解していただきたいと思います。そうすることで，現在と未来の馬と人の幸せにつながることを願っています。

末筆となりましたが，本書の翻訳出版を決意してくださった緑書房と編集部の石井秀昌氏，翻訳にあたり相談にのっていただき，また応援してくださった酪農学園大学の浅川満彦先生，北海道大学の野中成晃先生に，心より深謝申し上げます。

2019年11月

妙中友美

目　次

第1部
消化管内寄生虫と感染に影響を及ぼす要因

第1章 馬の寄生虫の生態と生活環

生活環とは，寄生虫が最終的なゴール，すなわち子孫の繁栄を目指すすごろくのようなものである。寄生虫は，最短コースでまっすぐゴールに向かうもの，ほかの寄生虫が多くいるところを進むもの，目的地ではない場所へ迷いこむもの，ほかの寄生虫と合流するものなど様々なものがいる。その差は，環境や終宿主の状態の変化に対応するための生存戦略の違いによるものである。

生活環についての難しい知識は，単に学生が学ぶためだけのものではない。生活環を詳しく知ることで，寄生虫感染症をコントロールするためには，薬剤を使用するべきか，環境条件を利用するべきか，それとも天敵を利用して生物的防除を行うべきか，寄生虫ごとにどの方法が良いかわかるようになる。これらの対策方法については，あとの章で述べていく。

生活環を持つことは，寄生蠕虫とほかの伝染性病原体（例えばウイルス，細菌，真菌，原虫）とを区別する根本的な違いである。後者は様々な方法で自身のクローンをつくり出して宿主の体内で増殖する。何百万もの個体が小さな規模の感染から発生する。しかし蠕虫の生殖では宿主のもとを離れて違う場所で，その形態を変化させることが不可欠となっている。蠕虫が宿主の体外に出る手段として一般的なのは便とともに排泄されることである。例外として宿主の血液中に寄生して吸血節足動物が吸血した際，血液と一緒に宿主の体外へ出ていくものがいる（例えば糸状虫上科のオンコセルカ属 *Onchocerca*，セタリア属 *Setaria*）。ほとんどの寄生虫は環境中で形態を変え終宿主への感染能を獲得するが，一部は感染能の獲得に中間宿主またはベクターを必要とする。しかしいずれにしても，こうした全ての形態の変化は「終宿主の体外」で起こる。寄生虫が感染能を獲得し，新しい宿主に感染，または元の宿主に再感染するためには，劇的な生物学的変化が不可欠である。

クローンの生成によって増殖するほかの病原体と比べれば，蠕虫の感染症はまるで数字遊びのようである。単純に侵入する寄生虫の絶対数が増えるほど，より大きな組織の損傷または栄養の損耗が起こり，臨床症状の及ぶ範囲と程度が拡大する。

本章では，ウマ科動物の主要な寄生蠕虫の基本的な生活環を解説する。具体的な対策方法も簡単に記述しているが，詳しくは第2部で述べる。

線虫 Nematode

円虫上科 Strongyloidea

円虫上科 Strongyloidea（一般に円虫と呼ばれる）の仲間は，体長はそこまで大きくなく，口腔はよく発達し開口部周縁が硬い歯環で囲まれた特徴を持つ頑丈な虫である。雄は体の後端に交接嚢がある。雌はどの種も外観上類似した卵を産み，顕微鏡検査では円虫亜科と毛線虫亜科を見分けることはできない。（分子学的なアプローチを除き，）臨床的に種の同定をする唯一の方法は，糞便培養を行って孵化させてみることである。馬に寄生する円虫は全て直接的な生活環を持っており，中間宿主や待機宿主を一切必要としない（図 1.1）。

円虫の卵は糞便とともに外界へ排泄され，湿度，気温，酸素濃度の条件が満たされた環境で孵化する。全ての円虫には外界にて第1期幼虫（L_1），第2期幼虫（L_2），第3期幼虫（L_3）の一連した3つの幼虫ステージがみられる。L_1 と L_2 のステージは環境中の細菌などの有機物を摂取して自由生活を営む。L_3 は脱皮時に L_2 の被鞘をそのまま持つため，環境の悪化には耐えることができるようになるが，開口部がなく採食が不可能である。ウマ科動物に寄生する円虫の感染能を持つ幼虫は全て L_3 である。L_3 の感染は馬の口が環境に接するとき，すなわち牧草を採食する際に一緒に摂取されて成立する。

円虫はよく管理された飼育下の成馬からもしばしばみつかる唯一の寄生線虫であることから，馬は円虫に対しては完全な免疫を獲得することができないようである。馬に寄生する円虫上科の寄生虫は，円虫亜科と毛線虫亜科の2つの亜科の種である。

＊訳者注：日本では，円虫亜科のうち馬円虫，無歯円虫，普通円虫の3種を大円虫と定義しているが，欧米では円虫亜科に属している種を全て大円虫と呼んでいる。一方，日本では上記3種以外の円虫を小円虫と呼ぶため，毛線虫亜科のほかに円虫亜科も含

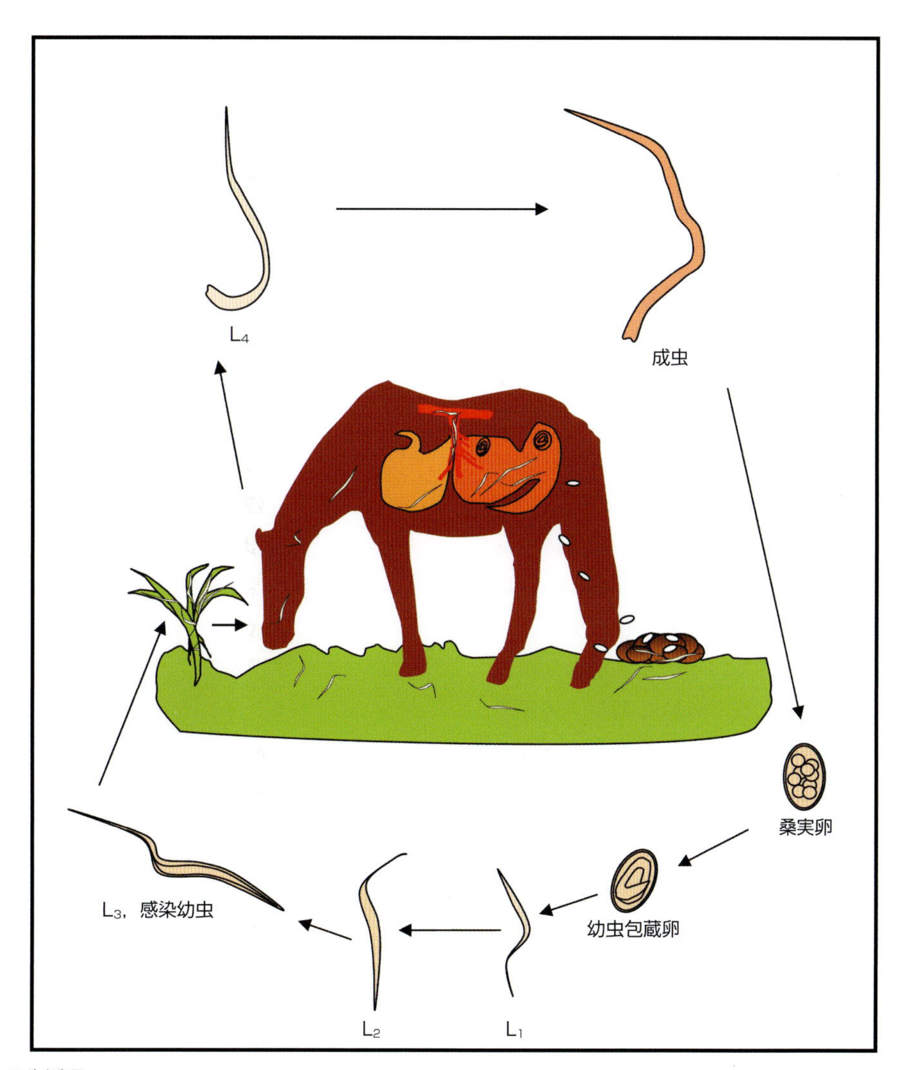

図1.1　円虫の生活環
寄生するステージは馬の上に，外界で過ごすステージは馬の下に示す。雌の成虫は盲腸で受精卵を産卵し，虫卵は糞便と一緒に外界へ排泄される。ここで卵が孵化し L_1 となる。糞便中で L_1 は脱皮を繰り返し，L_2 から L_3 になる。L_2 の表皮は L_3 にそのまま被鞘として残るので，L_3 の被鞘は二重構造となっている。L_3 は糞便から草の上へ移動し，草とともに馬に摂取される。L_3 は馬の体内で脱鞘し，大腸の粘膜へ侵入する。毛線虫亜科は大腸の粘膜に侵入後，その場で結節を形成するのに対し，ストロンギルス属 *Strongylus* spp. は馬の体内のあらゆる臓器へと移行する。体内をめぐって大腸へ戻ったのちに成熟し，産卵を始める

まれる。しかし，欧米では毛線虫亜科に属する種のみを小円虫と呼んでいる。本書では，著者らの分類にならい，欧米で用いられている分類法に基づいて（和名として正確ではないが），円虫亜科を大円虫，毛線虫亜科を小円虫と表記する。

円虫亜科 Strongylinae（大円虫）

円虫亜科 Strongylinae（大円虫）の仲間は平均して毛線虫亜科の仲間よりも大きく，さらに腸管粘膜に吸着，摂食を行うための歯環も大きい。幼虫期に消化管から宿主の体内を移行し，その後成熟・産卵のために胃へ戻ってくる。

普通円虫 *Strongylus vulgaris*

普通円虫 *Strongylus vulgaris* は，馬における最も病原性の高い寄生線虫として知られている。成熟した虫体の長さは約 1.5～2.5 cm で，雄よりも雌の方が大きい。成虫は通常，馬の盲腸と結腸の粘膜に寄生する（図 1.2）。外界で孵化後自由生活を経たのち L_3 は馬に摂取されて，回腸および盲腸，結腸の粘膜から腸壁へ侵入する。ここで細動脈を経由して粘膜下組織へ移行する前に脱皮し，第 4 期幼虫（L_4）になる。L_4 は組織を破壊しながら前腸間膜動脈分岐部周囲に移行する。左心室に近い大動脈の基部に寄生する一部の幼虫は移行を続けるため，腎動脈，外腸骨動脈，内腸骨動脈などの大動脈由来のあらゆる血管での寄生がみられている。これらの動脈における損傷の病理学的特徴と，その結果引き起こされる症状については第 2 章で述べる。

幼虫は感染成立から約 2 週間で前腸間膜動脈に達し，大腸に戻るまでの約 4 カ月間をここで過ごす。また，前腸間膜動脈内に寄生している間に第 5 期幼虫（L_5）へと最終的な脱皮をする。これが感染から約 90 日後である。これらの L_5（実質的に若い成虫）は，L_4 のときの表皮をそのまま残しているので，まるで感染幼虫 L_3 のような二重膜構造の外皮が認められる（図 1.3）。感染から約 120 日後から若い成虫は血流によって大腸へ運ばれ，結腸と盲腸の粘膜下組織に大豆大の結節を形成する。最後に成虫はこれらの結節から出てきて，さらに 6 週間かけて腸管内で成熟する。雌は感染成立から早いもので 5.5 カ月，遅いもので 7 カ月後あたりから卵を産み始める（Ogbourne and Duncan, 1985）。

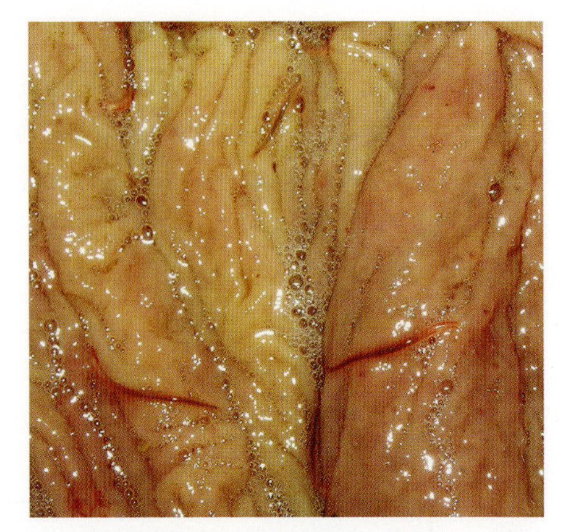

図 1.2　普通円虫の成虫が盲腸粘膜に吸着している様子（写真提供：Tetinana Kuzmina）

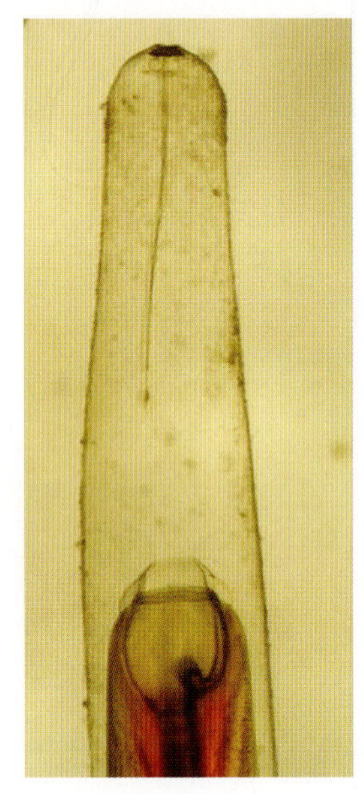

図 1.3　前腸間膜動脈内に寄生していた普通円虫の L_5
L_4 のときの表皮をそのまま残している

無歯円虫 *Strongylus edentatus*

無歯円虫 *Strongylus edentatus* は普通円虫より大きく，体長は約 2.5～4.5 cm で，より一般的にみられる。成虫は通常，盲腸の基部あるいは結腸の近位に寄生する。幼虫の体内移行ルートは複雑で興味深い。環境中の感染幼虫 L_3 が馬に摂取されると，幼虫は腸管から門脈を経由して肝臓に移行し，L_4 へ脱皮する。肝臓の実質内を移行したあと，幼虫は肝腎靭帯を経由して腹膜下へ移行し，腓部から後腹部にかけてのいたるところの腹壁に寄生する（それゆえ一般的には「ひばら虫〈flank worm〉」と呼ばれる）。幼虫は腎臓周囲の脂肪組織内でもよくみられる。大多数の幼虫は，おそらく肝腎靭帯が腹部の正中より右側に付着しているために，体の右側（右腹側の腹壁や右の腎臓周囲）にみられる（第2章参照）。

感染後約4カ月で L_5 の最終的な脱皮が後腹膜の小結節の中で起こる。若い成虫は大腸（主に腹側結腸）へ戻って化膿性の結節を形成し，最終的にその結節が破裂して成虫が腸管内へ移行する。このように移行範囲が広いため，プレパテント・ピリオド（PPP）は1年にも及ぶ（McCraw and Slocombe, 1978）。

馬円虫 *Strongylus equinus*

馬円虫 *Strongylus equinus* も長い生活環を持つ円虫で，感染が成立してから産卵までに8～9カ月を要する。成虫は無歯円虫とほぼ同じ大きさになる。幼虫は盲腸と結腸の粘膜に侵入すると，すぐに L_4 へ脱皮する。その後腹腔内を移動し，膵臓を通って肝臓へ移行するといわれている。肝臓には数週間寄生する。大腸には再び膵臓を経由して戻り，大きな L_4 や L_5 が腹腔内に遊離してみられることもある（McCraw and Slocombe, 1984）。糞便培養時にみられる馬円虫の L_3 は非常に特徴的である。馬円虫は家畜ではほとんどみられなくなり，管理され定期的に駆虫されている馬ではみつからない。しかし，野生馬における馬円虫の感染率および感染濃度は高く，また南アメリカで使役されているウマ科動物における有病率調査でも，その存在が報告されている（Kyvsgaard et al., 2011）。

ロバ円虫 *Strongylus asini*

ロバ円虫 *Strongylus asini* は，アフリカに生息するシマウマとロバによくみられる内部寄生虫である。様々な点で普通円虫に似ているが，遺伝的には無歯円虫や馬円虫により近い（Hung et al., 1996）。成虫は盲腸と結腸に寄生するが，幼虫は肝臓の裏や門脈でみられる（Malan et al., 1982）。L_4 は肝臓内を移行し，シマウマでは肝臓に嚢胞を形成するといわれている。

三歯円虫属 *Triodontophorus* spp.

厳密にいえば三歯円虫属 *Triodontophorus* spp. は円虫亜科だが，その一部は体内移行をしない。幼虫は大腸内壁に嚢胞を形成し，成熟すると出てくる。プレパテント・ピリオドは約2～3カ月と考えられている（Round, 1969）。おそらく三歯円虫属の *Triodontophorus brevicauda* と *Triodontophorus serratus* は，ストロンギルス属 *Strongylus* spp. よりも短い生活環のため，飼育下の馬における最も一般的な大円虫である。ある自然感染した馬の研究によって，糞便培養における三歯円虫属の幼虫の存在が，ストロンギルス属の存在とは独立していることが明らかになった（Cao, Vidyashankar, and Nielsen, 2013）。これは生活環がより短いことに起因しており，その点においてはむしろ毛線虫亜科（小円虫）に類似している。

三歯円虫の雌は，ほかの円虫に比べて明らかに大きな虫卵を産む（図 1.4）。

その他の円虫亜科

Craterostomum acuticaudatum, *Oesophagodontus robustus*, *Bidentostomum ivaschkini*

これらの種は大きく硬い口腔を持つという特徴

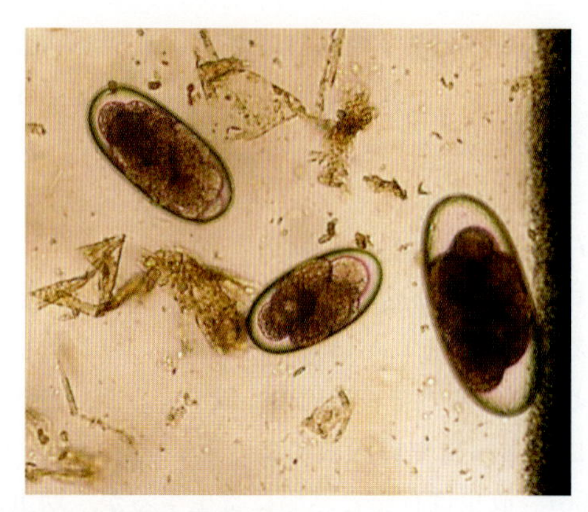

図 1.4　三歯円虫の虫卵（右）
ほとんどの円虫の虫卵の大きさは同じだが，例外的に通常の2倍ほどの大きさになる
（写真提供：Tina Roust and Maria Rhod）

から円虫亜科に分類されているが，体内移行を行わない生活環を持つ（表 1.1 参照）。糞便培養時の幼虫は同定が可能だが，感染例が非常に少なく，形態が似ている一般的な属と間違われやすい。また，いずれの種も特徴的な病態を引き起こさない。

毛線虫亜科 Cyathostominae（小円虫）

毛線虫亜科 Cyathostominae（小円虫，小形腸円虫，毛線虫とも呼ばれる）は，北アメリカをはじめとする世界中で *Cylicocyclus*, *Cyathostomum*, *Cylicostephanus*, *Coronocyclus*, *Cylicodontophorus*, *Gyalocephalus*, *Poteriostomum*, *Prtrovinema*, *Parapoteriostomum* などの様々な属がみられる（表 1.1）。あまり知られていない *Hsiungia*, *Tridentoinfundibulum*, *Skrjabinodentus*, *Caballonema*, *Cylindropharynx* などの属は，アフリカやアジアの馬でみつかった（Lichtenfels Kharchenko, and Dvojnos 2008）。馬にみられる小円虫の大多数（>80%）は，*Cylicocyclus nassatus*, *Cylicostephanus* (*Cys.*) *minutus*, *Cys. longibursatus*, *Cyathostomum catinatum*, *Cys. calicatus* といった数種のうちのいずれかである（Reinemeyer, Prado, and Nielsen, 2015）（図 1.5）。

表 1.1　一般的にみられる毛線虫亜科（小円虫）の仲間が好んで寄生する部位の例

盲腸
Coronocyclus coronatus
Cyathostomum alveatum
Cylicocyclus elongatus
Cylicostephanus calicatus
Petrovinema poculatum
腹側結腸
Coronocyclus labiatus, *Cor. labratus*
Cyathostomum catinatum, *Cya. pateratum*（背側結腸にも），*Cya. tetracanthum*
Cylicocyclus auriculatus, *Cyc. brevicapsulatus*, *Cyc. radiatus*, *Cyc. leptostomum*
Cyc. nassatus, *Cyc. ashworthi*, *Cyc. ultrajectinus*（背側結腸にも）
Cylicodontophorus bicoronatus
Cylicostephanus asymetricus, *Cys. minutus*
背側結腸
Cyathostomum pateratum（腹側結腸にも）
Cylicocyclus insigne, *Cyc. ultrajectinus*（腹側結腸にも）
Cylicostephanus goldi, *Cys. longibursatus*
Parapoteriostomum euproctus, *Par. mettami*
Poteriostomum imparidentum, *Pot. ratzii*

Tolliver（2000）から引用

小円虫の成虫は全体が淡い白色である。小円虫はよく「小さな赤虫（small redworms）」といわれるが，小円虫のうち *Cylicocyclus insigne* の L_4 と早期 L_5 のステージだけが赤色をしている。*C. insigne* は比較的大きな種で，なおかつ L_4 は赤色なので，新鮮な糞便検体や直検手袋に付着した際に簡単にみつけることができる。

基本的な生活環は全ての小円虫で事実上同じで，外界の環境中で感染能のある L_3 までを過ごす。馬に摂取されたのち，小円虫の L_3 は全身に移行（本書での移行は，ある臓器からほかの臓器へ移動することをいう）せず，小円虫は盲腸や，

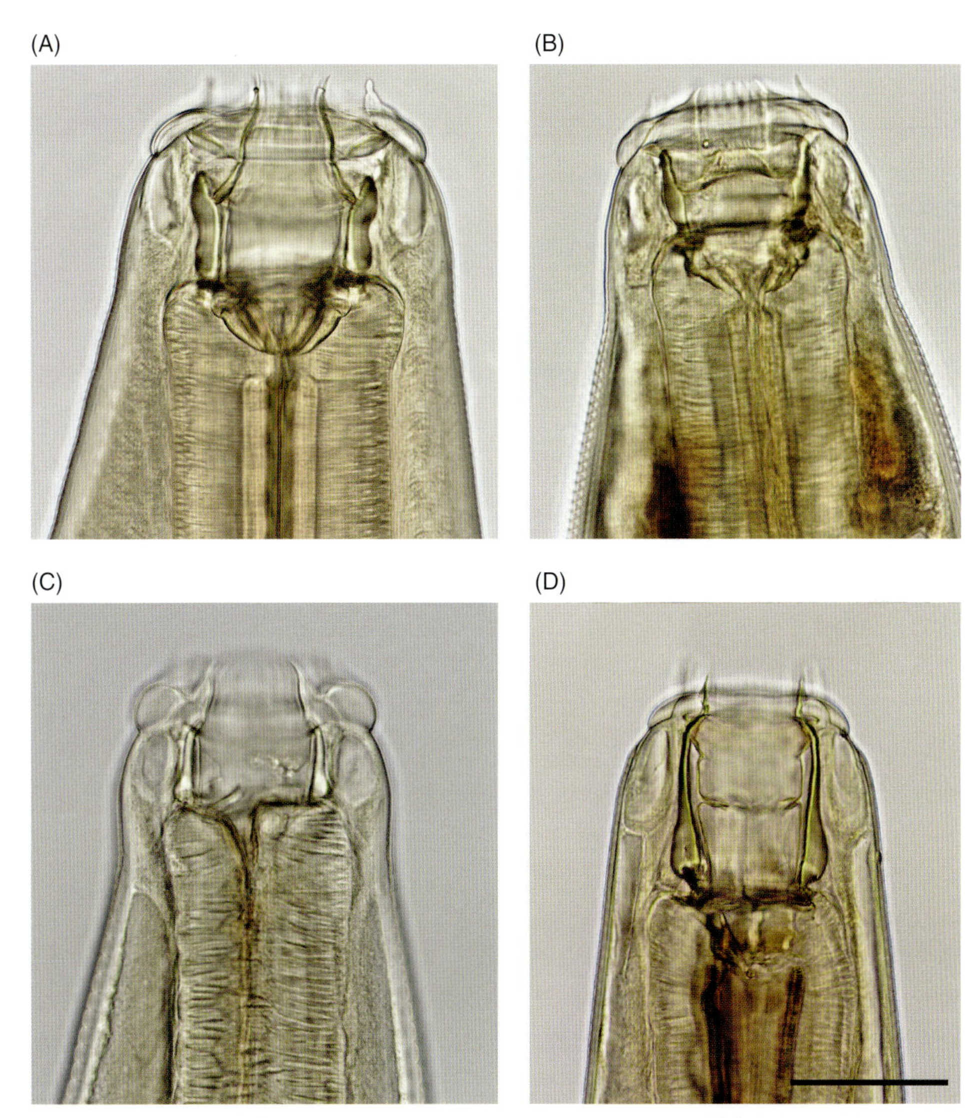

図 1.5　小円虫でよくみられる種の成虫
A：*Coronocyclus coronatus*，B：*Cyathostomum catinatum*，C：*Cylicocyclus leptostomum*，D：*Petrovinema poculatum*，bar＝50 μm
（写真提供：Jennifer L. Bellaw）

腹側結腸，稀に背側結腸の粘膜上皮あるいは粘膜下組織に侵入する。一部の種は粘膜より深くには侵入しないようだが，ほかの種は粘膜下組織において嚢胞（結節）を形成する。決して小結腸や直腸の粘膜では嚢胞を形成しない。さらにいうと，種によって嚢胞を形成する消化器系の臓器や，その臓器内の部位に違いがあるようだ（表 1.1）。

小円虫は早期第 3 期幼虫（EL_3）として，まず大腸の内壁に侵入する。これは基本的に脱鞘した感染幼虫である。EL_3 は体長が 1 mm より小さく，大部分の属は腸の上皮細胞を 8 つしか持たない。EL_3 が宿主の粘膜に侵入するとすぐに，EL_3 の周囲に宿主由来の線維素性の袋が形成され，幼虫はこの袋の中で成長する。これを「被嚢（encysted）」と呼ぶ（第 2 章参照）。次の幼虫ステージへの成長がすぐに始まり，EL_3 である期間がほんの少ししかない場合もあれば，個々の幼虫によっては発育が抑制されて 1～2 年もの間，EL_3

として過ごす場合もある。

EL_3 は続く成長で後期第3期幼虫（LL_3）へ脱皮する。LL_3 は明らかに大きく，管状の口腔を持つのが特徴で，腸の上皮細胞は8つ以上ある。LL_3 は嚢胞内にとどまり，硬い杯型の口腔を持つ L_4 へ脱皮する。L_4 は嚢胞内で成熟し，最終的には嚢胞が破裂することで虫体は大腸内へ進出する。このことを「脱嚢（excystment）」と呼び，生活環の中で小円虫が引き起こす病態の主要な原因となっている（第2章参照）。

大腸の中で L_4 は成長して大きくなり，最終的に L_5 へと脱皮する。L_5 は基本的に，人にたとえると思春期前の10代のように性的に未熟であり，L_5 から成虫への成長は，単に生殖器官が成熟することと，体のサイズが大きくなることによってなされる。成虫への発達は L_4 の被鞘の中で起きるので，個々の虫によっては脱出すべきその L_4 の被鞘の中に，成虫の口腔をはじめとするその他の頭部の形態的特徴を備えた虫体が残り，最終ステージの前段階としてみられることもある。

小円虫は幼虫だけでなく，成虫も寄生部位を選択する（表1.1）。大腸と呼ばれる部位のそれぞれの腸管に多少の虫体がみられることは珍しくないが，どの種も大多数は通常，盲腸，腹側結腸，背側結腸のいずれかからみつかる。小結腸または直腸に好んで寄生する種はないので，これらの場所からみつかった虫体は宿主から排泄されるところだったと考えられる。

小円虫の雌は感染成立からわずか5週間で産卵を始めることができるが（Round, 1969），感染初期に発育抑制がかかり2年以上も完全な成虫になれないこともある（Gibson, 1953）。小円虫の発育抑制期間は，消化管内に寄生する線虫の中で最も長い。この生物的戦略の理由は不明だが，進化の側面からすると魅力的な利点がある。気象条件の変化によって環境中で生存できなくなったとき，宿主が次世代の新しい感染源を体内に入れたまま運んでくれるというのは寄生虫にとって非常に有益である。同様に，例えば遊牧民の馬などが同じ牧草地に再び戻ってくるまでの期間が，感染能を持つステージが環境中で生存できる期間を超えるというようなときにも，この戦略は有効である。

既存の駆虫薬では被嚢した小円虫の幼虫を100％駆逐することはできない。そのため，感染した馬から完全に小円虫を取り除くことは不可能である。その馬がしっかりと駆虫されたあとに糞便が口に接触しないような，再感染の起こり得ない無菌的な環境下で飼育されたとしても，いつかはどこかで再び虫卵を排泄し始めるだろう。Smith（1976a, 1976b）が実験で示したように，もし馬が長期間そのような環境で飼育され，繰り返し駆虫が行われたとしても，一度起こった感染が完全に終息するまでに2年以上を必要とするだろう。

個々の小円虫の生存期間（寿命）ははっきりわかってはいないが，3～4カ月ではないかと考えられている。

回虫上科 Ascaridoidea

回虫上科 Ascaridoidea は非常に大きく頑丈で，開口部の周囲に3つの突出した口唇を持つ。回虫には，獣医学的に重要な線虫の中で最も複雑な生活環を持つものもあるが，馬の回虫はその中で最も単純な生活環を持つ。

馬の回虫（パラアスカリス属）*Parascaris* spp.

馬に感染する回虫 *Parascaris* には2つの種があることを知っている獣医師は，ほとんどいない。*Parascaris univalens* は，馬回虫としてよく知られている *Parascaris equorum* と形態的に同じにみえる隠れた種とされている。特徴としては，*P. equorum* には染色体が二対あるのに対し，*P. univalens* の染色体は一対しかない。現在これら2つの種を同定する唯一の方法は，核型分析を行うほかにない。どちらの種も19世紀後半には文献に記載されており，有糸分裂の現象が最初に観察されたのは *P. univalens* の虫卵であったということは，生物学のトリビアとして興味深い。理由はわからないが，これまで *P. univalens* は獣医学の成書にほとんど記載されることがなく，曖昧にされたままであった。しかし *P. univalens* は，最初の有糸分裂の細胞周期において多くのDNAを失う（訳者注：この現象を染色体放出または染色質削減という）ことから，細胞生物学や細胞遺伝学の研究者らはこれまで数十年以上，染色体放出の研究モデルとして用いてきた（Muller and Tobler, 2000）。

広く受け入れられている学識に反して，馬に寄生する回虫のほとんどが *P. univalens* であり，*P. equorum* は非常に珍しい種であるということが，信頼できるエビデンスによって示唆されている。イタリアで1970年代後半に行われたある研究では，2,000検体以上の標本が採取・同定され，その90％以上が *P. univalens* であり，残りは *P. equorum* もしくは両者の雑種であったということが示されている（Bullini et al., 1978）。近年アメリカのケンタッキー州中部で実施された核型分析調査においては，30隻の虫体と25個中17個の虫卵の標本が *P. univalens* であると同定され，一方で *P. equorum* はみつからなかった（Nielsen et al., 2014）。同じく近年行われた集団遺伝的構造の調査では，スウェーデン，ノルウェー，ドイツ，アイスランド，ブラジル，アメリカで採取された約200検体の馬の回虫の標本が，全て遺伝的に同一種であることがわかった（Tyden et al., 2013）。この調査のうちの1つの標本が寄生虫学の研究団体から提供され，それが *P. univalens* であったことが核型分析によって判明した。この事実は，3大陸6カ国から集められた200検体の馬の回虫は一様に *P. univalens* であるということを強く示唆している。*P. equorum* は依然として一部のウマ科動物の個体群に存在している可能性もまだあるが，その真偽を確かめるためには1つ1つ同定する必要がある。これまでにわかってきた事実をふまえ，真相はどうなって

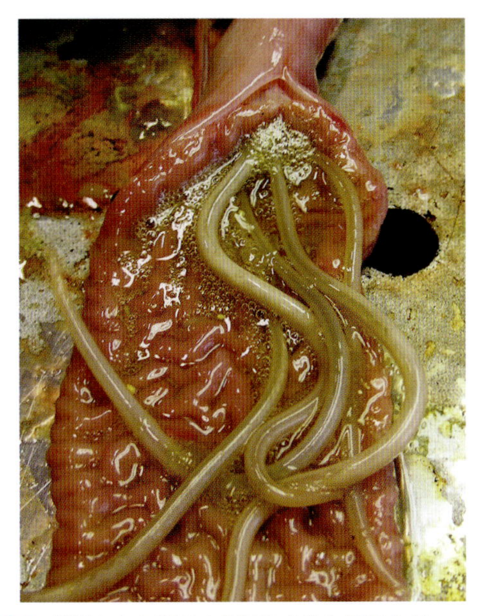

図1.6　離乳した子馬の小腸にみられた馬回虫 *Parascaris equorum* の成虫
（写真提供：Tetiana Kuzmina）

いるのか今のところ結論付けることはできないが，とりあえずこの寄生虫の名前は別のものに置き換えた方が良いであろう。馬の回虫に対しては，核型分析によって種が同定されていない限り「馬の回虫 *Parascaris* spp.」とするのが学術的に最も適切であるといえる。

馬の回虫は馬に寄生する線虫の中で最も大きく，雌の成虫は50 cm×1～2 cmに達することもあり（図1.6），1日当たり約20万個の虫卵を産卵する。成虫は小腸に寄生し，時折胃や盲腸からも数隻みつかる。雌は特徴的な卵を産み，虫卵は糞便とともに外界へ排泄される。適切な条件が満たされた環境下では，虫卵は2週以内に感染能を獲得する。感染能のある虫卵は巻曲した L_3 を包蔵している。

馬は環境中の感染幼虫包蔵卵を経口摂取することで感染する。虫卵は垂直面にも接着できる粘着性のタンパク質でできた卵殻に包まれており，馬の体表や牝馬の乳房などにも付着する。そのため，新生子馬や離乳子馬が回虫に最も感染しやすい。幼若馬は周囲環境を自身の口を使って調べる

習性があるが，これが回虫の伝播を大いに助けている。興味深いことに，馬の糞便中にみられる回虫卵の10％以下にはタンパク質の卵殻が付いていない（Donoghue et al., 2015）。このような裸になった虫卵も，環境中において感染能を獲得することができるのかどうかについては，いまだわかっていない。

回虫の幼虫包蔵卵は環境中から摂取されると，胃と小腸で順に酸と塩基にさらされ卵殻を失う。幼虫は小腸で孵化し，腸壁へ穿入する。移行幼虫は小腸から出るリンパ管または細静脈により受動的に肝臓へ運ばれる。大部分の幼虫は感染してから2～7日後に肝臓でみつかる。幼虫は肝実質内を迷走するので，その跡に炎症性病変と線維素の浸潤を引き起こす。このため，しばしば白く点状で結節ともいえないほどの小さな丸い線維素性病変（訳者注：肝白斑）がみられる。これは豚において移行性の豚回虫 *Ascaris suum* が引き起こす病態と同じである（第2章参照）。

移行性のL_3は，感染から約2週後に肺でみられ始める。肺の細静脈と毛細血管から気管へ肺胞を破って移行する。移行幼虫は通常約2週間肺に寄生する。最終的に幼虫は気管近位に遡上あるいは，咳に伴って咽頭に出てくる。どのようなメカニズムにしろ，感染から4週間以内に幼虫は咽頭で嚥下され，胃と小腸に戻る。小腸に戻ると幼虫は次第に成熟し，感染から90～110日で糞便中に虫卵があらわれる（Lyons, Drudge, and Tolliver, 1976）。

成虫は数カ月間，腸管に寄生し成長を続ける。最終的にほとんどの馬は回虫に対して非常に強い免疫を獲得し，駆虫薬を用いなくても糞便中に虫卵を排泄しなくなる（Donoghue et al., 2015；Fabiani, Lyons, and Nielsen, 2016）。このため感染は哺乳子馬，離乳子馬，1歳馬によくみられ，生後約18カ月齢以上の馬ではあまりみられない（Fabiani, Lyons, and Nielsen, 2016）。

駆虫を受けていない子馬の個体群を用いて行われた最近の研究によって，馬の回虫の感染には二峰性がみられることがわかった（Donoghue et al., 2015；Fabiani, Lyons, and Nielsen, 2016）。子馬の月齢が4～5カ月齢のときに回虫卵数は高値を示すことから，回虫の成虫の寄生数がこの頃にピークを迎えていることがわかる。さらに同様の第2波が，子馬が8～10カ月齢のときにも起きる。この2回目の感染は短期間で終息するので，このときの成虫は速やかに排除されているようである。

近年，多くの臨床獣医師が成馬における回虫の寄生事例を経験しており，馬によっては効果的な駆虫薬による処置後も，虫卵が糞便中に繰り返し検出されることがあるようだ。現時点ではこの繰り返す感染が，馬が免疫不全であったり，回虫が典型的な免疫反応を誘発しない特性を持った株であったりすることに関連があるのかは明らかになっていない。もしくは，単に獣医師らが馬の個体群に対して糞中虫卵数（FEC）測定を実施する機会が増えたことを反映しているだけなのかもしれない。

蟯虫上科 Oxyuroidea

蟯虫上科 Oxyuroidea は一般に蟯虫（pinworm）と呼ばれる，後腸に寄生するユニークな特性を持つ線虫の仲間である。ウマ科に加えて，人，齧歯類，霊長類，羊を宿主に持つ。蟯虫は雌が宿主の糞便中には虫卵を産まないという，独特な生物学的特性を持っている。雌の成虫は肛門から這い出て，粘着性の膜に包まれた虫卵を会陰部に産みつける（図1.7）。その暖かく湿った環境条件は幼虫の発育を促す。最終的に粘着性のあったタンパク質の膜が乾燥してはげると，虫卵は環境中へランダムに落下し，その場で数カ月間過ごす。

もう1つの蟯虫についての奇妙なトリビアは，線虫の中では珍しい性決定の様式を持つことである。雌は受精卵から産まれるので二倍体であるのに対し，雄は未受精卵から産まれるので一倍体（半数体）である。この性決定様式を半倍数性

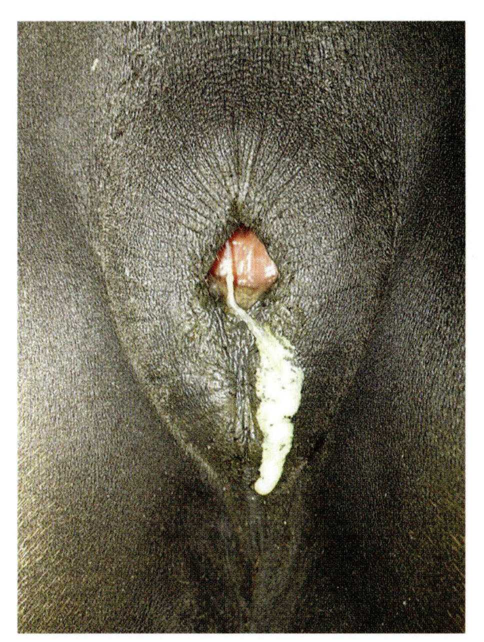

図 1.7　会陰部に産卵している馬蟯虫の雌
引用：Equine Veterinary Education, 28, M.K. Nielsen, Equine tapeworm infections: Disease, diagnosis and control, pp. 388-395, Copyright (2016) with permission from EVJ Ltd, Wiley

(haplodiploidy) という (Adamson, 1994)。これは寄生虫の繁殖戦略の1つであると考えられている。雄が存在しない場合でも，未受精卵から自然と新たな雄が産まれてくる。

馬蟯虫 *Oxyuris equi*

オクシウリス属 *Oxyuris* は，馬で一般的な蟯虫である。雌の成虫は白く，それほど大きくない（5〜8 cm×5 mm で鋭く尖った尾を持つ。この形態が pinworm の名の由来である）。雄は雌より少なく，大きさも雌の成虫の 1/3 ほどしかない。成虫は背側結腸に寄生し，雌のみが産卵のために直腸を通り抜けることができるようである（Reinemeyer and Nielsen, 2014）。

雌の蟯虫は肛門から這い出してくるが，排泄されたばかりの糞便の中や，直腸検査時に直検用手袋に付着してみつかることもある。これは，雌の蟯虫は産卵を終えるとすぐに死ぬからだと考えられている。

幼虫包蔵卵は粘着性の膜に包まれた状態にあり，膜は乾燥した虫卵由来のアルブミンからできているようである。虫卵は馬の回虫の場合と同様に環境中から摂取される。L_3 は小腸で孵化し，盲腸と結腸の粘膜内で成長すると報告されている。その後，成虫になるため背側結腸へ移行する。成虫は腸壁に吸着することはなく腸管内腔に遊離しており，病原性はほとんどない。

Probstmayria vivipara

Probstmayria は時折馬からみつかることのある，きわめて小さな，あまり知られていない蟯虫である。肉眼ではほとんどみることができず，新鮮な結腸内容物を顕微鏡で検査してようやく観察することができる。*Probstmayria vivipara* が引き起こす明らかな病態については知られていない。*Probstmayria* の繁殖行動は寄生線虫の中でも珍しく胎生で，生活環の全てを宿主の体内から出ることなく過ごすことができる。このため感染時にはしばしば膨大な数の寄生がみられるが，臨床症状はみられない。

桿線虫上科 Rhabditoidea

桿線虫上科 Rhabditoidea は非常に原始的な線虫の仲間で，自由生活世代は有性生殖を行い，寄生世代は雄が存在しない，つまり雌が単為生殖を行うという特徴的な生活環を持つ。

馬糞線虫 *Strongyloides westeri*

馬糞線虫 *Strongyloides westeri* は小さな線虫（体長 6〜9 mm）で，哺乳子馬の小腸に寄生する。成虫の雌は腸管の絨毛の基部に埋没して吸着し（図 1.8），産卵する。雄は寄生しないとみられている。虫卵は小さく（50 μm×40 μm）薄い殻を持ち，わずかに楕円形をしていて，すでに幼虫を包蔵している（図 1.9）。感染は主に子馬でみられる。その理由は馬糞線虫に対する強い免疫がかなり早い段階で獲得されてしまうからである。と

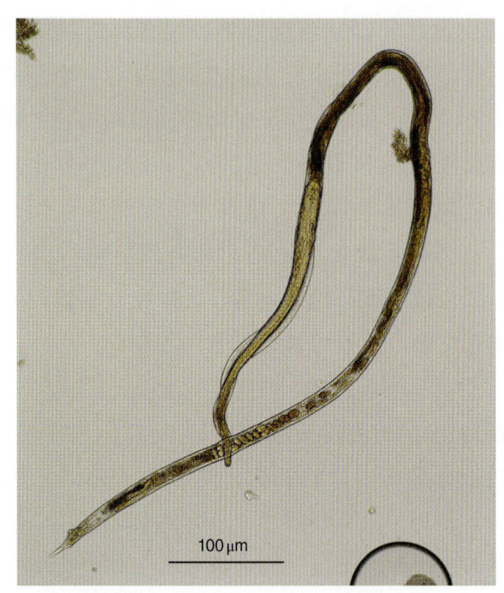

図 1.8　小腸粘膜から採取された雌の馬糞線虫
雌だけが寄生する
（写真提供：Faith Miller）

はいえ，たまに子馬と同じように感染した若馬や成馬がみつかることもある。幼虫包蔵卵が 1 歳馬やそれ以上の年齢の馬の糞便中から毎回検出されるとしたら，それは馬糞線虫ではなく円虫である。虫卵は糞便と一緒に排泄され，外界で L_1 が出現する。この L_1 は様々な成長パターンを示す（図 1.9）。一部は自由生活世代として成熟し，雌雄に分かれる。もう一方は，こちらが獣医学的に問題となる方だが，L_3 のステージで成長が抑制され，寄生世代へと進む。

新生子馬は，以下に述べる 3 つの感染経路のいずれかから馬糞線虫に感染する。① L_3 が経皮感染する。②汚染された環境から L_3 を経口摂取する。③母馬から母乳を通して子馬へ垂直感染する。この 3 つ目の経路は，成馬は免疫を獲得しているので馬糞線虫の幼虫は消化管内に定着しないことから，可能性としてあり得る。成馬に馬糞線虫が感染した場合，体内の様々な組織に迷走移行し，数年間寄生する。繁殖牝馬における妊娠と泌乳に関わるホルモンの刺激が，おそらく体内の幼虫に移行を再開させて乳腺への移行を促す。分娩後 4 日目には母乳中に幼虫が認められるようになり，母乳を介して哺乳子馬へ感染する（Lyons, Drudge, and Tolliver, 1973）。乳汁中に含まれる幼虫の数は分娩後約 10～12 日目にピークに達するが，47 日目までは乳汁中に幼虫がみられ続ける。朝採取された乳汁検体の幼虫密度が最も高かった（Lyons, Drudge, and Tolliver, 1973）。

乳汁中の幼虫が子馬に摂取されてから，肺にどの程度移行するのかについてはわかっていない。信頼できるエビデンスによると，母乳を介して摂取された幼虫の方が，環境中から経口で摂取された幼虫に比べて，子馬の体内で成熟して繁殖し始めるまでのスピードが速いことが示唆されている（Lyons, Drudge, and Tolliver, 1973）。この理由について考えられることは，乳汁中の幼虫は成長過程において子馬の体内で組織を移行するステージを持たない可能性があるということである。しかしながら，経皮感染の経路から侵入した幼虫では小腸に定着する前に肺へ移行する。

新生子馬における大部分の馬糞線虫感染症は無症状である。症状を伴う感染については，第 2 章で述べる。

Halicephalobus deletrix

Halicephalobus（別名：*Micronema*）は本来自由生活を営む桿線虫で，偶発的に組織に迷入し寄生する。一般的に，ひどく汚染された裂傷，あるいは粘膜を通して哺乳類の体内に侵入する。*Halicephalobus* は末梢性あるいは全身性に侵襲し肉芽腫性病変を引き起こす。自然感染は馬で時折みられ，頭部の組織（歯肉，上下顎骨，副鼻腔，脳）または腎臓のような血管に富んだ組織に多発する（Ferguson et al., 2011）。*Halicephalobus* は，最近こうした馬の体の末端組織に血行性に移行することがわかった（Henneke et al., 2014）。人での感染は，一般にひどい組織損傷と堆肥または土による重度の汚染があった場合に報告されている。

多くの寄生線虫とは異なり，成虫は宿主の体内で繁殖し，幼虫は成熟するまで寄生し続けるので，延々と重複感染が繰り返される。

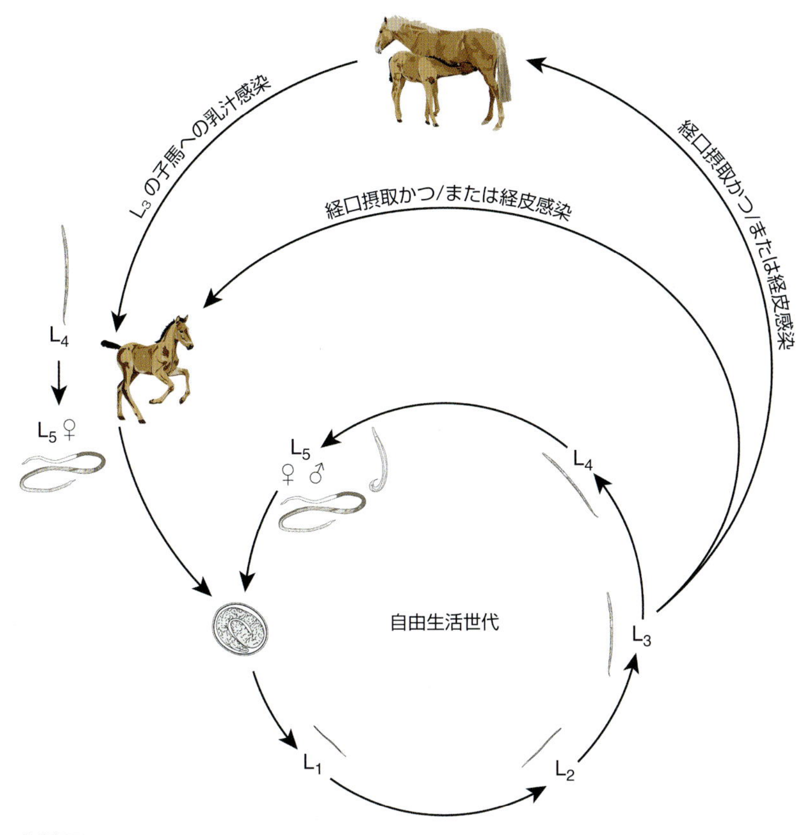

図 1.9　馬糞線虫の生活環
馬糞線虫は宿主の体内に寄生することなく，環境中で生活環のサイクルを完全に回すことができる。馬は 3 つの異なる感染経路，L_3 の経口感染，L_3 の経皮感染，母乳を介した母馬から子馬への L_3 の垂直感染，のいずれかから感染する。寄生世代は雌の寄生虫だけであることに注目
（画像提供：Jamie K. Norris）

旋尾線虫目 Spirurida

全ての旋尾線虫は脊椎動物に感染するために，節足動物の中間宿主を必要とする。馬にみられる旋尾線虫の成虫は典型的な部位に寄生するが，幼虫は様々な組織に迷入する（訳者注：ハブロネマ上科と眼虫上科は，どちらも旋尾線虫上科とする説もある。以下の馬胃虫は，熱帯・亜熱帯型の寄生虫で北海道ではみられない，とされている）。

ハブロネマ上科 Habronematoidea

ハエ馬胃虫 *Habronema muscae*

ハエ馬胃虫 *Habronema muscae* は体長約 1～2.5 cm で，ウマ科動物の胃内に寄生する。虫卵は極小（16 μm×45 μm）で殻は薄く，幼虫を包蔵しており，糞便と一緒に体外へ排泄される。環境中で幼虫は孵化し，双翅目昆虫（例えばイエバエ *Musca domestica*）の成虫またはウジに摂取される。感染は飼料や飲み水に混入したハエの死骸を摂取することで成立する。またはハエ馬胃虫の感染幼虫が生きているハエの口吻に付着して，ハエが傷または粘膜皮膚移行部で食餌を摂る際に感染する場合もある。

ハエ馬胃虫は胃内で約 8 週間以内に成虫になる。成虫は胃粘膜に付着するが，臨床症状は引き起こさない。しかし傷口や粘膜皮膚移行部から感染した幼虫は，ハエの出る時期を通して拡大する潰瘍性の増殖性病変（顆粒性皮膚炎，訳者注：夏創，皮膚ハブロネマ症とも呼ばれる。日本国内で

は，南九州で普通にみられる）を招くことがある（第2章参照）。

小口馬胃虫 *Habronema microstoma*

小口馬胃虫 *Habronema microstoma* はハブロネマ上科の中ではあまり有名ではない種で，中間宿主はサシバエ *Stomoxys calcitrans* である。ハエ馬胃虫と小口馬胃虫の生物学的特徴および病原性に大きな違いはない（訳者注：日本国内では，馬胃虫のほかの2種よりも北方，例えば，関東地方にもみられる）。

大口馬胃虫 *Draschia megastoma*

大口馬胃虫 *Draschia megastoma* の生活環はハブロネマ属 *Habronema* spp. と実質的にほとんど同じであり，主にイエバエが中間宿主となる。生物学的特徴における最大の違いとして，成虫は胃壁の腺部と無腺部の境界であるヒダ状縁付近に形成された大きな結節性腫瘤中（5 cm×5 cm）にみられる。1984年に実施された調査では，剖検においてドラスキア属 *Draschia* の成虫と，それに関連した病変がみられた馬は55頭中22頭であった（Reinemeyer et al., 1984）。しかし著者らは1985年以降，何百頭もの馬の剖検に立ち会ってきたが，そのうち胃に病変を持った馬は1頭もいなかったので，明らかな大口馬胃虫の感染は非常に珍しくなったといえる（訳者注：日本国内でも非常に少ない。暖地型である）。

眼虫上科 Thelazioidea

Thelazia lacrymalis

テラジア属 *Thelazia*（眼虫 eye worm）の中で馬を固有宿主にする種は1つである。成虫は結膜円蓋部の中または瞬膜の下でみられる。卵胎生で成虫の雌は涙中に幼虫を産む。中間宿主は主にイエバエ，顔バエ *Musca autumnalis* である。眼脂を餌にしているハエが涙とともに幼虫を摂取し，その幼虫がハエの体内で感染能を持つステージへ成長する。感染幼虫はハエの口吻に集まり，再びハエが餌となる涙を摂取する際に新規感染が起こり，幼虫は馬の結膜円蓋部へ入っていく。

眼虫は比較的無害であると考えられている。

糸状虫上科 Filarioidea

糸状虫上科 Filarioidea は長く細い線虫で，しばしば外部環境に接することのない臓器に寄生する。そのため，新規感染に不可欠な幼虫の成長に必要となる虫卵や幼虫の外界への放出に困難が生じる。しかし糸状虫上科の寄生虫は，ミクロフィラリアとして知られる小さな運動性の繁殖ステージを持つことで問題を解決している。ミクロフィラリアは血管またはリンパ管内を循環し，皮膚に移行する。その後，ミクロフィラリアは生きている馬の組織や分泌物を餌としている節足動物の中間宿主により摂取される（訳者注：本書に記載はないが，稀に犬糸状虫 *Dirofilaria immitis* が非固有宿主の馬に偶発寄生することがある。寄生部位は固有宿主と同様の右心室と肺動脈で，肺動脈に塞栓を生じた場合は塞栓部周囲肺組織に出血がみられ肺出血の原因になる）。

オンコセルカ属 *Onchocerca*

頸部糸状虫 *Onchocerca cervicalis* と咽頭糸状虫 *Onchocerca gutturosa* の成虫は，項靭帯の深部結合組織でみつかることから「頸の蟯虫（neck threadworms）」と呼ばれることがある。網状糸状虫 *Onchocerca reticulata* の成虫は，肢の結合組織に寄生する。雌の成虫から産まれたミクロフィラリアは，循環器に入り真皮や表皮へ移行する。そして，ヌカカ *Culicoides*（midges）やブユ *Simulium*（black flies）の吸血時に血液と一緒に摂取される。ヌカカやブユの体内でミクロフィラリアは成長し，感染能を持つ L_3 となって吻鞘へ集まり，別の馬を再び吸血した際に新規感染を起こす。感染幼虫は新しい宿主の体内に入ると標的となる結合組織へ移行し，感染から6カ月で繁殖を始める。成虫は数年間生きることができる。飼養管理下にある馬においてのオンコセルカ属の罹患率について，一般的なことはわかっていないが，アメリカ・ケンタッキー州中部地方で実施されたある調査では，調査対象馬のうち24％に成虫の感染が認められた（Lyons et al., 2000）（訳者注：き甲腫や夏癬の原因といわれる。最近では，北海道のエゾシカの四肢腱部腫瘤からオンコセルカ属の線虫が得られたことから，野生動物にオンコセルカ属の線虫が日本全国に分布することが確認された。人の皮膚腫瘤中にもこの線虫がみられる症例が知られ，また家畜へも感染し，病害も知られる。特にシカ個体群が顕著に増大している地域では，感染が増加する傾向にあることは指摘しておきたい）。

馬糸状虫 *Setaria equina*

馬糸状虫 *Setaria equina* はウマ科動物の腹腔内に遊離して寄生する糸状虫である。病原性はないが，解剖すると非常によく遭遇する寄生虫である。ミクロフィラリアは腹腔で産まれるが，循環器に侵入するので腹膜の血管内でみられることもある。血液中に寄生し，蚊が吸血する際に血液と一緒に摂取される。そして，オンコセルカ属と同様の感染様式を示す（訳者注：本書に記載はないが，日本の牛においてきわめて高い感染率を示す指状糸状虫 *Setaria digitata* は，馬の脳脊髄糸状虫症〈腰痿〉，および溷睛虫症の原因虫として重要性が大きい。日本の馬の溷睛虫症の大部分は指状糸状虫であるが，ごく一部は馬糸状虫の幼虫である）。

多乳頭糸状虫 *Parafilaria multipapillosa*

多乳頭糸状虫 *Parafilaria multipapillosa* は皮下や筋間の結合組織に寄生する。皮膚に結節を形成し，破裂すると出血あるいは漿液の滲出がみられる（血汗症）。L_1 は出血部の滲出液中にみられ，ノサシバエ *Haematobia irritans* によって摂取される。幼虫はハエの体内で感染能のある L_3 まで成長し，ハエが馬の眼の分泌物や表皮の創傷部を餌として摂取する際に伝播される。その後，幼虫は皮下組織に移行し1年以内に成熟する。滲出液の塗抹標本における虫卵およびミクロフィラリアはすぐさま識別が可能である。

毛様線虫上科 Trichostrongyloidea

毛様線虫上科 Trichostrongyloidea は小さな線虫の仲間で，草食動物の胃と小腸に寄生する。大部分の毛様線虫上科は反芻動物に寄生する。生活環における自由生活を営む部分は，実質的に円虫と同様である。

Trichostrongylus axei

Trichostrongylus axei は，馬がほかの家畜と共通して感染する唯一の線虫である。羊，牛，山羊の胃に寄生し，様々な動物種の宿主に交叉感染することが可能である（訳者注：日本全国の反芻動物で普通にみられる）。

T. axei の雌は胃に寄生して産卵し，虫卵は糞便と一緒に排泄される。かなり円虫と似ているが，やや小さい傾向にあり，脆弱で，虫卵の一端は少し尖っている。*Trichostrongylus* の感染は糞便培養によって簡単に診断できる（第9章参照）。馬は牧草を摂取する際，偶発的に幼虫に感染する。体内に入った幼虫が胃壁に侵入し，成虫になって胃液中に遊離し，虫卵を産み始めるまで感染から3～4週間を要する。

反芻動物では，*T. axei* の感染症にはベンズイミダゾール（BZ）系，あるいはマクロライド（ML）系の駆虫薬が効果を有し，馬においても同様の有効性があるようである。しかし，このような罹患率の低い感染症に対する有効性を立証するのはかなり難しく，馬用の製品には投与すべき用量が明記されていない。

馬肺虫 *Dictyocaulus arnfieldi*

馬肺虫 *Dictyocaulus arnfieldi* はウマ科動物に

寄生する肺虫（lungworm）である。成虫は細気管支の末端に寄生し，気管からみつかることもある。妊娠した雌は気管支の分泌液中に産卵し，その虫卵は線毛運動または咳によって近位へ運ばれる。幼虫は咽頭で嚥下され糞便中に出てくる。診断はベルマン法による糞便検査で幼虫を検出して行う。

馬肺虫はロバにおいて成熟期間が短くほとんど病原性を持たないので，ロバに常在する寄生虫であると考えられる。しかし馬は馬肺虫にとって適当な終宿主ではないので，馬に感染したとしても成虫まで成熟することはめったにない。感染がみられた馬には通常，普段から牧草地をロバと共有していたという経歴がある（訳者注：日本でも検出された記録がある）。

条虫 Cestode

裸頭条虫科 Anoplocephalidae

馬に寄生する条虫 cestode は3種で，このうち一般的にみられると考えられているものは1種のみである。いずれも近親種で，ほかの条虫と同様に伝播のために中間宿主を必要とする。線虫とは異なり，馬の条虫は産卵時個々の虫卵を普通に放出することはない。そのかわり，成熟（受胎）片節が離脱し外界へ糞便とともに出ていく際に片節が崩壊して虫卵が拡散される（図 1.10）。そのため明らかに感染が疑われる馬の糞便においても，含まれる虫卵の濃度には大きなバラツキが生じる（第9章参照）。

環境中において，糞便中の条虫卵は世界中に分布する自由生活性のダニであるササラダニ亜目の仲間に摂取される。ダニの消化管内で虫卵が消化され，六鉤幼虫（基本的に将来成虫の頭節となる）が出てくる。六鉤幼虫はダニの血体腔（体腔）に移行して，擬囊尾虫として知られる感染能のあるステージに成長する（図 1.11）。擬囊尾虫は宿主ダニが死ぬまで感染性を維持すると思われる。さらに，感染したダニがある季節以上の期間，より長く環境中に生存することもあるであろう。

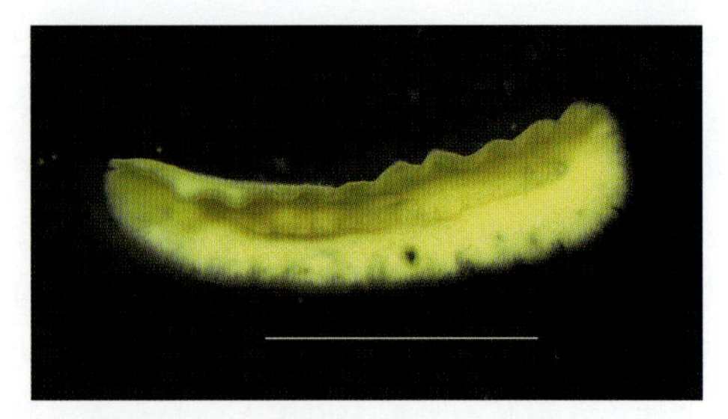

図 1.10　葉状条虫の受胎片節（条虫の体節）
bar＝1 cm
（写真提供：Jamie K. Norris）

馬は放牧されている間に，牧草とともにベクターであるダニを摂取して感染する。馬の消化管内でダニの組織が消化され，擬囊尾虫が消化管内に出てくる。そして，最初の頭節が腸の粘膜面に付着し，付着した頭節から全ての片節（横分体またはストロビラとして知られる）を再生する。

葉状条虫 *Anoplocephala perfoliata*

葉状条虫 *Anoplocephala perfoliata* は世界中で最も一般的にみられるウマ科動物に寄生する条虫で，南極大陸を除く全ての大陸から報告がみられる。虫体の大きさはそれほど大きくなく，体長1～8 cm，幅1～2 cm ほどで，頭節の4つの吸盤と，それぞれの吸盤に突起（ラペット，lappets）が付随しているという特徴を持つ（図 1.12）。片節は非常に小さく（10～20 mm×5 mm で，厚みは1 mm 未満），灰色がかった黄色である（図 1.10）。ほかの哺乳類に寄生する条虫とは異なり，感染した馬の糞便中に片節が観察されることは稀である。アノプロセファラ属（裸頭条虫属）*Anoplocephala* の感染は糞便検査によって診断できるが，馬における検査の感受性は非常に低い（第9章参照）。

全ての条虫の成虫は宿主となる脊椎動物の小腸に寄生するが，葉状条虫はこの原則からは例外と

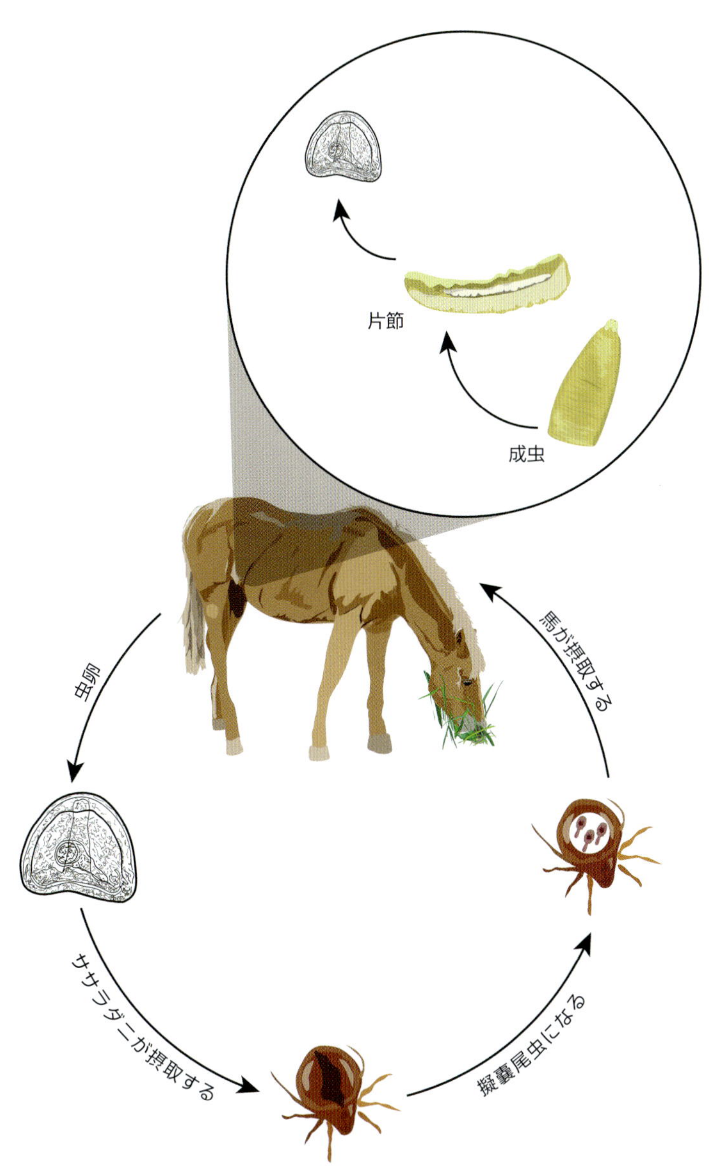

図 1.11　葉状条虫の生活環
ササラダニが中間宿主となり，放牧地の牧草とともに馬に摂取される。成虫から切り離された片節はその後崩壊し，片節内の虫卵が放出される
（画像提供：Jamie K. Norris）

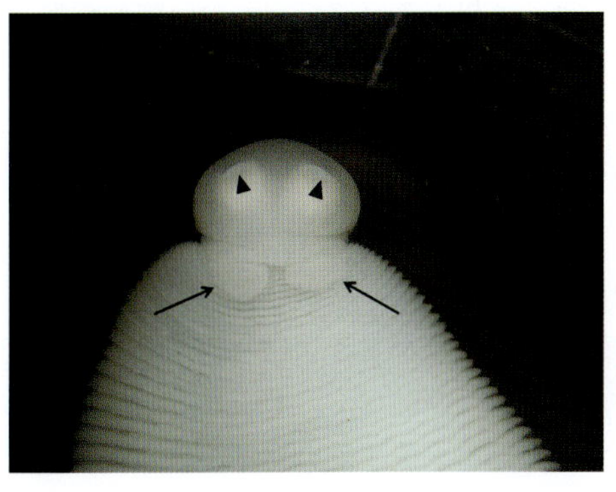

図 1.12　馬の剖検時に盲腸から採取された葉状条虫の頭節
葉状条虫の形態的特徴は４つの吸盤（矢頭）と，それぞれの吸盤のすぐ下に付随する突起（ラペット，矢印）である
（写真提供：Jamie K. Norris）

なる珍しい条虫である。成虫および未熟な葉状条虫の大部分は盲腸の内壁に付着してみつかる。その多くは回盲弁の盲腸側の周囲に集合する傾向がある。時々，条虫の寄生塊が盲腸の様々な部位に観察されることもあれば，虫体が単独で腹側結腸や回腸の粘膜に付着していることもある。葉状条虫の寿命はわかっていないが，成熟後も冬の間は腸管内に寄生し続け，次の放牧シーズン中に新しく感染した条虫と入れ替わる。

いくつかの調査研究により，葉状条虫の流行と寄生数にははっきりとした季節性があることが示されている。温帯気候地域において，馬の糞便中に虫卵が検出されて感染が明らかになるのは，青草がなくなる秋冬がほとんどである。寄生数はそれ以前の青草のある春夏の放牧シーズンを通した感染濃度を反映している（Meana et al., 2005）。

大条虫 *Anoplocephala magna*

その名が示すとおり，大条虫 *Anoplocephala magna* はウマ科動物に寄生する条虫の中で最大であり，体長は 80 cm にも達する。大条虫は一般的に回腸の粘膜に寄生し，葉状条虫とは大きさと好寄生部位の違いによって見分けることができる。大条虫は，葉状条虫が持つラペットと呼ばれる突起構造は持たない。大条虫の片節は幅 2〜5 cm あり，時々糞便中に観察される。

100 年近く前には大条虫は葉状条虫よりもはるかに感染率が高いといわれていたが，時とともにその順位が逆転した。現在では，大条虫は世界中でたまに遭遇する程度である。

乳頭条虫 *Anoplocephaloides mamillana*（旧名 *Paranoplocephala mamillana*）

ウマ科動物に寄生する非常に珍しい寄生虫で，一般的に近位小腸の粘膜に付着する。とても小さく，体長 6〜50 mm，幅 4〜6 mm ほどである。片節も同様に約 2×5 mm と小さいが，時々糞便中で動いている様子が観察される。乳頭条虫 *Anoplocephaloides mamillana* がもたらす臨床症状については知られておらず，生物学的な特徴や診断法についても不明な点が多い。

節足動物

ここで述べる節足動物はたった1つ，一般にウマバエ *Gasterophilus intestinalis*（horse bot flies）として知られるガステロフィラス属 *Gasterophilus*（訳者注：ウマバエ属）の仲間である。

ウマバエ属は，ヒツジバエ科に含まれる。生物学的な詳細と各々の宿主は著しく異なるが，ヒツジバエ科はどれも共通して，幼虫にとって不利な環境条件を避けるために宿主の体内で幼生期（“齢〈instar〉” と呼ばれる期間）を過ごすという戦略をとる。大きな家畜のヒツジバエ科は宿主の体表に直接卵または幼虫を産みつけ，活動性の幼虫期（場合によっては孵化後）になると，特定の経路から宿主の体内へ侵入する。あるヒツジバエ科（例えば牛に寄生するウシバエ属 *Hypoderma*）は，被毛に産みつけられた卵から幼虫が孵化し，健常な皮膚から侵入して全身性に遊走する。またあるヒツジバエ科（例えば羊に寄生するヒツジバエ属 *Oestrus*）は，鼻孔内に幼虫が産みつけられ，限局的に移行し副鼻腔内で育つ。ほとんどの場合，宿主の体内で幼虫として越冬し，春に宿主から離れて土壌中で蛹になり，成熟・羽化して成虫となることで一世代となる。大部分のヒツジバエ科は，1年につき一世代しか繁殖しない。

ウマバエ属の成虫の雌はウマ科動物の被毛の1本1本に卵を産みつける（図 1.13）。孵化した幼虫は種によって異なる経路で宿主の口腔へ至る。ウマバエ幼虫は一般的に馬の消化管内で越冬し，春から初夏にかけて糞便と一緒に排泄され柔らかな土壌中で蛹になる。1〜2カ月後に成ハエとなり，すぐに交尾，産卵を行う。ヒツジバエ科の成虫の寿命は非常に短く，成虫には口吻がないため栄養を摂取することができない（訳者注：成虫は産卵のため，馬の頭部近く，前肢あるいは顔面をめがけて羽音高く来襲する。馬はこれを忌避する

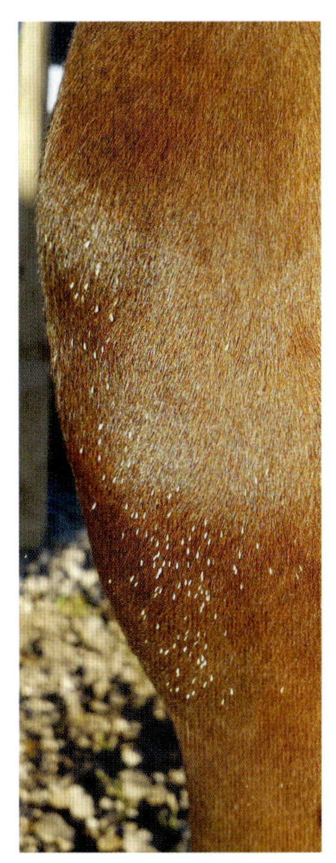

図 1.13　ウマバエの仲間の卵が被毛の毛先に付着している様子

ために興奮・奔走し，しばしば採草困難に陥る)。

ウマバエ *Gasterophilus intestinalis*

ウマバエ *Gasterophilus intestinalis* は，飼育されている馬におけるウマバエ幼虫の中で最も一般的で非常に多くみられる。雌の成ハエは馬の体表にとまると，前肢の遠位や，時折頸やたてがみに沿った被毛の1本1本の毛幹に卵を産みつける。卵は馬の唇との接触刺激で孵化し，唇や舌に付着する（Bello, 1967)。たてがみに付着した卵はグルーミング（毛繕い行動）を通して，群れの仲間によっても摂取される。1齢幼虫は舌にもぐり込み，その過程で這い進んだ跡は小さなトンネルのようになる。1齢幼虫は舌の中に最高で21日間とどまると報告されている（Cogley, Anderson, and Cogley, 1982)。その後，臼歯および小臼歯の歯肉ポケットへ移行し，脱皮して2齢幼虫になる。口腔内で約4週間を過ごしたあとに胃へ移行し，無腺部の粘膜に付着して3齢幼虫へ発達する。ウマバエの3齢幼虫は長さ約2 cm，幅5～8 mm ほどで，こげ茶がかった赤色をしており，体表には数本の棘毛の列がある（図 1.14)。馬では数百のウマバエ幼虫が寄生することはよくあることで，胃内視鏡検査で簡単に目視することができる。

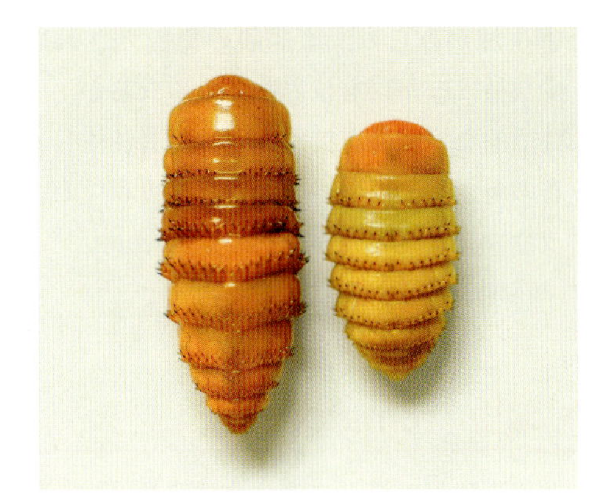

図 1.14　ウマバエ（左）とムネアカウマバエ（右）の3齢幼虫
ウマバエは棘毛の列（棘列）が各体節に2列ある形態的特徴に注目
（写真提供：Jennifer L. Bellaw）

ムネアカウマバエ *Gasterophilus nasalis*

ムネアカウマバエ *Gasterophilus nasalis* の雌の成ハエは顎下部に卵を産みつける。卵は自然に孵化し，幼虫は這い登って馬の口唇へ達し口腔に入る。その後，舌と臼歯間の隙間で成長する。最終的に2齢幼虫が嚥下され，消化管内で成長を続ける。ムネアカウマバエの2齢幼虫と3齢幼虫は，幽門をほんの2～3 cm 過ぎた十二指腸膨大部が好寄生部位である。

その他のウマバエの仲間 Other *Gasterophilus* spp.

北アメリカでは *Gasterophilus inermis* とアトアカウマバエ *Gasterophilus haemorrhoidalis* を含むその他のウマバエ幼虫による感染症は発生していない。アトアカウマバエについては，アフリカに生息するロバで遠位小結腸および直腸に付着した寄生塊がみられ，直腸脱の原因とされている。少数種はほかにも世界中でみられるが，いずれも特徴的な病原性を持たない（訳者注：日本では分布の多い順にウマバエ，ムネアカウマバエ，ゼブラウマバエ *Gasrerophilus pecorum*，アトアカウマバエの4種がみられる）。

吸虫 Trematode

先進諸国において馬に寄生する吸虫 trematode はめったにいない。肝蛭 *Fasciola hepatica* は偶発的に馬にも感染することがあるが，反芻動物において肝蛭症が風土病として蔓延している地域に限られる。肝蛭症を発症する馬は，中間宿主となる軟体動物の生息に適した場所に放牧されている（訳者注：日本における中間宿主はヒメモノアラガイである。国内ではニホンジカやエゾシカにおいて肝蛭の寄生率が高いことが報告されている）。肝蛭の生活環と馬での肝蛭症の臨床症状の詳細については，Nansen, Andersen, and Hesselholt（1975）を参照していただきたい。

参考文献

Adamson, M. (1994) Evolutionary patterns in life histories of Oxyurida. *Int. J. Parasitol.*, 24, 1167–1177.
Bello, T.R. (1967) *In vitro* hatching of *Gasterophilus intestinalis* larvae. *J. Parasitol.*, 53, 859–862.
Bullini, L., Nascetti, G., Ciafre, S., *et al.* (1978) Ricerche cariologiche ed elettroforetiche su *Parascaris univalens* e *Parascaris equorum*. *Acc. Naz. Lincei Rend. Cl. Sc. Fis. Mat. Nat.*, 65, 151–156.
Cao, X., Vidyashankar, A.N., and Nielsen, M.K. (2013) Association between large strongyle genera in larval cultures – using rare-event Poisson regression. *Parasitology*, 140, 1246–1251.
Cogley, T.P., Anderson, J.R., and Cogley, L.J. (1982) Migration of *Gasterophilus intestinalis* larvae (Diptera: Gasterophilidae) in the equine oral cavity. *Int. J. Parasitol.*, 12, 473–480.
Donoghue, E.M., Lyons, E.T., Bellaw, J.L., and Nielsen, M.K. (2015) Biphasic appearance of corticated and decorticated ascarid egg shedding in untreated horse foals. *Vet. Parasitol.*, 214, 114–117.
Fabiani, J.V., Lyons, E.T., and Nielsen, M.K. (2016) Dynamics of *Parascaris* and *Strongylus* spp. parasites in untreated juvenile horses. *Vet. Parasitol.*, 30, 62–66.
Ferguson, R., van Dreumel, T., Keystone, J.S., *et al.* (2008) Unsuccessful treatment of a horse with mandibular granulomatous osteomyelitis due to *Halicephalobus gingivalis*. *Can. Vet. J.*, 49, 1099–1103.
Gibson, T.E. (1953) The effect of repeated anthelmintic treatment with phenothiazine on fecal egg counts of housed horses, with some observations on the life cycle of *Trichonema* spp. in the horse. *J. Helminthol.*, 27, 29–40.
Henneke, C., Jespersen, A., Jacobsen, S., *et al.* (2014) The distribution pattern of *Halicephalobus gingivalis* in a horse is suggestive of a haematogenous spread of the nematode. *Acta Vet. Scand.*, 56, 56.
Hung, G.C., Jacobs, D.E., Krecek, R.C., *et al.* (1996) *Strongylus asini* (Nematoda: Strongyloidea): Genetic relationships with other *Strongylus* species determined by ribosomal DNA. *Int. J. Parasitol.*, 26, 1408–1411.
Kyvsgaard, N.C., Lindbom, J., Andreasen, L.L., *et al.* 2011. Prevalence and anthelmintic control of strongyles in working horses in Nicaragua. *Vet. Parasitol.*, 181, 248–254.
Lichtenfels, J.R., Kharchenko, V.A., and Dvojnos, G.M. (2008) Illustrated identification keys to strongylid parasites (Strongylidae: Nematoda) of horses, zebras and asses (Equidae). *Vet. Parasitol.*, 156, 4–161.
Lyons, E.T., Drudge, J.H., and Tolliver, S.C. (1973) Life-cycle of *Strongyloides westeri* in equine. *J. Parasitol.* 59, 780–787.
Lyons, E.T., Drudge, J.H., and Tolliver, S.C. (1976) Studies on the development and chemotherapy of larvae of *Parascaris equorum* (Nematoda: Ascaridoidea) in experimental and naturally infected foals. *J. Parasitol.*, 62, 453–459.
Lyons, E.T., Swerczek, T.W., Tolliver, S.C., *et al.* 2000. Prevalence of selected species of internal parasites in equids at necropsy in central Kentucky (1995–1999). *Vet. Parasitol.*, 92, 51–62.
Malan, F.S., Vos, V., de Reinecke, R.K., Pletcher, J.M. (1982) Studies on *Strongylus asini*. I. Experimental infestation of equines. *Onderstepoort J. Vet. Res.*, 49, 151–153.
McCraw, B.M. and Slocombe, J.O.D. (1978) *Strongylus edentatus*: Development and lesions from ten weeks postinfection to patency. *Can. J. Comp. Med.*, 42, 340–356.
McCraw, B.M. and Slocombe, J.O.D. (1984) *Strongylus equinus*: Development and pathological effects in the equine host. *Can. J. Comp. Med.*, 49, 372–383.
Meana, A., Pato, N.F., Martin, R., *et al.* (2005) Epidemiological studies on equine cestodes in central Spain: Infection pattern and population dynamics. *Vet. Parasitol.*, 130, 233–240.
Muller, F. and Tobler, H. (2000) Chromatin diminution in the parasitic nematodes *Ascaris suum* and *Parascaris univalens*. *Int. J. Parasitol.*, 30, 391–399.
Nansen, P., Andersen, S., and Hesselholt, M. (1975) Experimental infection of the horse with *Fasciola hepatica*. *Exp. Parasitol.*, 37, 15–19.
Nielsen, M.K., Wang, J., Davis, R., *et al.* (2014) *Parascaris univalens* – a victim of large-scale misidentification? *Parasitol. Res.*, 113, 4485–4490.
Ogbourne, C.P. and Duncan, J.L. (1985) *Strongylus vulgaris* in the horse: its biology and importance. Commonwealth Institute of Parasitology, Commonwealth Institute of Helminthology, no. 9.
Reinemeyer, C.R. and Nielsen, M.K. (2014) Review of the biology and control of *Oxyuris equi*. *Equine Vet. Educ.*, 26, 584–591.
Reinemeyer, C.R., Prado, J.C., and Nielsen, M.K. (2015) Comparison of the larvicidal efficacies of moxidectin or a five-day regimen of fenbendazole in horses harbouring cyathostomin populations resistant to the adulticidal dosage of fenbendazole. *Vet. Parasitol.*, 214, 100–107.
Reinemeyer, C.R., Smith, S.A., Gabel, A.A., and Herd, R.P. (1984) The prevalence and intensity of internal parasites of horses in the U.S.A. *Vet. Parasitol.*, 15, 75–83.

Round, M.C. (1969) The prepatent period of some horse nematodes determined by experimental infection. *J. Helminthol.*, 43, 185–192.
Smith, H.J. (1976a) Strongyle infections in ponies. I. Response to intermittent thiabendazole treatments. *Can. J. Comp. Med.*, 40, 327–333.
Smith, H.J. (1976b) Strongyle infections in ponies. II. Reinfection of treated animals. *Can. J. Comp. Med.*, 40, 334–340.
Tolliver, S.C. (2000) A practical method of identification of the North American Cyathostomes (small strongyles) in equids in Kentucky. Kentucky Agricultural Experiment Station, Department of Veterinary Science, University of Kentucky, USA.
Tyden, E., Morrison, D.A., Engstrom, A., *et al.* (2013) Population genetics of *Parascaris equorum* based on whole genome DNA fingerprinting. *Infect. Genet. Evol.*, 13, 236–241.

第2章 寄生虫感染の病態と臨床症状

一般的に寄生虫は有害であり，寄生によって様々な症状（体重減少，下痢，低タンパク血症，炎症など）を引き起こすとされている。しかし，寄生虫感染（単なる寄生）と臨床症状を呈する寄生虫感染（寄生虫感染症）には大きな違いがある。例えば我々はみな，大腸菌 *Escherichia coli* や黄色ブドウ球菌 *Staphylococcus aureus* を常在菌として保菌しており，健常な人においては通常の細菌叢のバランスが崩れない限り，これらの細菌と共生している。とはいえ，感染と感染症の区別は，原因とされる病原体が著しく認められるときにする必要はないだろう。

ウイルス，細菌，真菌の病原体とは異なり，寄生線虫は（稀に例外はあるが）宿主の体内で寄生数を増殖させることができない。したがって，寄生虫感染症の発症は，病原体に対する曝露の大きさと，寄生虫や寄生虫感染が及ぼす種々の変化に対しての宿主の反応（または反応不全）に依存している。臨床的な寄生虫感染症は，何千もの微細な傷害の集積といえる。

寄生虫感染に対して感受性を持つ動物種の幅は非常に広く，非固有宿主にも寄生は起こり得る。標準的な寄生数であったとしても，非固有宿主では固有宿主よりもはるかに症状は重篤化する。羊と牛が固有宿主の寄生虫感染症は，宿主（羊，牛）側の遺伝的要因によって寄生数が制限され，ひいては発症が抑制されることが証明された（Gasbarre, Leighton, and Davies, 1990；Davies et al., 2006）。このことは，馬が固有宿主の寄生虫感染症についても同様だろう。とはいうものの，加えて，栄養失調，ストレス，免疫抑制または合併症のような補助的要素も，寄生虫感染症の発症要因になる。

個々の動物にみられる寄生虫感染症は，宿主自身あるいは宿主の置かれた環境がもたらす種々の要因によって発症する。しかし中でも，寄生虫感染症が集団的に発生した場合，常にその動物の管理方法に根本的な原因がある。寄生虫感染の規模と，その結果もたらされ得る病害に対し，様々な臨床的管理対策が及ぼす影響については第6章で述べる。本章では，馬の色々な寄生蠕虫の病原性のメカニズムの特徴と，個々の動物に起こり得る臨床症状に焦点を当てる。

線虫

円虫亜科（大円虫）

円虫亜科（大円虫）の成虫は盲腸と結腸の内壁に付着してみつかる。大きな歯環を持つ口腔が吸盤のように粘膜を吸い込んで接着しており，そこから血液，組織液，粘膜細胞などを栄養源として摂取している。吸着した円虫は局所的に炎症や潰瘍を引き起こすにも関わらず，成虫による円虫症の重篤度は中程度である。円虫が血中 PCV（Packed Cell Volume〈血球容積〉, Ht）を危険なレベルにまで引き下げるほど濃厚感染することはめったにないので，円虫の吸血によって臨床的に貧血が起きることはない。むしろ円虫に起因する主な病態は，移行期のステージに由来していると考えられる（Ogbourne and Duncan, 1985）。

普通円虫

普通円虫 *Strongylus vulgaris* の移行パターンは，第1章で述べた。前腸間膜動脈と腹大動脈において，第4期幼虫（L_4）が移行した跡には血管内膜下に線維性の瘢痕組織が残る（図 2.1）。移行幼虫が前腸間膜動脈の主たる分岐部に到達すると，虫体は大きく成長し第5期幼虫（L_5）へ脱皮する。同様にして一部の幼虫は腹腔動脈にも到達する。L_5の虫体の寄生は重篤な局所的動脈炎や線維性滲出物，血管内腔における血栓，血管内膜の肥厚と線維化を招く（図2.2）。前腸間膜動脈根部の肥大化（寄生性動脈瘤と呼ばれる）は剖検時の主要病変で（Ogbourne and Duncan, 1985），小型の馬では時々直腸検査で触知することが可能である。

L_5は消化管に戻る準備ができると腸間膜の血液循環によって遠位へ流れ，大腸の腸壁へ移行する。幼虫は末梢の細動脈から盲腸とわずかに腹側結腸の腸壁の中に移行し，線維素性の膿瘍を形成する。膿瘍は内部の幼虫の有無に関わらず，直径約5〜8 mmで厚い壁に覆われ膿が充満している。このようなわかりやすい病変が形成されるにも関わらず，いかなる臨床症状も伴わないという点は興味深い。

疝痛の発生率はこれまで長きにわたり普通円虫による動脈炎や血栓塞栓症の罹患率と相関があるとされてきたが，根拠になったとされる形式上のエビデンスは都合の良い個別の事例を取り上げたもので逸話的だといえる。普通円虫に単独感染した感受性の高い子馬が，重篤で致死的な病気になることは証明されている（Duncan and Pirie,

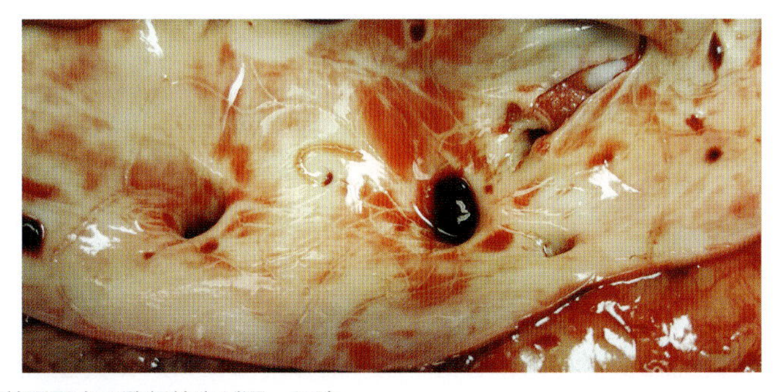

図2.1　腹大動脈における普通円虫の移行幼虫が通った跡
この部位で分岐する2つの大きな動脈は腹腔動脈（左）と前腸間膜動脈（中央）である。普通円虫のL_4とL_5はどちらの動脈からもみつかる

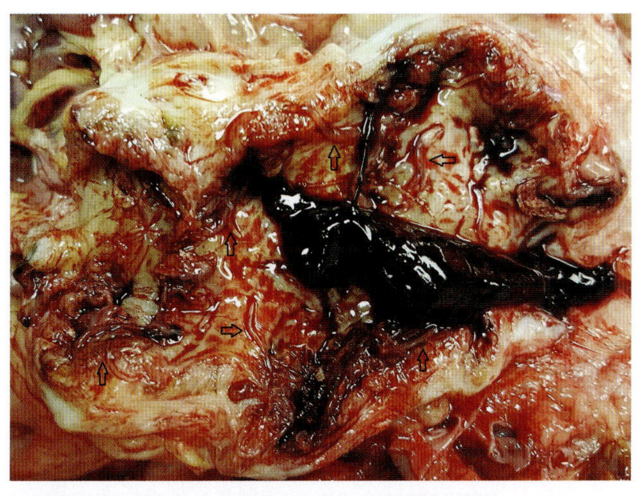

図2.2　前腸間膜動脈における普通円虫の移行幼虫に起因する寄生虫性動脈内膜炎
この病変の特徴は，血管の直径の増大，動脈壁の線維性肥厚，血栓の形成，フィブリンの析出，幼虫（矢印）がみられることである

1975)。しかしながら，動脈炎の重症度に関係なく引き起こされるといわれている疝痛症状の病態生理ははっきりしていない。最も簡単な説明は，血栓が炎症性の肉芽組織から生じ，動脈炎から分離して遠位へ流され，より細い末梢の分岐部に詰まって血管塞栓を起こすというものである（Enigk, 1951）。しかし虚血性腸炎の馬の死後調査では，大多数のケースで塞栓が認められなかった（White, 1985）。普通円虫の幼虫が末梢神経の支配に干渉することで，消化管の蠕動に影響を与え疝痛を引き起こすという仮説もある（Wright 1972）。

最近の研究では，普通円虫の移行幼虫は，凝固，線維素溶解，炎症のマイルドな活性因子になることが示唆されている（Pihl, Nielsen, and Jacobsen, 2017）。しかし，こうした病態がどのように臨床的な疝痛に寄与しているのかはわかっていない。普通円虫に関連した疝痛は，血栓の塞栓がなくても，L_5 が腸管に移行して単に戻ってくるだけで起きている可能性がある。腸壁に侵入しようとして細動脈から出られなくなってしまった幼虫は，虚血や梗塞の原因となる動脈の塞栓を招きうる局所的な動脈内膜炎を引き起こす。

最近の研究から，普通円虫に関連した疝痛の臨床的な症例には，非絞扼性腸梗塞がみられるという特徴があることがわかった（Nielsen et al., 2016）。この病態は，始めは痛みを有する可能性はあるが，ほとんどの症例で劇的な疝痛の徴候を示さず，臨床像としては腹膜炎が主である（Pihl et al., in press）。初診を行った獣医師が腹腔穿刺を実施しなかった場合，その症例馬が二次診療施設へ搬送されるまで診断は遅れるだろう。さらに二次診療施設に搬送されたとしても，試験的開腹手術を行うまでは腹膜炎の原因を特定することは難しい。典型的な腸の梗塞部位は盲腸もしくは左腹側結腸（図 2.3）で，ある研究によると，その生存率はわずか 10% と報告されている（Pihl et al., in press）。この病態に対する内科的な治療は全て失敗に終わっており，感染した腸管の外科的切除がうまくいった症例だけが助かっている。

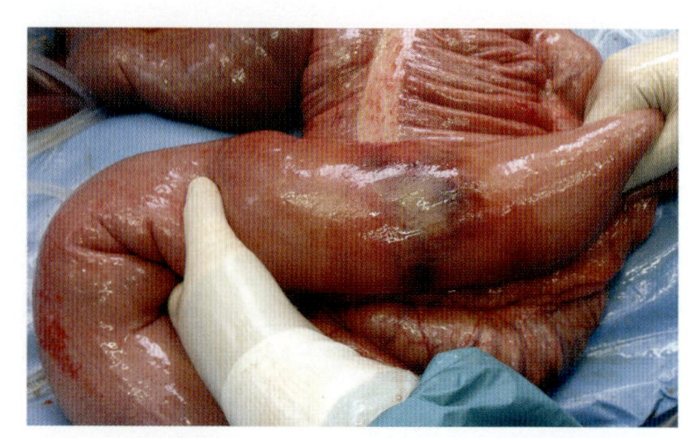

図 2.3　腹側結腸の骨盤曲の腸壁にみられた普通円虫によって生じた非絞扼性梗塞
（写真提供：Dr. Stine Jacobsen）

無歯円虫

経口摂取されたあと，無歯円虫 *Strongylus edentatus* の第 3 期幼虫（L_3）は小腸で脱鞘し，腸壁を穿孔して肝臓と後腹膜腔へ移行する。幼虫は一般的に腹壁に沿った腹膜下や腎周囲脂肪組織内でみつかる。移行幼虫は出血と浮腫のために変色した部位に，体長 2〜3 cm の寄生虫体としてはっきりと観察される（図 2.4）。変色部位から腹膜を切開すると，大きく，動きの鈍い幼虫が出てくるのが典型例である。無歯円虫の幼虫の移行は，肝疾患と腹膜炎の原因となる（McCraw and Slocombe, 1978）。これら幼虫の移行に起因する病変の臨床的な影響は知られていないが，濃厚感染した馬では一般的な円虫寄生症候群の症状の一因となり得る。

幼虫が成熟すると腹膜下を移行して大腸の血管外膜層に侵入し，粘膜下層へ移行して腹側結腸に戻る。普通円虫と同じく腸壁内に膿瘍を形成するが，無歯円虫の膿瘍の方がわずかに大きい。

馬円虫

飼養管理下にある馬においてはこの大円虫は非常に珍しくなったので，ここでの記載は単に分類を完全にするためだけのものである。馬円虫 *Strongylus equinus* の幼虫は肝臓に移行する前に，膵臓や腹腔内に移行することを好む特徴がある。最終的に，幼虫は成熟すると無歯円虫とほぼ同じ経路で腸管に戻る。寄生によって引き起こされる病態には，膵炎とそれに伴う膵機能障害，肝疾患と腹膜炎が含まれる（McCraw and Slocombe, 1984）。

ロバ円虫

この寄生虫についての信頼できる情報はごくわずかしかないが，ロバ円虫 *Strongylus asini* の移行幼虫は腹膜炎に関連している（Jaskoski and Colglazier, 1956）。

三歯円虫属

三歯円虫属 *Triodontophorus* spp. は正確には円虫亜科に分類されるが，生活環に移行幼虫のステージがなく，この点で毛線虫亜科（小円虫）に類似している。一般的に多くみられる2種である *Triodontophorus serratus* と *Triodontophorus brevicauda* の成虫はストロンギルス属 *Strongylus* 同様，盲腸と腹側結腸の粘膜に接着している。三歯円虫はストロンギルス属に比べて個体数は非常に多いが，成虫の大きさはかなり小さく，おそらく機械的な損傷をほとんど引き起こさない。

しかし，*Triodontophorus tenuicollis* だけは背側結腸に深い潰瘍を形成する特有な障害を引き起こす。潰瘍は直径約1～4 cmで黒色の内容物がきつく詰まっており，粘膜を容易に剥がすことができる。黒い内容物をよくみると，多くの *T. tenuicollis* の成虫が固く絡まり合っていることがわかる。その数はしばしば数十隻にものぼる（Drudge, 1972）。虫の周りにみられる黒い物質は，交尾に伴う粘着物質が蓄積したものと考えられている。雄の線虫は交尾が終わると，雌の腟に栓をするため凝固する粘着物を分泌する。この繁殖戦略は，ほかの雄が遺伝子を雌に渡せないようにしていると思われる。このような「虫玉」はほぼ2歳齢未満の馬でのみみつかる。この寄生虫性の潰瘍は特異的な臨床症状を引き起こさない。糞便中のアルブミンとヘモグロビンの検査結果が，ほかの原因による背側結腸の潰瘍のときの結果と類似するのかどうかは不明である。いずれにせよ，*T. tenuicollis* が潰瘍を形成することは病理学者にとって興味深いトリビアである。

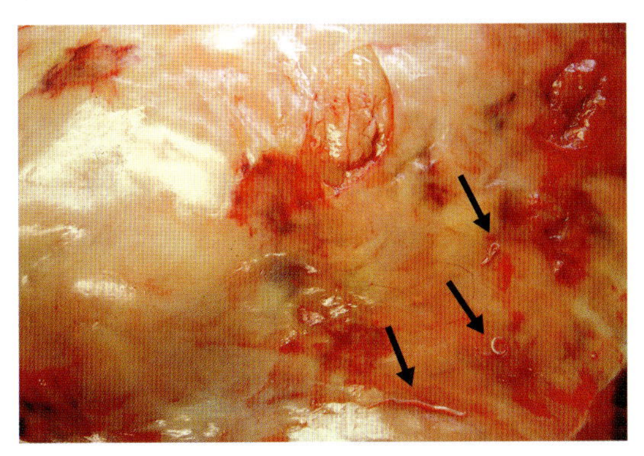

図2.4　腹側の腹壁内にみられた無歯円虫の幼虫（矢印）
幼虫は臁部から後腹部の壁側腹膜下を移行し，局所的な出血の原因となる。病変部を切開すると，大きな円虫の幼虫が出てくる（写真提供：Dr. Tetiana Kuzmina）

毛線虫亜科（小円虫）

大円虫はどこにでも存在し，効果的な馬用の駆虫薬が開発される以前は制御不可能であった。その結果，もし毛線虫亜科（小円虫）に病原性があったとしてもこれまでは大円虫の病原性に比べればごくわずかであった。ところが，定期的な駆虫薬の使用が普及したことで大円虫の感染率が減少し，病害が少なくなったことで，小円虫に起因する寄生虫感染症が認識されるようになってきた。

小円虫は，現在の成馬において最も重要な病原性線虫である。強い病原性は持っていないが，以下の状況によってその病原性が注目される。①よく管理された牧場においては大円虫が効果的にコントロールされている。②ほかの病原性線虫（例えば馬の回虫 *Parascaris* spp.）は免疫によってコントロールされているため，若馬でしかみられない。③残りの成馬に感染する寄生虫（例えばウマバエや馬蟯虫）はあまり大きな病原性を持っていない。毛線虫亜科には50種類以上の種が認められているが，伝統的に全て類似した生活環と一般的な病原性を持つ同種のグループであるとみなされている。

小円虫の病原性について現在の我々の知識は限られているが，おおまかなことはいくらかわかっている。病理学的な事象と健康被害は，小円虫の生活環の様々なステージに伴って異なるので，それぞれのステージ順に述べていく。

粘膜への侵襲

感染性のL_3のステージにある小円虫は，馬が草を食むことで環境中から摂取される。小腸に到達するとpHの値や酵素の働きによって，幼虫を保護している鞘が取り除かれる。鞘から出てくる幼虫は1 mm未満の極小で腸の上皮細胞をたったの8個しか持たず，口腔も非常に小さい。脱鞘したL_3は盲腸または腹側結腸に到達し，リーベルキューン腺に入り込んで腺底部の細胞に侵入する。幼虫に侵入された腺は幼虫の成長に伴って変形し，局所的な杯細胞の肥大と過形成が認められる。

粘膜侵襲の解剖学的な部位は，種ごとで無作為に決まるのか，器官の明確な選択に影響されて決まるのかはわかっていない。30年の間隔を置いて実施された2つの研究における，被嚢した小円虫の幼虫の腸管内での寄生部位の分布はほぼ同じで，幼虫の約半分は盲腸，40％強が腹側結腸，10％未満が背側結腸であった（Reinemeyer and Herd, 1986；Bellaw et al., 2018）。50～298日齢の子馬37頭を用いて実施された最近の研究からも，背側結腸内の分布が少し多いということ以外は，ほぼ同じ結果が得られた。この研究での分布は，盲腸が44％，腹側結腸が37％，背側結腸が19％だった（Nielsen and Lyons, 2017）。粘膜下組織に寄生する幼虫の方が，粘膜固有層に寄生する幼虫よりも強い炎症反応を惹起することが報告されている（Steinbach et al., 2006；Steuer, Loynachan, and Nielsen, submitted）。本章の後半で述べるが，幼虫の分布には明確な病理学的な関連性がある。

摂取されてすぐのL_3が粘膜に穿入するとはっきりとした病理学的な所見が残る。肉眼でも認められる生物が粘膜上皮細胞の隙間を通って，もしくは細胞を貫通して穿入すると機械的な損傷が生じるというのは理にかなっている。実際，穿入は粘膜固有層における局所的な炎症と弾性線維化反応を伴い（Love, Murphy, and Mellor, 1999），感作された馬ではおそらく免疫も働く。実験的な感染から3週間後に臨床的な病理所見があらわれることから，粘膜への穿入だけが唯一の病原性になり得ると示唆されている（Love, Murphy, and Mellor, 1999）。粘膜への穿入による傷害の数と炎症の程度は濃厚に汚染された放牧地で草を食んでいる馬ほどひどくなりやすく，通常幼虫の成長や生存にとって最適な季節や気象条件が整ったときに重症化する。気候や季節的な要因に加え穿入による損傷のリスクは，草刈りをしない放牧地で飼料を高さの低い位置で給餌することなどによって，摂取する幼虫の数が増えることでも上昇する。

幼虫の穿入によるネガティブな影響は，放牧されている馬が曝露する感染性の幼虫の数を抑えることで最小限にとどめることができる（第6章参照）。

被嚢化（encystment）

粘膜への穿入後，一部の小円虫の仲間のL_3は粘膜よりも深くには侵入しないようだ。一方で，その他の種は粘膜下層へと侵入する。一般的に，より大きな小円虫の仲間は後者の傾向がある。粘膜への侵入から数日以内に，宿主由来の線維組織が各々の侵入した幼虫の周囲を取り囲みカプセル（嚢胞，結節）をつくる。この状態を被嚢するという（図2.5）。

嚢胞壁は各々の幼虫を2週間から長いもので2

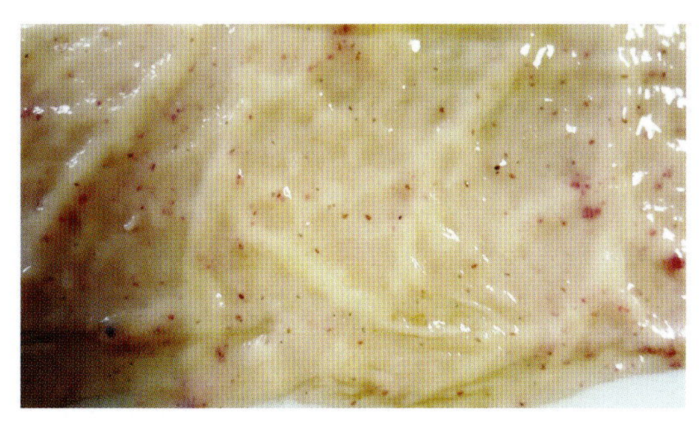

図 2.5　臨床的に健康な馬の盲腸粘膜における被嚢した小円虫の一般的な肉眼所見
赤い 1 つ 1 つの点が 1 隻の被嚢した幼虫である

(A)

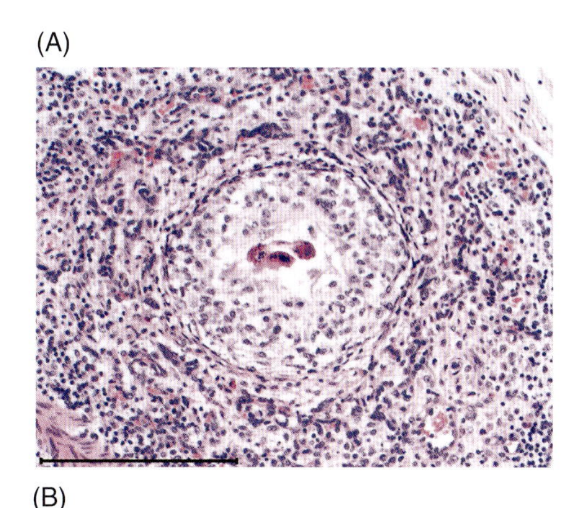

(B)

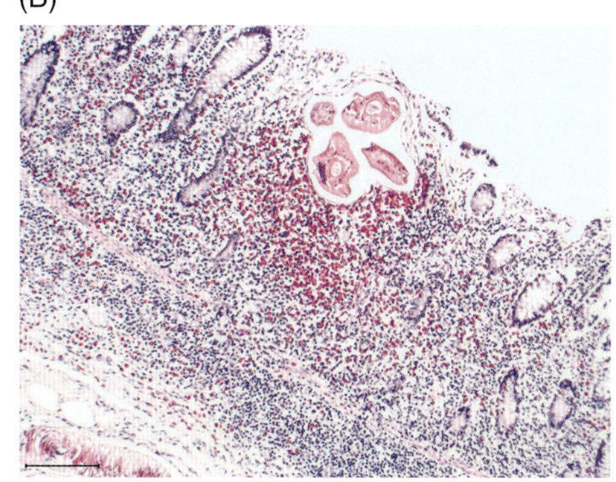

図 2.6　大腸の腸壁にみられた小円虫の被嚢幼虫の病理組織切片（HE 染色）
A：局所的な炎症細胞と薄い線維性組織のカプセルに囲まれた粘膜下組織内の L_3。いくつかの好酸球とともに，大量のリンパ球とマクロファージがみられる。B：粘膜内の L_4。幼虫が薄い線維性組織のカプセルと大量の好酸球とリンパ球に囲まれている
bar＝100μm
（写真提供：Dr. Alan Loynachan）

年半もの間，隔離したままにする（Gibson, 1953）。被嚢した幼虫は常時少量の透明な液体の中にいるが，液体の特性は不明である。嚢胞壁は，可溶性物質については双方向に通過させるようだ。幼虫は被嚢している間に大きくなり成熟する。そのため宿主由来の栄養は，嚢胞壁の外から内へ通過できなくてはならないとみられている。さらに 2 年以上もの間，幼虫が排泄する老廃物をためておくには嚢胞の容量が小さすぎることから，老廃物は嚢胞壁の内から外へ通過できなくてはならない。それにも関わらず，宿主の防御機構は被嚢した幼虫にはほとんど働かないようである。その構造が無傷である限り，粘膜に寄生するステージの病理組織からは嚢胞壁の周囲に限局した炎症がみられるだけである（Love, Murphy, and Mellor, 1999）（図 2.6）。

また，嚢胞は線維性組織のカプセルに囲まれるため，多くのタイプの駆虫薬が中に入っていかないようになっている。例えばピリミジン塩類とイベルメクチン（IVM）は投与量に関係なく，被嚢した幼虫には全く効かない（第 7 章参照）。

被嚢した幼虫のうち一部は腸の組織の中で発育が抑制され，2 年以上の間成長せずに寄生し続ける（Gibson, 1953）。発育の抑制は特定の環境，宿主，寄生要因などに応じて寄生虫が成長を一時的に止める，生活環における特異なステージである。発育の抑制が解かれなければ，寄生虫は成虫への発育を再開し，最終的に有性生殖を行うことができない。発育抑制は多数の線虫の仲間にみられ，一般的にすぐに繁殖して次の世代をつなぐことができないときに生き残るための，生存戦略であろうと考えられている。小円虫は早期第 3 期幼虫（EL_3）のステージで発育の抑制が起こり，感染性のステージが環境中で成長し生存するには適していない，厳しい気候条件を避けているようである。したがって，温帯の北方での小円虫は，晩冬から春にかけて新しい子馬たちが産まれてくるまで，冬季を発育が抑制された状態で過ごす。逆に，温帯の南方での小円虫は，高温を避けるために夏季に発育が抑制される傾向にある。赤道直下

の気候における小円虫は全く発育抑制がかからないというエビデンスが複数ある（Eysker and Pandey, 1987）。その理由はおそらく，地域的な状態が常に寄生虫の成長に適しているからであろう。同様に，当歳（0 歳）の子馬に感染した小円虫においても発育抑制がみられるとするエビデンスは存在しない。これはおそらく，侵入した幼虫に対する免疫反応が欠如しているためだろう（Nielsen and Lyons, 2017）。しかしながら，成馬ではおそらく宿主の免疫反応によって，いかなる季節にも発育抑制が生じる可能性がある。発育抑制は全か無かの現象ではなく，虫の個体群における一部にしか生じないこともあるだろうし，種によっても違うかもしれない。

脱嚢（excystment）

当歳の子馬においては，しばしばわずか 5〜6 週間で生活環が成立する様子が観察される。しかし，これは小円虫の幼虫の成長が促進された場合，すなわち，感染能を持つ L_3 から成虫のステージまで一切とどまることなく成長した場合である。このように生活環が中断されることなく成立する場合，幼虫が被嚢した状態にとどまるのは実質 1 カ月未満である。

幼虫の再出現は機械的な要因と，化学的な要因によって嚢胞壁が破られて起きると考えられるが，化学的な要因については何も証明されていない。粘膜に侵入した嚢胞から幼虫が出てくること（脱嚢）は，小円虫の生活環の中で唯一最大の病原性を持つ出来事である。後期第 4 期幼虫（LL_4）は EL_3 よりも 10 倍以上の大きさがあるので，摂取したての L_3 よりも粘膜に対してより大きな機械的な損傷があると考えられる。機械的な損傷をきっかけとして明らかな宿主の反応が始まるが，機械的な損傷よりも幼虫が嚢胞の中で成長する間に産生した排泄物や分泌物に対する宿主の反応の方がさらに大きいであろう。嚢胞の内容物が何なのかはわかっていないが，サイトカインやその他の炎症性物質を含んでいると考えられている。Love, Murphy, and Mellor（1999）は，空になった嚢胞の周囲に好酸球の浸潤がみられると報告している。

幼虫が脱嚢したところには，出血，充血，浮腫がみられる。小円虫の感染の程度が軽度の馬では，こうした障害が限局して生じる。濃厚感染した馬では，障害の生じる箇所が多くあり，しばしばいくつかが癒合している。極度に濃厚感染した馬になると，特に幼虫の脱嚢が一度に起きる時期には，大腸の広範囲に及ぶ炎症がみられるだろう。粘膜には顕著な浮腫がみられ，その厚さは 1〜2 cm になり，出血または壊死を伴う。これらの所見を伴う臨床的な症状は，小円虫幼虫感染症（larval cyathostominosis：LC）と呼ばれている（Love, Murphy, and Mellor, 1999；Peregrine et al., 2006）。重度の下痢，脱水，体重減少，低タンパク血症，腹部の浮腫が特徴とされる。診断のための検査の結果でも，脱水，好中球増多，貧血がみられる。大腸壁の厚さを測定するために超音波検査を行い，著しい腸壁の肥厚を認めた場合は本症が支持される。

小円虫幼虫感染症は全ての年齢で発症するが，1〜4 歳齢で発症することがより一般的である。小円虫幼虫感染症は明らかに季節性があり，幼虫が嚢胞から脱出するのと，まるでコインの裏表のように，時を同じくして生じる。そのため，小円虫幼虫感染症は北方の気候では冬または早春（Reid et al., 1995），暖かい気候ではおそらく晩夏に最もよく発症する。小円虫幼虫感染症は牛の冬季（Ⅱ型）オステルターグ胃虫症と同様に，普通は群れの中で集団発症はしない。管理や駆虫の方法は小円虫幼虫感染症の発症率に寄与する要因となるが，群内の寄生虫分布に偏りがある場合は，一部の馬の発症リスクがその他の馬よりも常に高くなる。死亡率は約 50％（Love, Murphy, and Mellor, 1999）であるが，全ての馬が小円虫に感染しているということを考えると，小円虫幼虫感染症の発症は稀なことであるといえる。

小円虫の幼虫の脱嚢にあまり急性な臨床的徴候

がみられない場合もある。この場合にはその期間中，馬は様々な糞便性状を呈するのが典型である。時に体重減少や低タンパク血症を伴うこともあるが，古典的な小円虫幼虫感染症で認められる症状に比べればその程度は軽度である。

一部の小円虫幼虫感染症の症例では，新しく出てきた小円虫の幼虫が時折大量に糞便中に認められるが，これは健康な馬にもみられることである。そのため，特徴的な臨床症状は単一ではないので，症状だけで確定診断に至ることは困難である（第9章参照）。

明らかに季節性であるにも関わらず，最大で単一の小円虫幼虫感染症のリスク因子として重要なのは，発症以前1～2週間以内の駆虫である（Reid et al., 1995）。消化管内の寄生虫が速やかに駆除されたことで，駆除された成虫の数を補うような機能が働いて，被嚢しているステージの幼虫が粘膜の中から一斉に出てくるきっかけになっているようだ。大多数の脱嚢による障害は盲腸と腹側結腸に認められ，小円虫が被嚢すると知られている部位に一致している。典型的な感染例では背側結腸の粘膜は比較的影響を受けないため，病理学者らは「正常な感染していない」腸として対照組織に用いる。多くの小円虫の成虫と LL_4 は背側結腸の内腔に優先的に寄生するにも関わらず，背側結腸粘膜の肉眼所見や炎症の程度に変化は与えないようである。

駆虫後には粘膜に炎症が生じるが（Reinemeyer, 2003；Steinbach et al., 2006），こうした反応は，測定したとしてもわずかであると考えられている（Nielsen et al., 2015；Steuer, Loynachan, and Nielsen, submitted）。円虫の感染実験（Andersen et al., 2014）や，自然感染した小円虫の駆虫（Nielsen et al., 2013）に関連する全身性の急性炎症マーカーと前炎症性サイトカインの遺伝子の発現を測定すると，きわめて少ししかみられなかった。最近の研究では，消化管内の線虫は宿主の免疫を調節することで，炎症反応を抑制することができると報告されている（McKay, 2009）。この宿主の免疫を調節することによって，小円虫に感染していて臨床的に健康な馬は，炎症反応があまりみられないのかもしれない。

成虫

小円虫の成虫はかなりの数が寄生したとしても，比較的無害であると考えられている。一部の種では粘膜に対して弱く接着するが，ほとんどの種は粘膜には接着せずに管腔内に浮遊し，有機物の微粒子を餌としている。小円虫の成虫の腸内容物からは，繊毛のある原生生物や円虫卵すらもみつかっている。

多くの小円虫の仲間において，成虫が好む寄生部位や臓器が異なることが知られている。例えば，*Cylicostephanus longibursatus* の成虫は背側結腸をほぼ独占してしばしば大量に寄生する。一方，*Petrovinema poculatum* は盲腸以外ではほとんど認められない（第1章 p.6，表1.1参照）。興味深いことに，ある研究では消化管内に寄生している小円虫のうち50％が背側結腸にみられたことから，小円虫の成虫は背側結腸に大量に寄生する可能性がある。この数字は，盲腸（7％），腹側結腸（42％）に比べ突出して多い（Bellaw et al., 2018）。同じ研究から，被嚢した幼虫の寄生部位は異なる分布を呈しており，それぞれ盲腸に49％，腹側結腸に43％，背側結腸に8％がみられた。この結果から，寄生部位または寄生臓器の嗜好性は，LL_4 が脱嚢し腸管内に出現してからあらわれるものであることを強く示唆している。

慢性小円虫感染症は，小円虫幼虫感染症とは臨床的に異なる症候群である。後者は粘膜内の幼虫が大量に出てくることが特に関連しているのに対し，慢性小円虫感染症は一般的に宿主の体内に複数のステージの寄生虫が寄生していることの累積的な影響が関連している。特異的な症状ではないが，体重減少，粗造な被毛，腹囲膨満，疝痛，軟便を呈する。低タンパク血症がみられる場合もあるが，必ずみられるわけではない。

馬の回虫

馬の回虫 *Parascaris* spp. の生活環には宿主の体内における移行が含まれるため，複数の臓器に障害を与える可能性がある。幼虫包蔵卵が摂取されたあと，小腸内でL_3が孵化する。孵化した幼虫は小腸壁から末端のリンパ管に入り，肝臓へ運ばれる。幼虫は約1週間，肝臓内を移行し，幼虫が通ったところには炎症が起こるため，豚における豚回虫 *Ascaris suum* でみられるのに類似した肝臓被膜下に白く線維化した瘢痕が残る（肝白斑）。感染から約1週間後にL_3は肝臓を離れ，後大静脈を経由して肺循環へ運ばれる。幼虫は末梢の肺細動脈や毛細血管でトラップされ，血管壁を破って肺胞内に入り，浮腫と出血を伴う局所的な好酸球性の炎症を引き起こす。幼虫は気道内を近位へ，あるいは発咳によって咽頭へ移行する。移行性の幼虫は一般的に感染から2〜3週間後までに肺を離れる。その後回虫の幼虫は嚥下されて消化管に戻り，小腸内でL_4から徐々に成長し成虫になる。回虫の成虫は数カ月間生存し，性的に成熟したあとも体は大きくなり続ける。

肺の組織を回虫の幼虫が移行するとき（感染から2〜4週間後），頻繁な咳や黄白色の膿性鼻汁を伴うことがある（Srihakim and Swerczek, 1978；Clayton and Duncan, 1978）。回虫の消化管内寄生では，食欲減退，下痢，成長不良，粗造な被毛，体重減少または体重増加の停滞を伴うことがある。回虫は粘膜には接着しないが，消化された栄養を宿主と明らかに競合する。放射性同位元素を用いた過去の研究で，回虫に感染した子馬はコントロール群の子馬に比べて，体内の総水分量がより多く，水分量を引いた総固形分量は少ないことが証明された（Clayton, Duncan, and Dargie, 1980）。感染した子馬は，血清中のアルブミン濃度とアルブミンの体内蓄積量も低い。

回虫は時折，特に駆虫を実施したあとに小腸の腸閉塞を起こす。報告されている回虫による小腸閉塞の52症例をまとめた論文によると，発症時月齢の中央値は5カ月齢で，性差はなかった。しかし，2歳齢で発症した馬もいた。外科手術が行われた37症例のうち31例は退院まで生存したが，発症から1年以上生存したのは11例だけだった（Nielsen, 2016a）。腸管破裂が7例に認められ，その他の合併症には腸重積（4例）と腸捻転（8例）が含まれていた。詳細は第7章で述べるが，回虫に濃厚感染した子馬に効果的な駆虫を実施することが，腸閉塞のリスク要因になっているようである。

臨床獣医師は経過や臨床症状，診断結果から個々の若馬が重度の回虫感染にさらされていると疑われるときは，常に回虫による腸閉塞が生じる可能性を心に留めておかねばならない（第7章参照）。回虫の幼虫が肝臓と肺に移行しているときに，殺滅されることによる有害事象は報告されていない。

馬蟯虫

幼虫包蔵卵が摂食されたあと，蟯虫のL_3は盲腸や腹側結腸の粘膜の腸陰窩に侵入し，そこでL_4へ成長する。L_4は出てきて，成虫になるまで粘膜を餌として食べる。幼虫の侵入には局所的な粘膜の炎症を伴うと報告されているが，臨床的にそうした所見は微小であるようだ。実際のところ，このような障害を，同じ組織においてより一般的で多数みられる小円虫に由来する障害と区別するのは困難である。

蟯虫の成虫は一般的に背側結腸にみられる。粘膜には接着せず，通常の病原性は産卵による二次的な掻痒だけである。雌の成虫は小結腸と直腸を下って移行し，宿主の肛門周囲の皮膚上でタンパク性の液体中に産卵する。雌は産卵後すぐに死亡するので，蟯虫が直腸からみつかることは非常に稀だと考えられている（Reinemeyer and Nielsen, 2014）。液体が乾燥すると，宿主に痒みを与える。そのために馬は尾根部や臀部を壁など動かないものに擦り付けるので，皮膚，被毛，尾が局所的に傷害される。馬が尾を擦り付ける理由はほかにも多くあるため，この行動は蟯虫感染の特有な症状ではない。

糞線虫属 *Strongyloides*

馬糞線虫 *Strongyloides westeri* の感染は，乳汁を通して子馬が幼虫を摂取することで，生後1週間で成立する。早いものでは生後5日齢の子馬の糞中から虫卵が検出されたとする報告がある（Dewes, 1989）。

雌の寄生虫は小腸粘膜の中に寄生し，局所的な炎症を起こすことがある。特に濃厚感染している場合，累積的な消化管への負荷は下痢として臨床的にあらわれるだろう。下痢と高い虫卵数測定値（>2,000 EPG）の間に相関関係があると報告されている（Netherwood et al., 1996）。下痢に加え，臨床的に馬糞線虫感染症に罹患している子馬は食欲不振と元気消失を呈する。大量の糞線虫属 *Strongyloides* の幼虫を実験的に感染させた研究では，下痢が観察され，一部は死亡した（Lyons, Drudge, and Tolliver, 1973）。

馬糞線虫感染症の類症鑑別には子馬の発情下痢（foal heat diarrhea：FHD）がよく挙げられる。典型的なものは生後2週間で始まる。FHDの子馬は便がゆるいためにドロドロに後肢が汚れていること以外は正常で，よく乳を飲み，好奇心があり，活発である。馬糞線虫に感染しただけではほとんど症状があらわれないので，下痢をしている若い子馬の糞便から馬糞線虫の虫卵が認められても明確な因果関係は示されない。

馬糞線虫感染の徴候がある症例が出たときのために，特別な駆虫の実施は控えておくべきである。健康であれば生後1～2週齢の子馬の駆虫は必要ないので，馬糞線虫感染の予防，もしくは軽度に抑える目的での駆虫は推奨されない。同様に子馬への乳汁感染を防ぐために，分娩予定日から1カ月前の妊娠馬に対してマクロライド（ML）系薬剤で駆虫するメリットはほとんどない。母馬には発育抑制状態の馬糞線虫の幼虫が腹壁内に寄生しているとみられているが，それがいつ活動を再開し乳腺に移行し始めるのかはわかっていない。発育抑制状態の幼虫に対して駆虫薬が効くとは考えにくいので，一部の獣医師や牧場管理者は分娩後すぐ，つまり馬糞線虫の幼虫が活動的になると推測されるときに，母馬を駆虫することを選択する。もしも子馬が馬糞線虫感染を母馬から直接うつされていない場合は，母子で放牧された際に環境中から経口感染しているか，経皮感染しているとみられる。馬糞線虫の感染は離乳馬や1歳馬にも同じように散発的にみられるが，感染の程度はかなり低くなる。

子馬における，欧米で“frenzy” syndromeと呼ばれている精神錯乱状態のような症状は，大量の馬糞線虫の L_3 が経皮的に侵入することと関連がある（Dewes, 1989）。発症した子馬はいきなり足を踏み鳴らし，速く歩き，旋回し，泥の中を転げまわり，後肢を使って顔や耳や首を掻きむしる。その様子が35分弱も続いたという逸話がある。繁殖牝馬にも類似した症状がみられている。

子馬は離乳する時期から約8～10カ月齢に後天的な免疫を獲得するようである。とはいえ，離乳馬や成長した若馬の臨床的な下痢に対し馬糞線虫感染症を疑うべきではない。

馬糞線虫の感染率は過去数十年で変化したことが報告されている。1992～2004年に実施された3つの調査では，調査対象となった子馬のうち，わずか1.5～6％の糞便からしか馬糞線虫の虫卵は検出されなかったと報告されている（Lyons et al., 1993；Lyons and Tolliver, 2004；Lyons, Tolliver, and Collins, 2006）。この結果は，これまで90％ほどといわれていた感染率からすると劇的な減少で，有効な駆虫薬が広く普及したことが大きく関与していた（Lyons and Tolliver, 2014a）。しかしながら最近の研究から，哺乳期の子馬において，虫卵を排泄する成虫の感染率は再び上昇していることが示されており，駆虫薬の効果が以前思われていたほどにはなくなってきていることが示唆されている。Lyons and Tolliver（2014b）は，アメリカのケンタッキー州中部で2013年に産まれた子馬のうち，15％の糞便が虫卵陽性だったと報告している。2014年に実施された糞便検査の追試験では，検査対象となった17～117日齢の子馬のうち，牡馬では28％，牝馬では33％が陽性だった（Lyons and Tolliver, 2014a）。これらの研究のうちの1つでは，分娩時に駆虫された母馬から産まれた子馬と，そうでない母馬から産まれた子馬の間に有意差はみられなかった（Lyons and Tolliver, 2014a）。このように子馬に馬糞線虫が再びみられるようになったことに対する，最も説得力のある説明として，イベルメクチンに耐性を持つ馬の回虫が蔓延するという懸念から，この年齢層の子馬へのイベルメクチンの使用を控える動きが推進されてきたことが考えられる（Lyons and Tolliver, 2014b）（第8章参照）。

肺虫

馬の肺虫感染症の特徴は，長引く発咳，粘液性鼻汁，時折みられる発熱である。臨床的な症例の特徴は，必ず1頭または複数のロバと放牧されていたことがあるという経歴を持つことである。最も大きな病理学的所見は，好酸球性気管支炎である。もしも経過が長く，重症であった場合は肺の機能が著しく失われる。ロバとは異なり，馬は馬肺虫 *Dictyocaulus arnfieldi* の固有宿主ではないので，診断の一助となる有性生殖のステージがみつかることはほとんどない（第9章参照）。しかし一部の使役馬の個体群には，ロバやラバとの頻繁な接触に関連して，糞中に通過卵や幼虫がみられたとする報告がある（Maria, Shahardar, and Bushra, 2012）。気管洗浄や肺胞洗浄の洗浄液から好酸球の増加が確認されるかもしれないが，これは肺虫感染に特有の症状ではない。感染した馬には一般的に，マクロライド系薬剤による駆虫がよく効く。包括的な管理プログラムとしては，同居ロバの治療と，将来的に馬とロバを分けて放牧する必要がある。

Trichostrongylus axei

Trichostrongylus axei の幼虫は胃腺の中で成長し，成虫は馬の胃腺部の粘膜に近接して生活する。反芻動物でもそうであるように，*T. axei* の濃厚感染は胃粘膜の増殖性肥厚を引き起こす。*Trichostrongylus* 感染症（trichostrongylosis）が馬の胃内のpHに影響を与えるという報告はなく，ある研究において感染した馬の血漿ペプシノーゲンの濃度は上昇しなかった（Herd, 1986）。*Trichostrongylus* 属の個体数は馬の群れにおいて維持し継代され得るが，重篤な感染症は通常，牛やその他の反芻動物と一緒に放牧されていた経歴を持つ馬にのみ発生する。

胃虫（ハブロネマ属とドラスキア属）

ハブロネマ属の仲間 *Habronema* spp. は胃粘膜に張りついて生活する。しかし，成虫が臨床徴候を引き起こすことは知られていない。対照的に，ドラスキア属 *Draschia* の成虫はヒダ状縁に大きな腫瘍のような小結節を形成するが，この20年で北アメリカの馬にはほぼみられなくなった。胃における感染症はほとんど症状を示さない。幼虫が表皮の外傷や皮膚粘膜接合部に侵入すると，皮膚ハブロネマ症（habronemiasis）／ドラスキア症（draschiasis）が生じ，夏創（summer sores）として知られる持続性の肉芽腫性病変が引き起こされる。皮膚ハブロネマ症が疑われる病変の生検からは，好酸球浸潤，線維性結合組織，二次的な細菌感染，潰瘍化が認められる。皮膚病変はマクロライド系の駆虫薬を全身投与するか，外科的に切除することで治療する。ほかにも様々なアプローチ法がこれまでに試されている（Sellon, 2007）。

ハブロネマ属の感染による肺炎も報告されている（Schuster et al., 2010）。急性の呼吸器症状で安楽死された1頭の馬の肺に，ハブロネマ属の幼虫を含有する複数の膿瘍が認められた。この幼虫がどのようにして肺へ到達したのか，さらにこのような肺炎型は馬において診断されていないだけで，実はよくあるのかどうかについてはわかっていない。

眼虫

Thelazia lacrymalis は，放牧地において馬の結膜円蓋部に感染することが報告されている（Lyons, Tolliver, and Collins, 2006）。一般的には感染しても無症状であるが，軽度の結膜炎と角膜炎を呈した例もある。ある調査からは1頭の種牡馬にみられた，慢性かつ再発性の両眼の結膜炎を伴う化膿性の涙腺炎が報告されている（Wollanke, Gerhards, and Pfleghaar, 2004）。ほかの感染症やアレルギーによっても類似した臨床徴候がみられるので，類症鑑別には複数の疾病が挙げられる。

オンコセルカ属

馬に寄生するオンコセルカ属 *Onchocerca* の3つの種（訳者注：頸部糸状虫 *Onchocerca cervicalis*，咽頭糸状虫 *Onchocerca gutturosa*，網状糸状虫 *Onchocerca reticulata*）の成虫は，項靱帯や四肢末端の結合組織に寄生する。項靱帯に寄生することから「頸蟯虫（neck threadworm）」の通称がある。どちらの寄生部位周囲にも線維性の小結節と異栄養性の石灰化が時折みられるが，成虫の寄生は臨床的な病害につながることはない。

オンコセルカ属の仲間 *Onchocerca* spp. は表皮内に集合するミクロフィラリアによって繁殖し，中間宿主となる節足動物のヌカカ属 *Culicoides*（ユスリカ）やブユ属 *Simulium*（ブユ）に摂取される。ミクロフィラリアは稀に眼科病変を引き起こす。最も一般的な臨床徴候は慢性的な皮膚炎で，ヌカカ属に刺されたことに対する免疫過剰反応によるアレルギー性皮膚炎（夏癬）と混同される。皮膚オンコセルカ症の病変は持続性ではあるが，ベクターとなる節足動物の吸血活動が活発になる季節に重症化するだろう。典型的なミクロフィラリアに関連した病変の発症部位は，馬の腹部の正中線に沿った部位である。マクロライド系薬剤の全身投与はミクロフィラリアに対して有効であると報告されているが，駆虫を受けた馬のうち最大25％がミクロフィラリアの死骸に反応して痒みや腹の浮腫といった症状を呈する。技術的に成虫を駆除することはできないが，マクロライド系薬剤の投与によって明らかに成虫の繁殖能力を数カ月間なくすことができる。マクロライド系薬剤の投与からある程度の間隔で必然的にミクロフィラリアの産出が再開するため，長期の皮膚病変の治療のためには駆虫を繰り返す必要があるかもしれない（Sellon, 2007）。

セタリア属

セタリア属 *Setaria*（訳者注：馬糸状虫 *Setaria equina*，指状糸状虫 *Setaria digitata*）は大きな糸状虫で，通常は腹腔内において自由運動している状態がみられる。これらの比較的大きな寄生虫は，腹腔穿刺の際や血液検査における好酸球数を増加させてはいるが，肉眼所見における損傷は引き起こさない。とはいえ，好酸球数については血管内のミクロフィラリアのステージが影響しているかもしれない。一般的にセタリア属の寄生虫は眼や中枢神経系などの異常な部位へ迷入するようなことがない限り，病理学的には重要でない。

条虫

大量に感染すると葉状条虫 *Anoplocephala perfoliata* は，寄生部位である回盲部に重篤な炎症を引き起こす（図2.7）。盲腸の粘膜筋層の線維化や，漿膜に至るまでの炎症の浸潤とともに，偽膜の形成を伴う粘膜の潰瘍化が報告されている。と畜場での調査では，条虫感染が局所的な病理学的な損傷の程度に関連があるとされた（Kjær et al.,

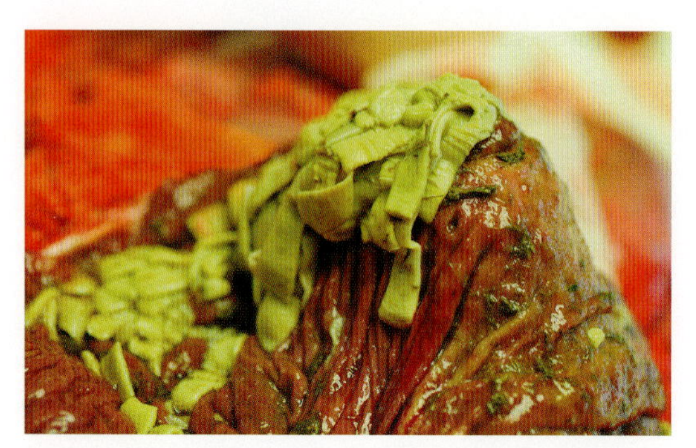

図 2.7　好寄生部位である回盲口周囲の腸壁に付着してみられた葉状条虫の成虫

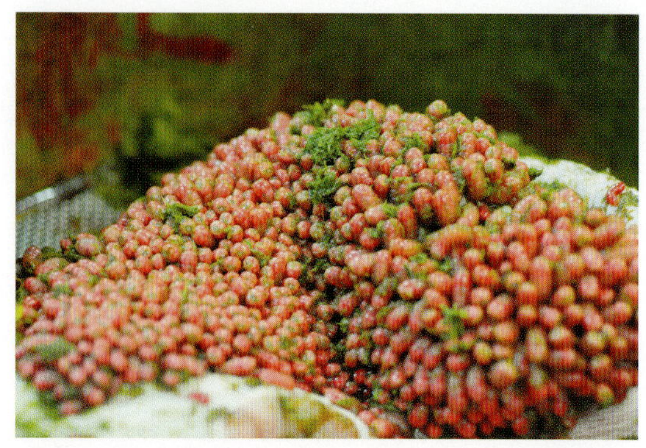

図 2.8　胃粘膜の無腺部に寄生しているウマバエの幼虫

2007；Williamson et al., 1997）が，粘膜の障害の程度と臨床症状とを関連付けるエビデンスはない。成虫の葉状条虫に感染しても 20 隻以下であれば粘膜の障害はごくわずかである。さらに馬の条虫は，消化管の蠕動を自律神経の末梢に作用して阻害するという理論が提唱されている（Pavone et al., 2011）。

多くの症例報告で，条虫感染は回盲部の腸重積と腸破裂にも関連があるとされている（Barclay, Phillips, and Foerner, 1982；Owen, Jagger, and Quan-Taylor, 1989）。いくつかの症例対照研究から，葉状条虫は回腸に関連する疝痛のリスク要因として，明らかに一定の役割を果たしていることが報告されている（Nielsen, 2016b）。これらにおける回腸の状態には腸捻転，および腸重積が含まれている。ある研究においては，痙攣疝との関連も認められた（Proudman, French, and Trees, 1998）が，まだ裏付けがとれていない。疝痛の定義を拡大して用いた複数の調査では，葉状条虫との関連性は認められなかった（Nielsen, 2016b）。消化管内寄生虫は，特定の厳密に定義された疝痛のタイプには関連があるかもしれないが，疝痛の原因は実際には多くの要因があり，特定の病原体が関係しているとすることは難しい。

節足動物

ガステロフィラス属（ウマバエ属）

1 齢幼虫は舌表面の溝に生息し，2 齢幼虫は臼歯の生え際の歯肉ポケットで生活する。これらの齢の幼虫は最近，歯肉病変，舌乳頭の壊死，歯周ポケットの深化を特徴とする主な寄生虫性の歯周病に関連するとみられている（Osterman Lind, Chirico, and Lundstrom, 2012）。ウマバエ *Gasterophilus intestinalis* の 2 齢幼虫と 3 齢幼虫は典型的に胃の無腺部の粘膜に接着してみつかる（図 2.8）。一方，ムネアカウマバエ *Gasterophilus nasalis* の 2 齢幼虫と 3 齢幼虫は，幽門を出てすぐの十二指腸膨大部の粘膜に付着する。接着部位は肥厚した粘膜によって囲まれた大きな（1～2 mm の）凹みが特徴である。宿主に対して接着部位の障害が及ぼす悪影響は小さいようである。複数の調査からは，胃や十二指腸の壁への食い込みの深さはごくわずかであり，潰瘍下の組織の増殖が壁の非薄化を中和するため，穿孔は非常に起こりにくいことが報告されている（Cogley and Cogley, 1999）。ウマバエが宿主に与える最大の悪影響は，神経質な馬が雌のハエの産卵（訳者注：ハエは滞空しながら馬の前肢遠位の背側の毛に産みつける）をひどく嫌がることである。

一般的な寄生の影響

栄養分の喪失または流用

本章の前半では，しばしば寄生虫によって引き起こされる異常な臨床徴候の主だったものを列挙した。ここには繁殖やパフォーマンスに対する悪影響についても加わるが，その内容は馬の用途などの違いによって非常に広い範囲に及ぶ。競技馬のパフォーマンスへの影響は，繁殖牝馬への影響とは異なる。また品評会に出場する馬でも異なり，求められることも特有である。いずれにせよ，こうした全ての多様な影響を慎重に評価し比較する必要がある。主観的な評価では寄生虫によるダメージの証明には不十分である。悪影響とされるものの多くは，栄養的な問題に起因しているという点では繁殖においても同じとまではいわなくても，類似している。寄生虫が及ぼす可能性がある一般的な影響の多くは，栄養分の消化，運搬，利用を阻害し，またそのために同化作用による骨や筋肉の増量，運動能力の向上などよりもむしろ，ホメオスタシスの維持を制限して栄養分が使われてしまうことによるものである。

こうしたことは机上の論理のように思われるかもしれないが，宿主の栄養分を利用することに干渉する馬の寄生虫として，すでに回虫が報告されている。この非常に大きな寄生虫は，小腸内で消化された栄養分（アミノ酸，単糖類，脂質）の利用を宿主と物理的に競合する。回虫に感染している子馬に放射性同位体で識別したメチオニンを経口投与すると，回虫がそのメチオニンを摂取してしまうことが示されている（Clayton, Duncan, and Dargie, 1980）。回虫の感染時期は馬の一生のうちの成長期にあたる時期にまさに一致しているので，その影響は思っているより劇的である。回虫に濃厚感染している子馬は，理想的な成長や代謝，パフォーマンスに必要な材料となるべき栄養分を入手することが単純にできない。

成馬においても，その他の蠕虫感染症（主に小円虫）による栄養分の剥奪や流用があるという仮説は立てられるが，事実による立証がないためそのように説明するのはかなり難しい。小円虫の成虫は大円虫とは異なり，宿主の粘膜から直接栄養分を流用することはないようなので，宿主の体内における幼虫のステージに比べて病原性はない。

宿主の栄養吸収の仕組みに対する，被嚢した幼虫の影響については調査されたことがない。被嚢した小円虫の体の大きさはEL_3からLL_4へ成長する間に10倍以上にもなる。さらにこれらの寄生継続期間は，数年間とまではいかなくても何カ月間も延長されるかもしれない。線虫の成長には基本的な栄養素，中でもアミノ酸とエネルギー源が必要であり，これらは宿主が食べたものに由来していることは明らかである。嚢胞壁がどのように栄養分の流入と老廃物の排出を許しているのか，実質的にわかっていることは何もない。いずれの仕組みであろうとも，ほとんどの成馬は文字どおり何千隻もの被嚢した幼虫に寄生されており，全てが常時一定量の宿主の栄養分を利用している。このことは宿主のホメオスタシスと同化作用を維持するために利用できる大切な栄養分が減ってしまうことを意味している。

もう1つの栄養分を喪失する可能性として，LL_4の脱嚢に関連するものがある。幼虫の脱嚢によって粘膜が破けると出血し，その後おそらく治癒するまでは血漿の滲出がある。これはタンパク漏出性腸炎であるから，おそらく大腸の内容物中に拡散した血漿タンパクを宿主が回収することはできない。不溶性タンパクがうまく粘膜を通過するように単純なアミノ酸へと分解する消化酵素は大腸では機能しない。宿主のタンパク質がそのまま糞便とともに排泄されるにしても，局所の腸内細菌叢によって分解されるにしても，結局宿主はそれを利用することができない。

臨床的な健康と繁殖への影響

駆虫薬などの寄生虫対策の公衆衛生や繁殖にお

ける生産性向上に対する効果についての報告は，驚くほど情報が少ない。異なる駆虫方法で管理されている馬での疝痛発症頭数を長期的に調査したある研究では，マクロライド系薬剤の使用が疝痛の発症率を下げると結論付けている（Uhlinger, 1990）。この調査の対象となった馬からは，幼虫共培養検査によって大円虫は認められなかったことから，結論は小円虫感染が馬の疝痛のリスク因子となっていることを示唆している。

もう1つの研究では，モキシデクチンまたはイベルメクチンで駆虫された放牧されている若い馬の群では，駆虫されなかったコントロール群と比較してより体重が増加していた（Reinemeyer and Clymer, 2002）。しかし，この違いには駆虫薬投与後120日目までは有意差（$P<0.05$）がなかった。いくつかの研究が馬のボディコンディションスコアと駆虫処置とが正の相関関係にあることを報告している（Matthee et al., 2002；Crane et al., 2010；Reinemeyer et al., 2014）。最近，3つの群のサラブレッドの子馬を，出生時から売りに出される16カ月齢の1歳馬（イヤリング）になるまで追跡するという研究が行われた。その中で認められた寄生虫には駆虫薬に耐性があることの明らかな証拠と，2種類の駆虫方法の効果には大きな差がみられたにも関わらず，いずれの子馬の成長率やボディコンディションスコアも，標準もしくは標準以上であった（Bellaw et al., 2016）。このことは，完璧な寄生虫対策ができなかったとしても，良好な飼養管理とバランスのとれた食餌によって，それを補うことができるということを示している。臨床獣医師はたびたび，寄生虫感染症や成長不良は最適な飼養管理がなされていない状況下で起こりやすいと報告している。高い放牧密度，低品質の餌，およびほかの病気の存在はしばしばこれらの発生要因としてみられている。これらは，1日の大半を肉体労働に費やし，たいてい非常に貧しい栄養しか与えられていない使役されているウマ科動物で行われた複数の研究（Yoseph et al., 2005）の結果と一致している。

これまで一般的に，駆虫後は速やかに馬の体重増加やボディコンディションの改善がみられると考えられてきたが，このような事実は保証されておらず実に不正確である（逆に，駆虫を行っても馬の体重が緩やかに上昇もしくは増加しなかったために，駆虫に失敗したとする主観的な評価は誤りであることもわかる）。

ある研究では，スタンダードブレッドの糞便中の円虫の虫卵数を計測し，それが競走成績に関連する可能性があると評価している。驚くべきことに，良い成績を収めた競走馬ほど明らかにより高い虫卵数である傾向がみられた（Fog, Vigre, and Nielsen, 2011）。言い換えると，この研究の対象馬は中程度の円虫感染には影響を受けていないようであった。パフォーマンスに対するほかのタイプの寄生虫感染症の影響について客観的に報告したものはない。また，駆虫やその他の対策方法が良い影響をもたらすとする報告も全くない。それでも，競走馬に対して頻繁に駆虫を行うことや，品評会に出す馬に毎日予防的に駆虫薬を与えるなどといった伝統的な習慣は，推測されている事実を根拠にして継続されている。客観的にいって，これらには裏付けがほとんどない。「いつもこのようにやっていて，その（うわべの）結果に満足している。だから，当然これには効果があるのだ」という，コントロール群を置かない実験の古典的な例である。そしてこのような誤った考え方は，これまでの寄生虫対策の重要性とその方法のあり方を変えていくときに最大の障壁となるだろう。

参考文献

Andersen, U.V., Reinemeyer, C.R., Toft, N., *et al.* (2014) Physiologic and systemic acute phase inflammatory responses in young horses repeatedly infected with cyathostomins and *Strongylus vulgaris*. *Vet. Parasitol.*, 201, 67–74.

Barclay, W., Phillips, T., and Foerner, J. (1982) Intussusception associated with *Anoplocephala perfoliata* infection in five horses. *J. Am. Vet. Med. Assoc.*, 180, 752–753.

Bellaw, J.L., Pagan, J., Cadell, S., *et al.* (2016) Objective evaluation of two deworming regimens in young Thoroughbreds using parasitological and performance parameters. *Vet. Parasitol.*, 221, 69–75.

Bellaw J.L., Krebs, K., Reinemeyer, C.R., *et al.* (2018) Anthelmintic therapy of equine cyathostomin nematodes – larvicidal efficacy, egg reappearance period, and drug resistance. *Int. J. Parasitol.*, 48, 97–105.

Clayton, H.M. and Duncan, J.L. (1978) Clinical signs associated with *Parascaris equorum* infection in worm-free pony foals and yearlings. *Vet. Parasitol.*, 4, 69.

Clayton, H.M., Duncan, J.L., and Dargie, J.D. (1980) Pathophysiological changes associated with *Parascaris equorum* infection in the foal. *Equine Vet. J.*, 12, 23–25.

Cogley, T.P. and Cogley, M.C. (1999) Inter-relationship between *Gasterophilus* larvae and the horse's gastric and duodenal wall with special reference to penetration. *Vet. Parasitol.*, 86, 127–142.

Crane, M.A., Khallaayoune, K., Scantlebury, C., and Christley, R.M. (2010) A randomized triple blind trial to assess the effect of an anthelmintic programme for working equids in Morocco. *BMC Vet. Res.*, 7, 1.

Davies, G., Stear, M.J., Benothman, M., et al. (2006) Quantitative trait loci associated with parasitic infection in Scottish blackface sheep. *Heredity*, 96, 252–258.

Dewes, H.F. (1989) The association between weather, frenzied behavior, percutaneous invasion by *Strongyloides westeri* larvae and *Rhodococcus equi* disease in foals. *N. Z. Vet. J.*, 37, 69.

Drudge, J.H. (1972) *Endoparasitisms, in Equine Medicine and Surgery*, 2nd edn, American Veterinary Publications Inc., Illinois, USA, pp. 157–179.

Duncan, J.L. and Pirie, H.M. (1975) The pathogenesis of single experimental infections with *Strongylus vulgaris* in foals. *Res. Vet. Sci.*, 18, 82–93.

Enigk, K. (1951) Die Pathogenese der thrombotisch-embolischen Kolik des Pferdes. *Monatsh. Prakt. Tierheilk.*, 3, 65–74.

Eysker, M. and Pandey, V.S. (1987) Overwintering of nonmigrating strongyles in donkeys in the highveld of Zimbabwe. *Res. Vet. Sci.*, 42, 262–263.

Fog, P., Vigre, H., and Nielsen, M.K. (2011) Strongyle egg counts in Standardbred trotters: Are they associated with race performance? *Equine Vet. J.*, 43, 89–92.

Gasbarre, L.C., Leighton, E.A., and Davies, C.J. (1990) Genetic control of immunity to gastrointestinal nematodes of cattle. *Vet. Parasitol.* 37, 257–272.

Gibson, T.E. (1953) The effect of repeated anthelmintic treatment with phenothiazine on fecal egg counts of housed horses, with some observations on the life cycle of *Trichonema* spp. in the horse. *J. Helminthol.*, 27, 29–40.

Herd, R.P. (1986) Serum pepsinogen concentrations of ponies naturally infected with *Trichostrongylus axei. Equine Vet. J.*, 18 (6), 490–491.

Jaskoski, B.J. and Colglazier, M.L. (1956) A report of *Strongylus asini* from the United States. *J. Am. Vet. Med. Assoc.*, 129, 513–514.

Kjær, L.N., Lungholt, M.M., Nielsen, M.K., *et al.* (2007) Interpretation of serum antibody response to *Anoplocephala perfoliata* in relation to parasite burden and faecal egg count. *Equine Vet. J.*, 39, 529–533.

Love, S., Murphy, D., and Mellor, D. (1999) Pathogenicity of cyathostome infection. *Vet. Parasitol.*, 85, 113–122.

Lyons, E.T. and Tolliver, S.C. (2004) Prevalence of parasite eggs (*Strongyloides westeri*, *Parascaris equorum*, and strongyles) and oocysts (*Eimeria leuckarti*) in the feces of Thoroughbred foals on 14 farms in central Kentucky in 2003. *Parasitol. Res.*, 92, 400–404.

Lyons, E.T. and Tolliver, S.C. (2014a) Prevalence of patent *Strongyloides westeri* infections in Thoroughbred foals in 2014. *Parasitol. Res.*, 113, 4163–4164.

Lyons, E.T. and Tolliver, S.C. (2014b) *Strongyloides westeri* and *Parascaris equorum*: Observations in field studies in Thoroughbred foals on some farms in Central Kentucky, USA. *Helminthologia*, 51, 7–12.

Lyons, E.T., Drudge, J.H., and Tolliver, S.C. (1973) Life-cycle of *Strongyloides westeri* in equine. *J. Parasitol.*, 59, 780–787.

Lyons, E.T., Tolliver, S.C., and Collins, S.S. (2006) Prevalence of large endoparasites at necropsy in horses infected with Population B small strongyles in a herd established in Kentucky in 1966. *Parasitol. Res.*, 99, 114–118.

Lyons, E.T., Tolliver, S.C., Drudge, J.H., *et al.* (1993) Natural infections of *Strongyloides westeri*: prevalence in horse foals on several farms in central Kentucky in 1992. *Vet. Parasitol.*, 50, 101–107.

Maria, A., Shahardar, R.A., and Bushra, M. (2012) Prevalence of gastrointestinal helminth parasites of equines in central zone of Kashmir Valley. *Indian J. Anim. Sci.*, 82, 1276–1280.

Matthee, S., Krecek, R.C., Milne, S.A., *et al.* (2002) Impact of management interventions on helminth levels, and body and blood measurements in working donkeys in South Africa. *Vet. Parasitol.*, 107, 103–113.

McCraw, B.M. and Slocombe, J.O.D. (1978) *Strongylus edentatus*: Development and lesions from ten weeks postinfection to patency. *Can. J. Comp. Med.*, 42, 340–356.

McCraw, B.M. and Slocombe, J.O.D. (1984) *Strongylus equinus*: Development and pathological effects in the equine host. *Can. J. Comp. Med.*, 49, 372–383.

McKay, D.M. (2009) The therapeutic helminth? *Trends Parasitol.*, 25, 109–114.

Netherwood, T., Wood, J.L.N., Townsend, H.G.G., *et al.* (1996) Foal diarrhoea between 1991 and 1994 in the United Kingdom associated with *Clostridium perfringens*, rotavirus, *Strongyloides westeri* and *Cryptosporidium* spp. *Epidemiol. Infect.*, 117, 375–383.

Nielsen, M.K. (2016a) Evidence-based considerations for control of *Parascaris* spp. infections in horses. *Equine Vet. Educ.*, 28, 224–231.

Nielsen, M.K. (2016b) Equine tapeworm infections – disease, diagnosis, and control. *Equine Vet. Educ.*, 28, 388–395.

Nielsen, M.K. and Lyons, E.T. (2017) Encysted cyathostomin larvae in foals – progression of stages and the effect of seasonality. *Vet. Parasitol.*, 236, 108–112.

Nielsen, M.K., Betancourt, A., Lyons, E.T., *et al.* (2013) Characterization of the inflammatory response to anthelmintic treatment in ponies naturally infected with cyathostomin parasites. *Vet. J.*, 198, 457–462.

Nielsen, M.K., Loynachan, A.T., Jacobsen, S., *et al.* (2015) Local and systemic inflammatory and immunologic reactions to cyathostomin larvicidal therapy in horses. *Vet. Imm. Immunopathol.*, 168, 203–210.

Nielsen, M.K., Jacobsen, S., Olsen, S.N., *et al.* (2016) Non-strangulating intestinal infarction associated with *Strongylus vulgaris* in referred Danish equine patients. *Equine Vet. J.*, 48, 376–379.

Ogbourne, C.P. and Duncan, J.L. (1985) *Strongylus vulgaris* in the horse: its biology and veterinary importance. *Commonwealth Institute of Parasitology*, Commonwealth Agricultural Bureaux, London, UK.

Osterman Lind, E.O., Chirico, J., and Lundstrom, T. (2012) *Gasterophilus* larvae in association with primary parasitic periodontitis. *J. Equine Vet. Sci.*, 32, S51.

Owen, R.R., Jagger, D.W., and Quan-Taylor, R. (1989) Caecal intussusceptions in horses and the significance of *Anoplocephala perfoliata*. *Vet. Rec.*, 124, 34–37.
Pavone, S., Veronesi, F., Genchi, C., *et al.* (2011) Pathological changes caused by *Anoplocephala perfoliata* in the mucosa/submucosa and in the enteric nervous system of equine ileocecal junction. *Vet. Parasitol.*, 176, 43–52.
Peregrine, A.S., McEwen, B., Bienzle, D., *et al.* (2006) Larval cyathostominosis in horses in Ontario: an emerging disease? *Can. Vet. J.*, 47, 80–82.
Pihl, T.H., Nielsen, M.K., and Jacobsen, S. (2017) Changes in hemostasis in foals naturally infected with *Strongylus vulgaris*. *J. Equine Vet. Sci.*, 4, 1–7.
Pihl, T.H., Nielsen, M.K., Olsen, S.N., *et al.* (in press) Non-strangulating intestinal infarctions associated with *Strongylus vulgaris*: 30 horses (2008–2016). *Equine Vet. J.*
Proudman, C.J., French, N.P., and Trees, A.J. (1998) Tapeworm infection is a significant risk factor for spasmodic colic and ileal impaction colic in the horse. *Equine Vet. J.*, 30, 194–199.
Reid, S.W., Mair, T.S., Hillyer, M.H., and Love, S. (1995) Epidemiological risk factors associated with a diagnosis of clinical cyathostomiasis in the horse. *Equine Vet. J.*, 27, 127–130.
Reinemeyer, C.R. (2003) Indications and benefits of moxidectin use in horses. *Proceedings, World Equine Veterinary Association,* Buenos Aires, Argentina, 16 October, 2003.
Reinemeyer, C.R. and Clymer, B.C. (2002) Comparative efficiency of moxidectin gel or ivermectin paste for cyathostome control in young horses. *J. Equine Vet. Sci.*, 22, 33–36.
Reinemeyer, C.R. and Herd, R.P. (1986) Anatomic distribution of encysted cyathostome larvae in the horse. *Am. J. Vet. Res.*, 47, 510–513.
Reinemeyer, C.R. and Nielsen, M.K. (2014) Review of the biology and control of *Oxyuris equi*. *Equine Vet. Educ.*, 26, 584–591.
Reinemeyer, C.R., Prado, J.C., Andersen, U.V., *et al.* (2014) Effects of daily pyrantel tartrate on strongylid population dynamics and performance parameters of young horses repeatedly infected with cyathostomins and *Strongylus vulgaris*. *Vet. Parasitol.*, 204, 229–237.
Schuster, R.K., Sivakumar, S., Kinne, J., *et al.* (2010) Cutaneous and pulmonal habronemosis transmitted by *Musca domestica* in a stable in the United Arab Emirates. *Vet. Parasitol.*, 174, 170–174.
Sellon, D.C. (2007) Nonenteric nematodes, in *Equine Infectious Diseases* (eds D.C. Sellon and M.T. Long), Saunders Elsevier, St. Louis, MO, pp. 490–495.
Srihakim, S. and Swerczek, T.W. (1978) Pathologic changes and pathogenesis of *Parascaris equorum* infection in parasite-free pony foals. *Am. J. Vet. Res.*, 39, 1155.
Steinbach, T., Bauer, C., Sasse, H., *et al.* (2006) Small strongyle infection: Consequences of larvicidal treatment of horses with fenbendazole and moxidectin. *Vet. Parasitol.*, 139, 115–131.
Steuer, A., Loynachan, A.T., and Nielsen, M.K. (submitted) Evaluation of the mucosal inflammatory responses to larvicidal treatment.
Uhlinger, C. (1990) Effects of three anthelmintic schedules on the incidence of colic in horses. *Equine Vet. J.*, 22, 251–254.
White, N.A. (1985) Thromboembolism colic in horses. *Comp. Cont. Educ. Pract. Vet.*, 7, S156.
Williamson, R.M.C., Gasser, R.B., Middleton, D., and Beveridge, I. (1997) The distribution of *Anoplocephala perfoliata* in the intestine of the horse and associated pathological changes. *Vet. Parasitol.*, 73, 225–241.
Wollanke, B., Gerhards, H., and Pfleghaar, S. (2004) Chronic recurrent conjunctivitis due to *Thelazia lacrymalis*-induced, chronic abscess forming dacryoadenitis in a Warmblood stallion. *Pferdeheilk.*, 20, 131–134.
Wright, A.I. (1972) Verminous arteritis as a cause of colic in the horse. *Equine Vet. J.* 4, 169–174.
Yoseph, S., Smith, D.G., Mengistu, A., *et al.* (2005) Seasonal variation in the parasite burden and body condition of working donkeys in East Shewa and West Shewa regions of Ethiopia. *Trop. Anim. Health Prod.*, 37, 35–45.

第3章 寄生虫感染に影響を及ぼす環境要因

寄生虫の繁殖に絶対必要な条件（第1章参照）は，寄生虫が次の世代の宿主に感染する機会を得る前に，卵や幼虫がその形態を変化させるため環境中に出ていくということである。したがって，糞便中に排泄された虫卵が孵化し，成長して感染能を獲得するには，気候条件に大きく影響を受ける。家畜としての馬はほぼ全ての大陸に導入され，馬に寄生する寄生虫も様々な気候条件の異なる環境にさらされている。とはいえ寄生虫の生態を理解するためには，寄生虫に影響を与える環境条件の一般的なルールを知る必要がある。本章では，虫卵の孵化，幼虫の成長，感染能を持つステージの生存に対して，環境要因がもたらす影響を解説する。これらの考え方を完全に理解することで，臨床獣医師は寄生虫感染がどこで，どのように成立するのかということだけでなく，同じくらいに重要ないつ感染するのかということもわかるようになる。また，寄生虫のレフュジアの解説は，季節性の感染や臨床的な疾病，時とともに寄生虫の集団に生じる遺伝的な変化に対する，環境中に生息するステージの役割について，理解を深めるのに役に立つだろう。

円虫の成長

円虫については，寄生前の成長（development）と生存性（persistence）とを分けて考える。成長は，虫卵の孵化と，第1期幼虫（L_1）から連続して第2期幼虫（L_2），第3期幼虫（L_3）へと発育することをまとめて指す。生存性は，環境中における L_3 のステージが生存できる期間のことをあらわす。自由生活世代の生活環は，図1.1（p.3）に示す。

温度の影響

円虫卵は一般的に7℃以上で孵化し，幼虫は約40℃以下で成長する。虫卵と幼虫の成長における至適温度は25〜33℃で，全ての幼虫が3〜4日以内で感染能のある L_3 のステージにまで成長し，28℃のときに最速となる。虫卵は4℃以下では孵化しない。虫卵の孵化は，6〜10℃で12〜14日，10〜20℃で2〜7日，20〜30℃で1〜2日，30〜38℃で1日以内の期間を要する（Nielsen et al., 2007）。

凍結の影響

円虫の自由生活を送るステージの氷点下の温度環境での生存性について，根拠のない言い伝えや誤解がよく聞かれる。殺し霜（枯らし霜，killing frost）という表現は昆虫や植物に用いられているが，これがしばしば誤った思い込みにより線虫についても同様に用いられる。凍結は放牧地の虫卵と幼虫に悪影響を与えるものの，実際の状況下での最終的な影響はかなり限定的で，殺す（killing）と表現するのは誤りだといえる（Nielsen et al., 2007）。

複数の実験室における研究で，長期にわたる凍結は円虫卵にダメージを与え幼虫の孵化率を大幅に減らすことが確認された。様々な自由生活ステージの寒冷に対する感受性は，ステージによって異なるようである。幼虫包蔵卵よりも非幼虫包蔵卵の方がより霜に強い一方，L_1 と L_2 の幼虫は最も凍結に弱い。寒冷に対する耐性は一般的に L_3 が最も強い。−6〜−10℃の環境では，1〜4日間で L_1 と L_2 の90％が死滅した（Nielsen et al., 2007）。

野外での状況を理解するためには，しばしば温帯気候の冬季にみられるような，凍結と融解が繰り返されることの影響を考慮することも必要である。凍結と融解が繰り返されると，円虫のほとんどのステージは影響を受ける。しかし，非幼虫包蔵卵は凍結と融解が繰り返されても97日間は比較的影響を受けなかった。これに対し，幼虫包蔵卵やL_1，L_2は同じ条件下で死滅した。とはいえ，凍結と融解の繰り返しは雪に覆われることで緩和される。地上2，3 cmの積雪はシェルターとなり，円虫周囲の環境における温度の大幅な変化を防いで雪の下の地表温は0℃付近にとどまる。このように，非幼虫包蔵卵は雪に覆われることで保護されており，そのうえ，無傷な糞塊の内部にいれば気温の変化からさらに守られた状態となる。

湿度の影響

湿度は馬の円虫の幼虫の成長にとって重要なもう1つの必要条件である。幼虫が成長するために必要な糞便の湿度の下限は15～20％で，最適な糞便の湿度は57～63％であることが確認された。ある調査では，速やかに乾燥してしまった糞便内では，L_1はわずか数日間しか生存できなかった（Ogbourne, 1972）。対照的にゆっくりと乾燥した場合にはL_2ステージに成長し，そのうち高い割合が生存し続け，のちに湿度を上げたときに成長が再開してL_3になることができた（Nielsen et al., 2007）。一方で，L_3は無傷の糞塊に守られている限り，乾燥に対してはきわめて強い耐性を持っているようだ。この現象は本章で後述するが，感染するステージの代謝およびエネルギー貯蔵能によって説明することができる。大半の気候条件下では，糞塊がL_3への成長を明らかにさまたげるほど速くは乾燥しないと考えられている（Parnell, 1936；Uhlinger, 1991；Nielsen et al., 2007）。

円虫の生存性

生存性とは，環境中でL_3が生存している期間をあらわしていることから，感染リスクの程度を推しはかる目安にもなる。放牧地におけるL_3の個体数を量的に表現する用語は，感染性（infectivity）である。

エネルギーの備蓄

L_3がどのようにして様々な環境の影響を受けながらも生き残っているのかを知るためには，L_3のエネルギー代謝とエネルギー貯蔵の能力を理解しなくてはならない。L_3はL_2を覆っていた保護膜に包まれている。この膜，あるいは鞘はL_3を完全に包み込んでいるため，L_3はいかなる栄養分もほとんど摂取することができない（図9.10, p.111）。つまりL_3が生き残るためには，腸の上皮細胞に脂質と炭水化物の形で貯蔵しておいた備蓄エネルギーを使うほかない。もしもこれらの幼虫が非常に活発であった場合，馬に摂取されなかったならば，速やかに備蓄エネルギーを使い果たして息絶えてしまう。しかし幼虫があまり活発でなかった場合は，限りある備蓄エネルギーを使い果たさずにすむので，より長く生き残ることができる。幼虫がとても活発になるのは20～40℃の暖かい温度でかつ湿度が高い，または水の膜に覆われて動くことができる程度にぬれているときである。対照的に，寒さや乾燥は幼虫の動きを制限するので，かなり長く生き残ることができる。興味深いことに，もしも乾燥した条件下で幼虫が活動を制限されているような場合は，幼虫は猛暑にさえ耐えることができるようである。アメリカのテキサス州とオーストラリアの熱帯地域で行われた研究において，乾期には放牧地の草のサンプルから幼虫をみつけることはできなかったが，その後の降雨によって乾燥した糞塊から牧草の上へと幼虫の移動がみられるようになった（Nielsen et al., 2007）。L_3が糞便中から抜け出すためには湿度が必要である。そのため，暑熱または乾燥した気候の続く間，L_3は無傷な糞塊の中で守られて生存を維持する。

温度の影響

氷点下の気温における円虫の自由生活ステージの生存性については，根拠のない言い伝えや誤解がよく聞かれる。複数の実験室における研究で，L_3は31℃と26℃をインターバルで繰り返す条件よりも，3℃と－5℃を繰り返す条件下の方がより長く生き残ることが確認された。また別の研究では，L_3を30分間または72時間凍結させることは何の影響もないことが報告された一方で，5～8カ月間ずっと凍結した状態にあったL_3では生存率が著しく減少した（Nielsen et al., 2007）。

一部のL_3は気温の上下動に耐えることができるが，1～5日凍結し続けている間に，数時間の融解を5回繰り返しても生き残ることができるL_3は1%未満である。先述の非幼虫包蔵卵における雪の保護効果は，L_3により高く当てはまるだろう。温帯の北方の春の放牧地に馬たちが放牧されるとき，円虫の幼虫は馬が放牧されなくなった前年の秋からずっと外でそのときを待ち続けているのである。一部の幼虫は最初からL_3の形態で越冬するが，そのほかの幼虫は保護的な環境を幸運にも得て越冬することのできた非幼虫包蔵卵が，最近孵化して成長したL_3である。

湿度の影響

湿度も円虫の幼虫の生存性を左右する重要な要因である。幼虫は水の膜の中を移動することを好み，幼虫にとって周囲の環境に十分な湿度があることは単純に移動が可能になるということである。無傷の糞塊と破壊された糞塊とを比較すると，無傷の糞塊の中にいた円虫の幼虫の方が明らかに多く生き残り，さらにスライドグラス上で30℃にインキュベートされ乾燥した環境下に置かれたL_3は，65日間生き延びたと報告されている。

一定の温度条件下において乾燥はL_3を殺すのではなく，むしろ保護している。複数の文献で，氷点下では湿度を維持させた幼虫よりも乾燥した環境にあったL_3の生存率の方が高いことが証明されている。こうした事象に対するもっともらしい説明として，凍結の際にできる氷の結晶の量と大きさが関係していると考えられる。氷の結晶は虫卵と幼虫の組織を破壊するので，氷点下の温度と乾燥した状況の組み合わせが，幼虫をいくらか保護すると考えることは理にかなっている。

糞塊の役割

糞塊は虫卵と幼虫に対して非常に優れた保護的な環境を提供している。糞塊が無傷のままであるとき，固くなった表面の内部では湿度がある程度保たれ，さらに幼虫は紫外線や気温の変動からも保護される。これらの効果は寒冷な気候条件下のフィールドで報告されている。このような無傷の糞塊の持つ保護的な性質から，もしも冬の間放牧地を使わずに空けておくのであれば，放牧期中の秋の終わりに（ハローをかけたり，草刈りをしたり，集草したりして）糞塊を壊して広げておくことを推奨する。積雪による保護がよほど続かない限り，無防備な幼虫が氷点下，あるいは凍結と融解を繰り返す環境に長期間さらされるならば，翌年の放牧期までに大部分が死滅するだろう。

円虫の自由生活世代の個体に対する，様々な環境要因が与える影響について，表3.1にまとめた。

コンピュータ・シミュレーション

環境中の毛線虫亜科（小円虫）の幼虫の成長と生存性に対する温度の影響について，これまでわかってきた知見が，コンピュータモデルに最近組み込まれた（Leathwick, Donecker, and Nielsen, 2016）。このモデルからの一連の結果を図3.1に示す。ここには，虫卵の孵化速度，幼虫の成長速

表3.1　温度が円虫の自由生活世代（虫卵，L_1，L_2，L_3）の生存，成長，生存できる期間に与える影響

成長	温度の範囲	生存
40℃を超えると成長しない。	＞40℃	自由生活世代は速やかに死滅する。糞塊が無傷である場合，内部の湿度が十分に維持され，短期間であれば L_3 は生存できる。
とても速やかに L_3 へ成長する（しばしば1日未満）。	33〜40℃	L_3 はただちに死滅する。しかし無傷の糞塊の内部では数週間生存することができる。
虫卵と幼虫の成長にとっての至適温度。4日以内で感染能のある L_3 ステージまで成長する。	25〜33℃	幼虫は数週間の短期間であれば生存可能である。幼虫にとっては暖かすぎて，長期間は生存できない。
虫卵は2〜3週間かけて L_3 まで成長する。	10〜25℃	L_3 は数週間から2〜3カ月間生存する。
虫卵が孵化するための気温の下限は約6℃である。この範囲においては，L_3 になるまでに数週間から2〜3カ月を要する。	6〜10℃	L_3 は何週間も，時に何カ月間も生存する。
孵化も成長もしない。	0〜6℃	虫卵と L_3 は氷点下より少し高い温度下で数カ月間生存することができる。
凍っている間は成長しない。	＜0℃	成長途上の幼虫（L_1 と L_2）は死滅する。しかし非幼虫包蔵卵と L_3 は生存が可能であり，特に無傷の糞塊の中や雪の下で保護されている場合，数カ月もの長い間生存し続けることができる。
凍結したり融解したりしていたとしても，6℃を超えない限り，通常は成長しない。	＜0＞℃	凍結と融解の繰り返しは虫卵と幼虫の生存に悪影響を及ぼす。

度，一定の温度範囲の違いにおける各ステージの生存期間を示した。図3.2では，気候の異なる4つの地域における10年間の気象データをモデルに入力し，その年の小円虫の虫卵のうち何％が L_3 にまで成長することができたかを示している。この結果から，寄生虫が感染するシーズンは温帯気候の北方地域では比較的短く，一方でより温暖な気候の地域では寄生虫感染は1年の大半の時期に可能であることが示されている。さらにこの結果から，年によって小円虫の成長に大きなバラツキがあることもわかる。

寄生虫のレフュジア

寄生虫のレフュジアという用語は，第8章で述べるかなり複雑な駆虫薬耐性の動態の一部を説明するために使われる。簡単にいうと，レフュジアと定義される個体群は，駆虫薬が投与されたときに薬剤に曝露されなかった寄生虫のことである。駆虫したい標的の寄生虫に合わせて駆虫の方法や駆虫薬を選択したとしても，薬剤の影響を受けるのは寄生虫の個体群の一部だけである。薬剤に耐性を持つ寄生虫は駆虫後も選択されて生き残るので，個体群のうち駆虫を受ける割合の大きさは，時とともに耐性が獲得される割合にも影響を及ぼす。言い換えれば，逆にレフュジアである寄生虫は，その個体群内に蓄積されている耐性を持つ虫の割合を減らすのに役立つ。このことは，コンピュータ・モデリングの結果（Barnes, Dobson, and Barger, 1995；Leathwick, 2012）と同様に，羊における実験の結果（Martin, Jambre, and Claxton, 1981；Dobson et al., 2001；Waghorn et al., 2008）とも一致していた。

具体的な一例として，放牧地に放牧されている馬の群れを考えてみよう。全ての馬が小円虫に感染している。一部の馬はほかの馬よりも濃厚感染しているが，全頭が一定濃度以上に感染している。このとき，小円虫がいる場所は3つある。1

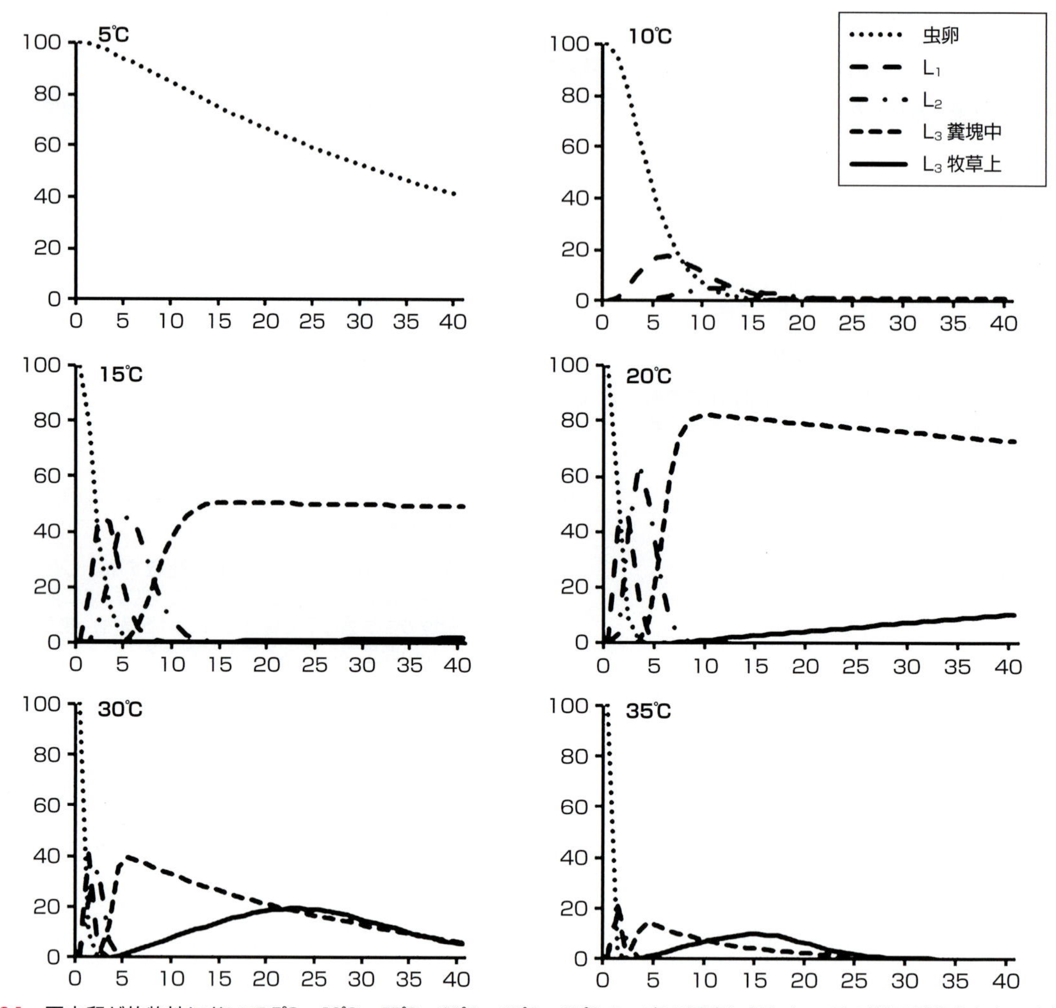

図 3.1 円虫卵が放牧地において 5℃, 10℃, 15℃, 20℃, 30℃, 35℃の一定の温度に保たれ, その間雨が降らなかった場合の, L_3 まで成長する様子をあらわしたモデルの結果（訳者注：縦軸単位：%, 横軸単位：日）
引用：Veterinary Parasitology, 209, Leathwick, D.M., J.M., and Nielsen, M.K., A model for the dynamics of the free-living states of equine cyathostomins, pp.210-220, Copyright (2015), with permission from Elsevier

つ目は馬の大腸内の成虫, 2つ目は馬の腸壁内に被嚢しているさらに多くの幼虫, 3つ目は放牧地に存在している虫卵と幼虫である。気候や季節によって, 放牧地に存在する小円虫の割合は個体群全体の 90％以上に及ぶこともある。そして, 馬に摂取されて, 感染を成立させているのは, 放牧地に存在する小円虫のほんの一部だけである。

レフュジアは基本的に, 馬レフュジア (horse refugia), 環境レフュジア (environmental refugia) の2つのタイプがある。馬レフュジアは駆虫の影響を受けないステージの寄生虫で構成されている。わかりやすい1つの例は, 幼虫に効果のない薬剤で駆虫を行った際の被嚢した小円虫の幼虫である。また別の馬レフュジアの例としては, 選択的駆虫法（セレクティブセラピー, 第7章参照）を実施した際に, 駆虫されなかった馬の体内にいた寄生虫がある。環境レフュジアは, 放牧地やその他の環境中に生息する自由生活世代（寄生前の段階）で構成されている。馬レフュジアの役割は, 第7, 8章で解説する。環境レフュジアが影響を受ける要因については, 本章で解説している。

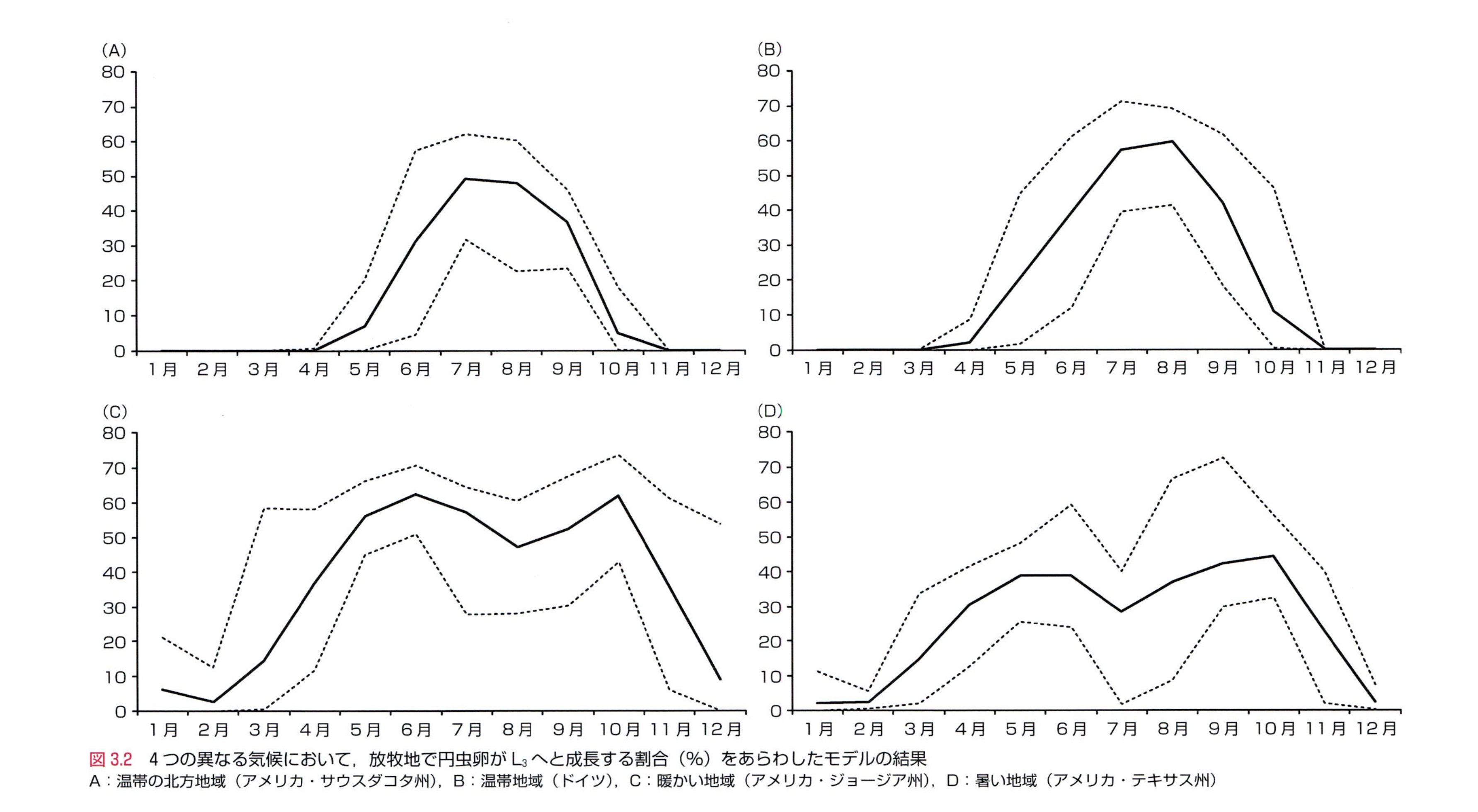

図3.2　4つの異なる気候において，放牧地で円虫卵がL_3へと成長する割合（%）をあらわしたモデルの結果
A：温帯の北方地域（アメリカ・サウスダコタ州），B：温帯地域（ドイツ），C：暖かい地域（アメリカ・ジョージア州），D：暑い地域（アメリカ・テキサス州）

生活環のいかなる段階（虫卵，幼虫，成虫）であろうと，成長の過程を通して各個体が持つ遺伝子は不変ということを理解しておくことは大切である。環境中に生息する全ての寄生虫は，宿主に寄生する成虫が排泄した虫卵から産まれており，両者は同じ遺伝子情報を共有している。

その他の寄生虫

その他の馬の寄生虫の，寄生前のステージに対する環境条件には若干の違いがある。生存性にとってのより重要な点について，短い考察を以下に述べる。

馬の回虫

回虫はまるで円虫のような直接的な生活環を持っているが，円虫と異なり感染能を獲得するために虫卵は孵化する必要がない。そのかわり，馬は幼虫包蔵卵を摂取することで感染する。幼虫包蔵卵は深く（厚く）敷いた敷料の中や，馬房の表面，飼い葉桶に付着して生存性をしっかりと維持しており，繁殖牝馬の会陰部や乳房から検出されることさえある。加えて，回虫の虫卵はホルマリンや強酸を含む大部分の化学的な消毒薬に強い耐性を示す。

回虫の幼虫包蔵卵は環境中で数年間，感染能を維持するとしばしばいわれているが，科学的な論文で立証されたことは一度もない。馬の回虫 *Parascaris* spp. の虫卵を使って行われた研究で，その生死は周囲の環境の温度と土壌のタイプによって大きく左右されることが示された（Nielsen, 2016）。あるスウェーデンの研究から，放牧地や砂利面に放置された糞便の堆積物中の回虫卵の数は，夏では8週間で50％以上が減少したが，秋ではたったの10％だった（Lindgren et al., 2009）。さらに，非常によく乾燥した砂利や砂地の土壌の上では，虫卵はもっと速やかに消滅した（Lindgren et al., 2009）。興味深いことに，馬糞の堆肥化の影響を調査したある研究では，中心温度を35～55℃に上昇させることで，堆肥中の全ての回虫卵はたった6～8日で死滅した（Gould et al., 2013）。豚回虫 *Ascasris suum* の虫卵を用いた研究では，放牧地をすいて耕したとしても，虫卵は土壌中で生存することができるので，それだけでは回虫感染を一時的に中断することにしかならなかった。しかし，将来的にもう一度放牧地が耕され，以前と変わらず生存している虫卵が再び土壌の表面にあらわれるまでの期間だけは，生活環は中断されることになる（Mejer, 2006）。

したがって信頼できる情報によると，虫卵は無傷な糞塊の内部や深く（厚く）敷いた敷料の中，もしくは地面に埋もれることで暑熱から保護されない限り，放牧地で1年以上生存することはあまりないことが示唆される。ところが馬の回虫卵は，シーズンの比較的終盤に産卵された場合には，越冬することができるようだ。

それゆえに，出産シーズンの早い時期に産まれた子馬は越冬した感染源を摂取するだろうし，同じ年の遅い時期に産まれた子馬は先に産まれた子馬から排泄される虫卵を摂取するだろう。どちらの場合も，子馬の群内や年をまたいだ子馬の群間で起きる感染であることから，馬の回虫の感染は“子馬から子馬へ（foal-to-foal）”の感染症であるといえる。

馬蟯虫

馬蟯虫 *Oxyuris equi* の虫卵は成熟するために，成長過程における外部環境として宿主を巧みに利用している。会陰部に産みつけることで，少なくとも虫卵が幼虫になるまでに必要な2～3日は，暗く，常に湿気があり，暖かく，酸素が十分にある生息場所が確保できる。蟯虫の幼虫包蔵卵の環境中における生存性についてはほとんどわかっていないが，一般的に数週間は生きると考えられている。人の蟯虫 *Enterobius vermicularis* の卵は凍結には強いが，熱には弱い（Caldwell,

1982)。

条虫

全ての条虫は中間宿主を必要とする間接的な生活環を持つ。馬に感染するアノプロセファラ属（裸頭条虫属）*Anoplocephala* とアノプロセファロイ属 *Anoplocephaloides* の種はササラダニを中間宿主とし，馬が放牧地で草を食む際に偶然ダニを摂取することで感染が成立する。そのため，放牧地の感染性は基本的にササラダニの生息数と，様々な環境要因に耐えるササラダニの生存能力に基づいている。ササラダニにおける数多くの種が裸頭条虫属条虫の中間宿主となることが示されているが，それらの疫学についてはよくわかっていない。そのため，寿命や感染率について一般的な規則を当てはめて考えることは難しい。ササラダニはある程度の越冬は可能であるものの，活動的になり摂食されやすくなるのは放牧期だけである。ある研究から，牧草上にいるササラダニの総数は，気温，相対的な湿度，降雨量，土壌中の水分量に関係がある可能性が示されている（van Nieuwenhuizen et al., 1994）。ササラダニに接触する機会が増えることで，条虫による感染負荷は放牧期を通して蓄積され，温帯の北方においては秋にピークに達する傾向がある。とはいえ，越冬するササラダニの能力を利用して放牧地の条虫の感染性が冬をまたいで維持されることは，円虫や回虫の感染性が維持されることと似ているといえるだろう。

まとめ

一般的にいって，馬の消化管内寄生虫は1年ごとに再び寄生することができるように，生活環を適応させてきた。その結果，馬の放牧地では，どんな地域にあるどんなタイプの放牧地でも，あらゆる種類の寄生虫の感染能が1年以上維持されることはない。つまり，年を経るごとに感染性が上昇することはない。20年間使用されている馬の放牧地と，1シーズンしか使用されていない馬の放牧地に存在する円虫の幼虫の数は同じである。

参考文献

Barnes, E.H., Dobson, R.J., and Barger, I.A. (1995) Worm control and anthelmintic resistance: Adventures with a model. *Parasitol. Today*, 11, 56–63.

Caldwell, J.P. (1982) Pinworms (*Enterobius vermicularis*). *Can. Fam. Phys.*, 28, 306–309.

Gould, J.C., Rossano, M.G., Lawrence, L.M., *et al.* (2013) The effects of windrow composting on the viability of *Parascaris equorum* eggs. *Vet. Parasitol.*, 191, 73–80.

Leathwick, D.M. (2012) Modelling the benefits of a new class of anthelmintic in combination. *Vet. Parasitol.*, 186, 93–100.

Leathwick, D.M., Donecker, J.M., and Nielsen, M.K. (2016) A model for the development and growth of the parasitic stages of *Parascaris* spp. in the horse. *Vet. Parasitol.*, 228, 108–115.

Lindgren, K.I.N., Roepstorff, A., Lind, E.O., and Höglund, J. (2009) Seasonal variation in development and survival of *Parascaris equorum* eggs in pasture or on gravel surface. *World Association for the Advancement of Veterinary Parasitology Conference*, Calgary, Canada, p. 36.

Martin, P.J., Le Jambre, L.F., and Claxton, J.H. (1981) The impact of *refugia* on the development of thiabendazole resistance in *Haemonchus contortus*. *Int. J. Parasitol.*, 11, 35–41.

Mejer, H. (2006) Transmission, infection dynamics and alternative control of helminths in organic swine. PhD thesis, The Royal Veterinary and Agricultural University, Samfundslitteratur Grafik, Copenhagen, Denmark.

Nielsen, M.K. (2016) Evidence-based considerations for control of *Parascaris* spp. infections in horses. *Equine Vet. Educ.*, 28, 224–231.

Nielsen, M.K., Kaplan, R.M., Thamsborg, S.M., *et al.* (2007) Climatic influences on development and survival of free-living stages of equine strongyles: Implications for worm control strategies and managing anthelmintic resistance. *Vet. J.*, 174, 23–32.

Ogbourne, C.P. (1972) Observations on the free-living stages of strongylid nematodes of horses. *Parasitology*, 64, 461–477.

Parnell, I.W. (1936) Notes on the survival of the eggs and free-living larvae of sclerostomes on pasture. *Sci. Agric.*, 16, 391–397.

Uhlinger, C.A. (1991) Equine small strongyles: epidemiology, pathology, and control. *Comp. Equine*, 13, 863–869.

van Nieuwenhuizen, L.C., Verster, A.J.M., Horak, I.G., *et al.* (1994) The seasonal abundance of oribatid mites (Acari: Cryptostigmata) on an irrigated Kikuyu grass pasture. *Exp. Appl. Acarol.*, 18, 73–86.

Waghorn, T.S., Leathwick, D.M., Miller, C.M., and Atkinson, D.S. (2008) Brave or gullible: Testing the concept that leaving susceptible parasites in *refugia* will slow the development of anthelmintic resistance. *N.Z. Vet. J.*, 56, 158–163.

第4章 寄生虫感染に影響を及ぼす宿主の要因

全ての宿主と寄生虫の関係性には，感染に影響を与える数えきれない種類の相互関係がある。その範囲は命懸けの闘いのようなものから共同体にみえるものまで，また分子レベルから個体レベルまで様々である。良好で持続可能な関係であれば，宿主が生活空間と栄養を提供することで寄生虫は繁殖することができるようになるうえ，それらが寄生部位の組織を破壊することはない。ただし，関係によっては，宿主の組織が破壊されることもある。

同時に放牧される馬の個体数に関係なく，1つの群れにおける個体間の寄生虫の分布は必ず不均一で偏りがある。一部の個体は濃厚に感染するが，大多数の個体は軽度または中程度にしか感染しないだろう。このパターンはしばしば20/80ルールと呼ばれ，ある群れが保有する寄生虫の80%が，群れ全体の20%の個体数の馬に寄生するという現象をあらわしている。この一般的なパターンは，馬の個体群における円虫卵排泄量にもみられる（Kaplan and Nielsen, 2010）。結果的に，問題となる円虫の感染は常に群れの中の少数の馬が引き起こしている。こうした虫卵排泄量のパターンを理解することは，各個体についてはもちろんのこと，ひいてはその群れ全体における相互の利益のために，寄生虫の感染をモニタリングし，コントロールするカギとなる。なぜ一部の馬だけが多量の虫卵を排泄し，ほかの馬は少量の虫卵しか排泄しないのかは十分に解明されていないが，いくつかの要因について確実にわかってきている。

免疫

ほぼ全ての寄生虫感染においては，宿主免疫が主な制限要素の役割を果たす。しかし，ウマ科動物には馬の回虫 *Parascaris* spp. と馬糞線虫 *Strongyloides westeri* という，草食動物に寄生するものの中でも特異的な2つの寄生虫がいる。これらの線虫の成虫および虫卵が，成馬から検出されることは珍しく，稀なことである。これに対し，毛線虫亜科（小円虫）と葉状条虫 *Anoplocephala perfoliata* は全ての年齢の馬に感染する。主にみられる重要な馬の寄生虫に対し，現在わかっている馬の免疫システムが果たす役割についての知見を，以下にまとめる。

円虫亜科（大円虫）

馬は普通円虫 *Strongylus vulgaris* の感染に対して比較的強い免疫応答を獲得するので，放射線で処理した感染幼虫を人工的に感染させて免疫化するという試みは大成功を収めた（Klei et al., 1982；Monahan et al., 1994）。この実験を行った両研究者の観察するところによると，駆虫を実施していない子馬，離乳馬，1歳馬には，同じ群れにいる成馬よりも多くの普通円虫の虫体が寄生することが強く示唆されている。寄生虫の動脈循環内への移行が，宿主の免疫システムに対して効果的な免疫応答を惹起するのに十分で直接的な抗原の曝露となっているようである。ほかのストロンギルス属 *Strongylus* の種に対しても同じような免疫応答が惹起されるのかについてはまだわかっていないが，その可能性は十分にある。

毛線虫亜科（小円虫）

小円虫の幼虫期から成虫期までの感染の動態や進行に対し，馬の免疫がかなり精巧に調節する役割を果たすことが観察されている。生活環は第1章を参照されたい。簡単に要約すると，侵入した第3期幼虫（L_3）は大腸壁の粘膜内にもぐり込み，早期L_3（EL_3）および後期L_3（LL_3）のステージを経て，第4期幼虫（L_4）になってから腸管の内腔に姿をあらわす。幼虫はEL_3に成長を一時的に休止し，大腸壁の中に被嚢した状態で大量寄生することが可能である。

子馬においては，摂取された小円虫の幼虫は幼虫期全体を通して全く成長を止めず，着実に感染が進行するようである（Nielsen and Lyons, 2017）。同様に，別のある研究でも，1歳馬（イヤリング）では2～5歳齢の馬に比べて被嚢した幼虫の割合が少ないことがわかった（Chapman, French, and Klei, 2003）。対照的に，1歳馬では一緒に放牧されている成馬に比べ，成虫の寄生数は多かった。さらに，被嚢した小円虫の感染は放牧期を通して蓄積され，その数は秋にピークに達することが観察された。以上のことがらは，侵入するL_3に対する宿主の免疫応答の効果であると解釈することができる。子馬や1歳馬ではまだ小円虫感染に対する免疫応答が完成しておらず，発育抑制が起こらないと考えられる。典型的なEL_3の寄生数はLL_3の数よりもかなり多いという点は，覚えておくべきである。このことはEL_3の相当な割合が宿主の免疫によって排除され，成虫にはならないことを示唆している。これは，寄生虫側の要因も同様に影響している（第5章参照）。

調査研究から，円虫の虫体の寄生数は馬の年齢によって大きく変わらない傾向にあるが，虫卵数測定の結果は年を経るごとに減少していくようである（Chapman, French, and Klei, 2003）。このことから，免疫の主な効果は寄生虫感染の成立を阻害することではなく，むしろ雌の成虫の繁殖を抑止することで，感染を抑制することにあることが示唆される。

その他の研究では，放牧期に頻繁にしっかりと駆虫を行った馬は，翌年の実験的な感染に対してさらに感染しやすくなることが示された（Monahan et al., 1997）。この発見は，馬は円虫に対して完全な免疫を得ることはないものの，その獲得免疫は寄生虫の伝播に対して働くという考えを支持するものである。

さらなる観察調査によって，先天的な生体機構もまた，宿主が伝播を調節するのに一役買っていることが示唆されている。例えば，成馬の排泄する円虫卵数は時が経ってもほぼ不変で，中でも特に少ない量の円虫卵（200 EPG未満）しか排泄しない馬において，その傾向はきわめて顕著である（Nielsen, Haaning, and Olsen, 2006；Becher et al., 2010）。この現象の作用機序はいまだ不明であるが，遺伝的な要素が関与している可能性が高い。もしそうであれば，ある馬の品種のうちの様々な血統で，標準とは著しく異なる虫卵排泄パターンが示されることが予想される。この仮説は，反芻動物での寄生虫感染に対する回復力には遺伝性がみられるという知見によって支持されている（Stear et al., 1984；Gasbarre, Leighton, and Davies, 1990）。最近，789頭の純血のアラブ種を用いた包括的な研究によって，糞中虫卵数（FEC）には再現性と遺伝性があるということが示された（Kornaś et al., 2015）。著者らの8年間にわたる研究では，円虫のFEC測定結果には再現性があまりなく，FECに遺伝的な要因がみられたものは全体の10%しかなかった。しかし，3歳齢以上の馬では遺伝的な要素が関与しているとみられるものの割合は明らかに高く（21%），遺伝によるFECの調節には，免疫の発達が関係していることが示唆されている。

馬の回虫

これまでに述べたとおり，回虫感染は強い免疫応答を引き起こす。この免疫は，主に年齢依存性であることがわかっている。すなわち，回虫感染が全くない状況下でも免疫が生じる（Leathwick, Donecker, and Nielsen, 2016）。しかし，放射線処理された回虫の虫卵を大量投与してワクチン接種を行った子馬では，虫体の寄生数が減少することが観察されている（Bello, 1985）ことから，獲得免疫が同様にあることも証明されている。調査研究から，馬の回虫に対する免疫が年を経るごとにどのように働くかについて，以下のように示唆されている。①虫卵の排泄数が減る。②成虫を排除する。③（もしあれば）再感染を防除する。回虫の成虫は虫卵数が減ったあとであっても，5～6カ月齢の子馬の消化管内に寄生している。これは，超音波検査を用いた調査で観察された成虫が消化管からいなくなる前に回虫卵数は減少するという知見に一致する（Nielsen et al., 2016）。小円虫と同じく，馬の回虫の成熟していない（L_4）ステージは，成虫よりもかなり多く寄生しており（Fabiani, Lyons, and Nielsen, 2016），この事象は最初の感染ピーク時と2回目の感染ピーク時の両方でみられるようである。以上のことより，相当の割合の幼虫が，成熟・繁殖する前に死滅していることが示唆される。

条虫

数少ない信頼できる情報から，葉状条虫感染に対する宿主の免疫応答は小さいということが示唆されている。感染濃度と馬の年齢に相関はなく，汚染された放牧地に放牧されたかどうかの方が関係している。馬の条虫は，ここで説明している寄生虫の中では面白いことに，少しも宿主の組織に侵入することなく，消化管の中に生息し続ける。これに対して，全ての大円虫や回虫には移行期があり，小円虫には宿主の組織内で被嚢する期間があるとみられている。こうした積み重なる組織への接触は，免疫応答を刺激するだろう。

採食行動

放牧地は馬の使い方によって荒野（roughs）と芝生（lawns）と呼ばれる，2つの異なる特徴を持ったエリアパターンに分かれている。荒野エリアには大小の不食草の群生がところどころにみられ，馬は放牧地のこのエリアで排泄はするが，摂食することはない。対照的に，芝生エリアで馬は摂食するが排泄はしない。過密放牧を行うと，芝生エリアの牧草は著しく短くなる。馬は排泄された糞便の近くで草を摂食することを嫌うので，こうした特異的なパターンの形成は糞便を回避する習性によるものである。放牧されている牛においても同様の習性がみられ，不食草は広範に生えることはなく，むしろ局所的に群生する。あらゆる草食動物の糞便回避行動は嗅覚がつかさどっているようである（Hansen, 1982）。

荒野エリアにおける感染能を持つ円虫の幼虫の個体数は，芝生エリアよりも10～15倍も多いことがわかっている（Herd and Willardson, 1985）。よって選択的な採食行動は，馬が寄生虫への曝露を回避する，よくできた自然の仕組みなのである。過密に放牧されない限り，馬は荒野エリアでの摂食を避け続けることができるため，日常的に摂取する感染幼虫の量を減少させることができる。採草量が限られた放牧地において馬の群れに社会的順位がみられる場合，最下位の馬は荒野エリアで採食することを強いられるかもしれない。よって同じ放牧地で放牧されている馬であっても寄生虫に曝露される濃度には差がみられ，結果的に感染濃度にも違いがあらわれることが予想される。こうした現象によって，同じ群れの馬に感染する寄生虫の個体数分布に偏りがみられる要因の一部を説明できるかもしれない。

ストレス

ストレスが宿主の免疫に与える影響については，それを構成するメカニズムが非常に複雑で，生理学的な影響を測定することはとても難しいものの，十分に証明がなされている（Segerstrom and Miller, 2004）。近年では，宿主が受けているストレスに応じて糞便中の円虫卵数は通常増加すると考えられている。計測には特別な機器も訓練も必要としない（第9章参照）。

著者の1人であるMartin K. Nielsenがある牧場で実施したフィールド調査において，先住馬よりも新しく導入された馬の方が明らかにFECが多いことが示唆された。移動には新しい住居と餌への適応，異なる微生物的環境との相互関係，社会的順位の確立を含む，複数のストレス要因が伴う。輸送と移動が糞便中の円虫卵数に及ぼす影響については，より大規模な調査が必要である。

馬の二次診療施設から入手した症例のカルテをみると，しばしば糞便中の円虫卵数が高い馬が存在することがわかる。同一個体であっても入院を必要とする健康状態のときは，牧場での最近の個体管理記録と比較して，FECが10倍以上にもなることがある。このようなFECの増大が比較的短期間で起こることから，寄生している成虫数は大して変わっていないと考えられる。よって唯一可能な説明は，宿主である馬の健康状態の悪化によって雌の成虫の繁殖能力が向上したということである。したがって，ストレスは短期間における寄生虫の感染濃度には影響しないかもしれないが，虫卵の排泄量には影響を及ぼす。

競技会はよく知られたもう1つの馬のストレスである。なぜなら，激しいトレーニングと競技会場への頻繁な輸送が必要になるからである。わかりやすい例を挙げると，スタンダードブレッドでは，あるシーズン中の競馬で良い成績を収めた馬ほど，成績が良くなかった馬に比べ，FECが多い傾向がみられた（Fog, Vigre, and Nielsen, 2011）。勝ち馬のパフォーマンスが感染した寄生虫によって落ちることはなかったが，競馬に伴うストレスは虫卵排泄数の増加をもたらしたと考えられ，そのために寄生虫に感染するリスクは上昇したといえるだろう。

生理学的にストレスが生じると血漿中のコルチゾールが一時的あるいは持続的に上昇する。馬のクッシング病（脳下垂体中葉機能不全）は中年から老齢の馬によくみられる内分泌疾患で，副腎皮質刺激ホルモン（ACTH）が過剰に分泌されて副腎で産生される副腎皮質ホルモン（コルチコステロイド）の分泌量が増える病気である。近年実施されたある研究で，クッシング病に罹患している馬の群では，同年齢のコントロール群と比較して，FECが明らかに多いことが報告されている（McFarlane et al., 2010）。おそらくクッシング病に罹患した馬はより寄生虫に感染しやすいばかりでなく，弱くなった免疫機能が1隻当たりの寄生虫により多くの卵を産卵させていると考えられる。

同様に，しばしば老齢の馬（20歳齢以上）ではよりしっかりと寄生虫をコントロールする努力が求められる。どのような馬でも，歯に問題を抱えていたり，痩せたりすると，糞便中に排泄される円虫の虫卵数は多くなるが，このような健康上の問題は馬が年をとるほどに多くなる。ある調査では20歳齢以上の馬では20歳齢未満の馬に比べてFECが多くなると報告された（Döpfer et al., 2004；Adams et al., 2015）が，別の疫学的調査では20歳齢以上の馬群と20歳齢未満の馬群との間に差はみられなかった（Osterman Lind et al., 1999）。一般的には，ボディコンディションの良い健康な老齢馬が排泄する虫卵数についても，加齢に伴って増加する可能性があるので，監視するべきである。

これらの例に加え，ウマ科ではない動物種の宿主の研究から，その他の病原体に同時に感染していた場合には，より多くの寄生虫に寄生され，虫卵排泄数も多くなることがわかった（Supali et al., 2010）。このように，合併症がある馬に対しては，寄生虫感染についていつも以上に注意を払わねばならないかもしれない。

まとめ

寄生虫感染を制御するメカニズムは完全に解明されていないが，少なくとも我々はほかの馬よりも多く駆虫しなくてはならない馬を特定することができる。寄生虫対策のプログラムにおいて，より若い馬ほど注意が必要であることはよく知られている。しかし，寄生虫感染をより効果的にコントロールするためには，新しく導入された馬，群内の社会的順位が低い馬，競技会場へ頻繁に輸送される競技馬，そして寄生虫以外の原因による疾患を抱えている馬を考慮することが，同じように重要である。虫卵の排泄パターンはたいてい20/80ルールに従っており，先述のリスク要因がない場合でも，全ての群れにおいて数頭の馬が多量の虫卵を排泄している。したがって，全ての個体群を最適に管理するために，高い汚染源となる少数の馬を特定することは重要である。

参考文献

Adams, A.A., Betancourt, A., Barker, V.D., *et al.* (2015) Comparison of the immunologic response to anthelmintic treatment in old versus middle-aged horses. *J. Equine Vet. Sci.*, 35, 873–881.

Becher, A., Mahling, M., Nielsen, M.K., and Pfister, K. (2010) Selective anthelmintic therapy of horses in the Federal States of Bavaria (Germany) and Salzburg (Austria): An investigation into strongyle egg shedding consistency. *Vet. Parasitol.*, 171, 116–122.

Bello, T.R. (1985) The insidious invasive verminous antigens of the horse. *J. Equine Vet. Sci.*, 5, 163–167.

Chapman, M.R., French, D.D., and Klei, T.R. (2003) Prevalence of strongyle nematodes in naturally infected ponies of different ages and during different seasons of the year in Louisiana. *J. Parasitol.*, 89, 309–314.

Döpfer, D., Kerssens, C.M., Meijer, Y.G., *et al.* (2004) Shedding consistency of strongyle-type eggs in Dutch boarding horses. *Vet. Parasitol.*, 124, 249–258.

Fabiani, J.V., Lyons, E.T., and Nielsen, M.K. (2016) Dynamics of *Parascaris* and *Strongylus* spp. parasites in untreated juvenile horses. *Vet. Parasitol.*, 30, 62–66.

Fog, P., Vigre, H., and Nielsen, M.K. (2011) Strongyle egg counts in Standardbred trotters: Are they associated with race performance? *Equine Vet. J.*, 43, 89–92.

Gasbarre, L.C., Leighton, E.A., and Davies, C.J. (1990) Genetic control of immunity to gastrointestinal nematodes of cattle. *Vet. Parasitol.*, 37, 267–272.

Hansen, J.W. (1982) The influence of stocking rate on the uptake of trichostrongyle larvae. PhD Thesis. Royal Veterinary and Agricultural University, Copenhagen, Denmark.

Herd, R.P. and Willardson, K.L. (1985) Seasonal distribution of infective strongyle larvae on horse pastures. *Equine Vet. J.*, 17, 235–237.

Kaplan, R.M. and Nielsen, M.K. (2010) An evidence-based approach to equine parasite control: It ain't the 60s anymore. *Equine Vet. Educ.*, 22, 306–316.

Klei, T.R., Torbert, B.J., Chapman, M.R., and Ochoa, R. (1982) Irradiated larval vaccination of ponies against *Strongylus vulgaris*. *J. Parasitol.*, 68, 561–569.

Kornaś, S., Sallé, G., Skalska, M., *et al.* (2015) Estimation of genetic parameters for resistance to gastro-intestinal nematodes in pure blood Arabian horses. *Int. J. Parasitol.*, 45, 237–242.

Leathwick, D.M., Donecker, J.M., and Nielsen, M.K. (2016) A model for the development and growth of the parasitic stages of *Parascaris* spp. in the horse. *Vet. Parasitol.*, 228, 108–115.

McFarlane, D., Hale, G.M., Johnson, E.M., and Maxwell, L.K. (2010) Fecal egg counts after anthelmintic administration to aged horses and horses with pituitary pars intermedia dysfunction. *J. Am. Vet. Med. Assoc.*, 236, 330–334.

Monahan, C.M., Taylor, H.W., Chapman, M.R., and Klei, T.R. (1994) Experimental immunization of ponies with *Strongylus vulgaris* radiation-attenuated larvae or crude soluble somatic extracts from larval or adult stages. *J. Parasitol.*, 80, 911–923.

Monahan, C.M., Chapman, M.R., Taylor, H.W., *et al.* (1997) Foals raised on pasture with or without daily pyrantel tartrate feed additive: Comparison of parasite burdens and host responses following experimental challenge with large and small strongyle larvae. *Vet. Parasitol.*, 73, 277–289.

Nielsen, M.K. and Lyons, E.T. (2017) Encysted cyathostomin larvae in foals – progression of stages and the effect of seasonality. *Vet. Parasitol.*, 236, 108–112.

Nielsen, M.K., Haaning, N., and Olsen, S.N. (2006) Strongyle egg shedding consistency in horses on farms using selective therapy in Denmark. *Vet. Parasitol.*, 135, 333–335.

Nielsen, M.K., Donoghue, E.M., Stephens, M.L., *et al.* (2016) An ultrasonographic scoring method for transabdominal monitoring of ascarid burdens in foals. *Equine Vet. J.*, 48, 380–386.

Osterman Lind, E., Höglund, J., Ljungström, B.L., *et al.* (1999) A field survey on the distribution of strongyle infections of horses in Sweden and factors affecting faecal egg counts. *Equine Vet. J.*, 31, 68–72.

Segerstrom, S.C. and Miller, G.E. (2004) Psychological stress and the human immune system: A meta-analytic study of 30 years of inquiry. *Psychol. Bull.*, 130, 601–630.

Stear, M.J., Nicholas, F.W., Brown, S.C., *et al.* (1984) The relationship between the bovine major histocompatibility system and faecal worm egg counts, in *Immunogenetic Approaches to the Control of Endoparasites* (eds J.K. Dineen and P.M. Outteridge), Division of Animal Health, CSIRO, Melbourne, pp. 126–133.

Supali, T., Verweij, J.J., Wiria, A.E., *et al.* (2010) Polyparasitism and its impact on the immune system. *Int. J. Parasitol.*, 40, 1171–1176.

第5章 寄生虫感染に影響を及ぼす寄生虫の要因

ほとんどの寄生虫は，まるで人間の17歳の男の子のようなものである。毎日，頭の中は食べることとセックスのことでいっぱいだ。むしろ，セックスのことばかりかもしれない。ほとんどの線虫の物理的な形態は，円筒形の体の中に生殖器が詰まっているだけにすぎない。消化管は単なるチューブ状なので，生命維持に必要な基本的臓器すら最低限度しかない。産卵はこうした無脊椎動物にとって最も重要な営みで，必要とされる資源は全て産卵のために使われる。この戦略に適応するため，雌の線虫の体はしばしば雄の2倍かそれ以上の大きさになる。

生物学的な最も重要な教えは，あらゆる生物にとって，成功とは子孫を繁栄させることだといえる。この成功を手に入れるには，生物は変化し続ける環境に適応するため，絶えず進化し続けなくてはならない。獣医師が関心を持つ寄生蠕虫の中で最も単純な寄生虫でさえ，典型的な生活環には脊椎動物の宿主の体内と，伝播が生じる外部の環境という，2つの異なる生息場所を持つ。野生動物を宿主に持つ場合と比較して家畜に寄生する場合は，寄生虫の進化を促進する要因が何倍にもなる。なぜなら，家畜に対する多様な飼養管理（例えば，食餌管理，衛生管理，屋内または野外飼育，駆虫薬の使用）が，寄生虫の生存と繁殖に関係する宿主と環境の両方に変化をもたらすかもしれないからである。

本章では，寄生虫の感染，すなわち子孫繁栄の成功に影響する，いくつかの寄生虫の要因について概説する。

繁殖

繁殖能力

多くの寄生虫の基本的な生き残り戦略は，圧倒的な数の力で成功の確率を上げるという方法である。ある寄生虫の虫卵が次世代へと成長する確率がわずか1%であるとするならば，産卵数が多ければ多いほど生き残る確率は明らかに高くなる。

繁殖能力（fecundity）とは，雌の個体が単位時間当たりに生産する子の平均数と定義される。一部の寄生虫は非常に多産で，特に回虫がこの戦略を最も得意としていることは広く知られている。例えば，人に寄生するヒト回虫 *Ascaris lumbricoides* は，1日当たり約20万個の虫卵を産むと推測されている（Sinniah, 1982）。馬の回虫 *Parascaris* spp. の産卵能力については調べられてはいないが，同じくらい産卵すると思われる。

円虫亜科（大円虫）や毛線虫亜科（小円虫）のようなほかの寄生虫の繁殖能力の平均値について，信頼できる数字は明らかになっていない。一部では，蟯虫の成雌は1回の産卵で6,000個の卵を産むと報告されている（Reinemeyer and Nielsen, 2014）。しかし，蟯虫はしばしば産卵後に力尽きて息絶えることから，蟯虫の産卵は生涯で一度きりかもしれない。

大円虫は平均的に大きい傾向にあり，そのため小円虫のほとんどの仲間よりも多産であろう。馬の円虫の虫体標本における子宮の中の虫卵数を数え上げたある研究によると，小円虫は50個強，大円虫の無歯円虫 *Strongylus edentatus* は数千個と，その数は幅に大きなバラツキがあった（Kuzmina et al., 2012）。しかし，子宮の中にある虫卵のうち何割が産卵されるのかについても差がある可能性があるため，産卵数と虫体の大きさが単純に比例しているとは考えられない。この研究ではこの点をあらわすように，調査対象となった個体群に寄生する虫体の数と産卵数の間には負の相関関係がみられた（Kuzmina et al., 2012）。言い換えると，寄生する虫体数がとても多い種は虫1隻当たりの保有卵の数が比較的少なかったのに対し，虫体数が少ない種の雌はより多くの卵を保有していた。これは寄生する個体の数が非常に多い場合，できるだけ多くの個体からの遺伝子を残すことによって遺伝的な多様性を推進するという観点から，生物学的には完全に理にかなっている。対照的に，あまり個体数の多くない種にとっての重要な目的は単に生き残ること，すなわち，少なくとも生存した一部の寄生虫が次の世代に命をつなぐことである。この複雑な産卵数の相互的な調節機構は，おそらく糞中虫卵数（FEC）と寄生虫体数との間に直接的な正の相関関係がみられない主要な要因であると考えられる（詳細は第9章参照）。

感染能獲得までの形態の変化

感染能獲得までの形態の変化（トランスレーション，translation）とは，雌が産んだ繁殖産物（卵や幼虫）が，宿主への感染能を獲得するために生じる，形態の連続した変化と定義される。この定義は成長（development）の定義に似ているが，成長とはあるステージが次のステージへと進むことを指す一方，感染能獲得までの形態の変化はそのステージの個体が宿主を離れて，別の宿主へ感染するステージになるまでの一連の変化全体を指している。一例として，新しく産み落とされた円虫の卵はそのまま終宿主に感染するわけではなく，まず孵化し，感染能を持つ第3期幼虫（L_3）まで順を追って成長しなくてはならない。馬の一般的な寄生虫は，この成長をするほとんどの期間を環境中で過ごす（第3章参照）。このプロセスにおいて，寄生虫はその地域ごとに異なる気候の影響を受ける。ただし，馬の会陰部の皮膚の上に虫卵を産みつける馬蟯虫 *Oxyuris equi* は例外である。卵が産みつけられてからの数日間，虫卵は宿主の体温によってとてもよくコントロールされた生息場所を得ることで，速やかに感染能を獲得することができる。またよくできたことに，しばしば馬蟯虫が引き起こす痒みによる馬の尻かき行動（tail-rubbing behavior）は，馬の周囲の環境を虫卵で汚染するのに都合が良い。この適応によって，馬蟯虫の卵は単に環境中に放り出された場合よりも速く，そして高い確率で感染能獲得までの一連の成長を達成することができる。

感染能を持つステージの生存性

寄生虫の最終戦略は，最も好ましい確実な経路から，感染能を持つステージを終宿主の体内に取り込ませることである。感染能を持つステージが長期にわたって宿主に接触できるのならば，戦略が成功する確率は明らかに上昇する。よって，寄生虫にとって生存能力が非常に高い感染能を持つステージを得ることは，戦略の成功に有利な進化である。馬に寄生する一般的な蠕虫の感染能を持つステージの生存できる期間は数週間～数カ月間で，気候条件によって大きく変動する。

感染経路

感染能を持つステージにとって，まずは感染することが，目当てとする宿主の体内に寄生するための第一歩である。ウマ科動物に寄生する蠕虫のほとんどは，偶然摂食されることで感染する。この戦略は放牧される草食動物を終宿主とする場合にはとても有効である。放牧地で自由摂食する生活を送る馬にとって，寄生虫に感染するかどうかは偶然の結果であるのでわからない。しかし複数の寄生虫は感染の確率を上げるため，特別な戦略をつくりあげてきた。

その1つが，馬の回虫の虫卵を覆っているタンパク膜である。この膜は環境から虫卵を保護しているだけでなく，馬房の垂直な壁や繁殖牝馬の乳房などの環境中で接触媒体となるものに虫卵を付着しやすくしている。繁殖牝馬の乳房に付着することで，哺乳期の子馬へ実質的に確実に感染できるうえ，馬房の壁に付着することで，子馬の特徴である口を使って環境を探索して回る行動を利用することができる。同様に，馬蟯虫の虫卵が卵塊として産みつけられることは，偶然接触する感受性のある宿主に対して多くの虫卵が同時に接触する機会を実質的に増やしている。

ガステロフィルス属（ウマバエ属）*Gasterophilus* の成虫は馬の特定の部位の被毛の上に虫卵を産みつける。いくつかの種は，馬の口腔へ移行することが可能な部位に産卵する。例えば，ムネアカウマバエ *Gasterophilus nasalis* は顎下部に産卵し，そこで孵化した1齢幼虫は自ら這い上がって口唇の隙間から口腔内へ移動する。ほかのハエの種はその馬自身，または群れの仲間の別の馬によって経口摂取されやすい部位に産卵する。ウマバエ *Gasterophilus intestinalis* の雌が下肢部に産卵することはよく知られている。馬が毛繕いを行うと（虫卵は，このときの呼気中の二酸化炭素と高い湿度によって孵化する），1齢幼虫は直接口腔内に入ることができる。ところが，ウマバエの虫卵はしばしば，たてがみやき甲にも産みつけられる。これらの部位はその馬自身ではどうしても毛繕いできない場所である。しかし，群れの仲間がお互いに毛繕いをしあうときには，まさにこの部位を毛繕いしあうので，卵を産みつけられた馬とは違う馬ではあるが，1齢幼虫はうまい具合に宿主の口へと運ばれる。

もう1つの感染を成立させるための特別な適応は，馬糞線虫 *Strongyloides westeri* でみられる。この寄生虫は宿主の馬がいなくても，生活環の自由生活世代として数世代を維持することができる。乳汁を介した感染経路は，糞線虫属 *Strongyloides* が子馬の消化管に感染する初めての寄生虫になることを可能にする，付加的で独特な適応の一例である。糞線虫属は経皮感染することができる点も特徴的であり，口腔からの摂取は必ずしも必要ではない。

糸状虫は，直接外部環境につながっていない宿主の組織内や体腔内に寄生するため，新たな宿主へ感染することには課題があるように思われる。ところが，ほとんどの糸状虫は，吸血性の節足動物を利用して宿主の体内から出ていき，さらに環境中における成長に欠かせない最適な生息場所としてもこれらの節足動物を利用することで，課題を解決している。そのため，オンコセルカ属 *Onchocerca* のミクロフィラリアはサシバエなどに摂取されるために宿主の皮膚へと移行する。ミクロフィラリアを摂取した節足動物は，感染能獲得までの形態の変化に必要な全てのステージを体内で育て，吸血行動を通して最終的に新しい宿主へと寄生虫を伝播していく。

最後に，寄生虫に感染されたことにより中間宿主の行動様式が変化するという多くの例が，寄生虫学の複数の文献で報告されている（Chubb, Ball, and Parker, 2009）。このような変化させられた行動によって，必然的に中間宿主が終宿主に捕食されやすくなり，次世代の寄生虫の伝播を促進している。全ての馬の条虫は土壌中のササラダニ亜目の仲間を摂取することで感染する。ササラダニは移動するが，条虫の擬囊尾虫に感染したダニの行動が，最終的に寄生虫の伝播に有利に働くように変化するというエビデンスはない。

生活環におけるステージの進行

第4章で述べたとおり，小円虫の生活環におけるステージの進行調節機構は，宿主，環境，寄生虫の要因が複雑に絡み合っている。早期第3期幼虫（EL_3）の発育抑制は，主に3つの要因がきっかけで生じると考えられている。それは，宿主の免疫応答，環境中で気候条件から受けた影響，消化管内に寄生する成虫の個体群が発する抑制シグナルの3つである。これらの寄生虫が発するシグナルのメッセンジャーおよび伝達経路はまだ特定されていない。

寄生虫の成虫の生存性

科学的な文献で消化管内寄生虫の寿命について論じたものはほぼない。放射性同位体を用いて寄生虫の集団内の特定の個体を追跡するという調査は失敗に終わっている。再感染が起こらない状況下で管理された宿主を用いて，寄生虫の集団の全体の動向をモニタリングすることでさえ様々な問題がある。

寄生虫にとっては，繁殖という大きな目的を達成し子孫繁栄に貢献したあとに，別の場所へ移動する利点がほとんどない。したがって，ほとんどの種は成熟するなりすぐに繁殖活動を始め，時間の経過とともに徐々に産卵数は減少する。繁殖能力の低下は寄生虫の老化現象として不可避であろうと思われるが，一部の寄生虫に対する宿主の全身反応によっては宿主の免疫もまた寄生虫の産卵数を制限している。

進化的な見地からすると，外界の環境が感染能獲得までの形態の変化や感染に適した季節の間は，寄生虫は最大限の繁殖活動を維持することが望ましい。世界の多くの地域の気候では，繁殖活動の期間は最長で6カ月くらいだとみられるが，それほど長く繁殖活動のピークが維持される種はわずかである。

一般的な馬の消化管内寄生虫の中で，成虫の状態で1年以上馬に寄生し続けるものはいない。さらに寄生虫感染は，寄生虫が数世代生き残り続けて感染濃度が蓄積されていくことはない。ある小円虫の若い成虫が周辺をさまよっている間に，その祖母にはもちろんのこと，その両親に出会うことすらめったにない。むしろ，消化管内寄生虫の個体群は少なくとも年に1回入れ替わっており，生活環は1年のスケジュールや季節にとてもよく適応しているようだ。

具体例

大円虫と小円虫の成虫が成熟してから死ぬまでの平均寿命は，おそらく3〜4カ月しかない（Reinemeyer et al., 1986）。円虫の成虫は冬の間も消化管内で過ごし，一定量の虫卵を産み続けるので，産んだ卵はその後かなりの寒さにさらされる。産卵に適した季節ではないのに成虫が消化管内にとどまり続ける主な理由は，おそらく消化管内から粘膜内に寄生する幼虫に対して発育抑制シグナルを発することで，外界の環境が虫卵が感染能を獲得するまでの形態の変化を成し遂げるのにより望ましい状態になるまで，幼虫のステージを維持することだと考えられる。

全てのウマバエ属は，1年につき一世代しか繁殖しない。1年の周期のうち，成虫として生活するのはほんの数日であり，約1カ月間は虫卵の状態で，残りの期間を1齢幼虫から3齢幼虫，あるいは蛹の姿で過ごす。

馬の条虫の寿命についてはほとんどわかっていないが，あらゆる蠕虫の中で最も長く生きる部類に入るかもしれない。放牧期に宿主の体内に摂取された個々の条虫は，冬の期間中，少なくとも次の放牧期が始まるまで生き残ることができるだろう。よって，エビデンスが示唆するところによると，条虫の寿命は1年以下で，生活環は円虫のように1年周期であろう。

糸状虫の成虫が終宿主の体内の組織中で数年間生きることは知られている。オンコセルカ属に寄生された馬はミクロフィラリアによる皮膚病の症状を毎年繰り返す傾向があることから，成虫は数年間宿主の体内で生き続けているということがわかる。

繁殖の季節性

寄生蠕虫の繁殖産物が別の宿主へ感染するためには形態を変化させる必要があり，そのために環境中（宿主の体外）へ出ていかねばならないということが，その他の病原体とは異なる。よって，馬の寄生虫が出ていくべき環境を最大限に利用すべく進化したと考えることは理にかなう。寄生虫が環境を利用しているといえる好例は，感染能獲得までの形態の変化と感染に適した環境条件が整う季節に，繁殖活動（産卵）の時期を合わせていることだ。

回虫

回虫の感染パターンは顕著な季節性を持っているが，これは子馬の年齢および，それに伴う免疫の状態によるもののようである。気候の影響もある程度はあるかもしれないが，ほかの寄生虫の種ほどは大きく影響を受けない。季節性は子馬の大部分が晩冬から春に産まれるという事象によってつくられている。子馬らは前年から環境中に存在した感染能を持つ回虫卵にさらされ，速やかに感染が成立する。約5カ月齢で寄生する回虫の虫体数，および排泄される虫卵数はピークに達し，その後，子馬の免疫応答が強くなるに従って急速に減少する（Fabiani, Lyons, and Nielsen, 2016）。こうした虫卵による環境中の汚染のピークは，子馬が産まれた時期によって夏もしくは初秋になる。翌年に産まれる子馬に感染すべく越冬して生存し続ける虫卵の割合はわかっていない。

大円虫

大円虫のプレパテント・ピリオド（PPP）は長いので，放牧期に感染した幼虫が成熟する数カ月後には次の放牧期が迫っている。大円虫の長いプレパテント・ピリオドは，効率の悪い繁殖活動（例えば，雪の中に虫卵を排泄してしまうなど）を減らすように進化した結果である。冬を巧みにまたぐプレパテント・ピリオドは，虫卵の孵化と幼虫の成長に適した気候条件への適合を可能にしている。

寄生虫コントロールの観点からは，生活環が成立する期間が長いので，大円虫はとてもコントロールしやすい（第7，12章参照）。

小円虫

小円虫の生活環，少なくとも成熟にかかる期間は大円虫に比べて非常に短い。しかし発育抑制がかかった場合，全体の寄生期間の長さは2～3倍になるだろう。次の世代の新しい幼虫の感染は放牧期に起こり，放牧期が終わる前に幼虫は早くも成熟を迎えて産卵を始める。こうして形成される個体群が，夏季顕性化現象（summer rise）と呼ばれる円虫卵数の増加の要因であろうと1986年にHerdは報告している。一方で成熟しなかった幼虫群は，盲腸または腹側結腸の粘膜内で，EL_3のまま長期にわたって成長が抑制される。最終的に腸粘膜内の線維性嚢胞の中で，EL_3は後期L_3（LL_3）を経てL_4に成長する。成熟するまでに宿主の体内で2年以上を過ごすこともある（Gibson, 1953）。

その後，粘膜の嚢胞から虫が出てきて，繁殖を始める。繁殖時期はしばしば，その地域の放牧の開始時期と同期している。したがって，北方の気候においては3～5月にかけて春季顕性化現象（spring rise）と呼ばれる円虫卵数の増加が観察される（Poynter, 1954；Duncan, 1974）。この現象は実質的に，環境が幼虫にとって感染能を獲得するまでに成長しやすい状態になってから，虫卵の排泄が始まるということである。野生環境での自由放牧群では，この時期というのは免疫がなく，感染しやすい幼い馬が栄養を摂取するために草を食べる練習を始める時期でもある。

小円虫が腸管の組織内でこれほどまでに長期にわたり成長が抑制されることは，家畜に寄生する線虫の中ではほかに類をみない。ある種の線虫は宿主の色々な組織内で成長が抑制される。例えば，犬の内臓の組織内における犬回虫 *Toxocara canis* や犬鉤虫 *Ancylostoma caninum*，あらゆる中間宿主の筋肉組織内における旋毛虫（トリヒナ）*Trichinella spiralis*，繁殖牝馬の腹側の腹壁内における馬糞線虫にもみられる。しかし，1年以上にわたり成長が抑制された状態で腸管内に残り続ける種や亜科はほかにない。2年以上，成長が抑制された状態で生存し続ける個体群の存在は，進化圧がかかった結果のはずであるが，このようになるまでの進化の正確な選択要因については推察の域を出ない。このような適応は，選択された生息地の環境の状態が虫の成長に適さない，あるいは適した状態の持続期間が非常に短い場合には理にかなっているといえるだろう。また，大昔の馬の祖先が生息域を大きく周遊する動物で，青草を十分に摂取できる土地に再び戻ってくるまでに1年以上かかっていたという場合も，その理由として理解ができる。幼虫は環境中で通常は1年以上生存することができないので，発育抑制が長期的にかかることで，活力があり，繁殖できる個体群を確保する仕組みをつくっている。そして環境中に排泄された虫卵は，幼虫となってわずか数週間以内に感染を達成すべく，新しい青草に付着する。

被嚢したステージの小円虫は，いかなる駆虫薬をどんなに投与しても，駆除されにくい点には留意すべきである。したがって，もしも感染馬が非常に集中的に治療を受けた場合，幼虫に効果的な駆虫薬を用いたとしても，いったんはただちに0になった円虫の虫卵数は数週間でもとに戻ってしまうだろう。結局，馬を無菌的な状態で舎飼いにしておいたとしても，小円虫の虫卵は糞便中に再びあらわれる。コントロールするという観点からは，馬が新しい環境に移動する際には，常に体内の小円虫の個体群とともに移動することになるだろう。そのため，反芻動物の寄生虫コントロールでは効果を発揮した駆虫して移動するという戦略は，馬では決して功を奏さない。つまり，小円虫の根絶は実現不可能であり，望むべきではない。

ウマバエ

幼虫が胃に寄生するウマバエの成虫はハエ（双翅類）で，大部分のほかの自由生活を営む節足動物と同じ一般的な季節にウマバエも成虫になる。そのため虫卵は晩春から秋にかけて馬の被毛に産みつけられるが，温帯の気候では秋の終わりには霜が降りるため，成虫は活動ができなくなるといわれている。ウマバエの幼虫は環境の厳しい気候条件を避ける戦略として，宿主の体内で越冬する。ウマバエの寄生世代（口腔内と消化管内の幼虫）は，夏から秋にかけて季節性にあらわれ，新しい幼虫の寄生は成虫の産卵が終わるまで続く。

コントロールの観点からは，成虫が産卵しなくなる時期まで待ってからの1年に1回の駆虫が最も効果的である。通常は晩秋に行うのが良い。

寄生虫対策への適応

生き残って次の世代へ命をつなぐため，寄生虫は我々が講じる対策に対し，遺伝子レベルで適応する。駆虫薬に耐性を持つ線虫は，駆虫されても生き残ることができるだけでなく，それよりもさらに重要な進化は，駆虫されても繁殖効率が実質的に変わらないことである。

一部の寄生虫がみせる不規則的な特徴や反応は，おそらく寄生虫対策に対抗するための，寄生虫の生物学的な変化のあらわれなのだろう。例えば，回虫や蟯虫はこれまで若馬が感染する寄生虫だと考えられてきた。これらの寄生虫が成馬から発見されるという状況は普通ではなく，症例報告や文献として報告する価値があった。しかし近年では，多くの臨床獣医師が，成馬における回虫の成虫の感染と，症状を伴う蟯虫の感染に遭遇している。このような普通ではない状況がみられる理由として，1つ考えられることは，単純に線虫の個体群が必要に迫られて，より広範な宿主に寄生するように適応したということである。野生化した馬の群れでは毎年子馬が産まれるので，全体のうち若馬がかなりの割合を常に占める。そのため，蟯虫と回虫は確実に感染しやすい宿主のもとにたどり着くことができる。しかし，管理されている飼育下の馬の群れでは，馬の繁殖も管理下にあるので，牧場によっては若馬が1頭もいないという状況もある。もし若馬がいたとしても，若い馬はしばしば集中的な駆虫対策を受けている。なので，今までにはなかった徹底的な駆虫を施されていない成馬のようなレフュジアが，寄生虫にとってはどちらにせよ好都合となる。

虫卵再出現期間（ERP）の短縮については駆虫薬耐性の出現に関連して第8，10章で論じるが，これも寄生虫のコントロールに対するまた別の適応の例である。年間を通じて一定の間隔で駆虫を行うことが，より短期間で成熟し平均よりも早く産卵する寄生虫の株を選択するというのはもっともなことである。この理論はまだ調査研究にて実証されてはいない（Kooyman et al., 2016）が，現在のエビデンスからは，ERPの短縮には主に駆虫薬耐性が関連していることが示唆されている（第8章参照）。

臨床獣医師は，寄生虫対策がもたらす良い面（虫卵汚染濃度の低下，寄生虫体数の減少，生産性の向上）ばかりではなく，選択圧がかかることによって生物の多様性が損なわれるという，潜在的な悪い面についても考え始めなくてはならない。我々が寄生虫をなんとか対策しようと激しく努力するならば，寄生虫はそれに対して適応するか死ぬかのどちらかしかない。そして，母なる自然は絶滅を簡単には許さない。

参考文献

Chubb, J.C., Ball, M.A., and Parker, G.A. (2009) Living in intermediate hosts: evolutionary adaptations in larval helminths. *Trends Parasitol.*, 26, 93–102.

Duncan, J.L. (1974) Field studies on the epidemiology of mixed strongyle infection in the horse. *Vet. Rec.*, 94, 337–345.

Fabiani, J.V., Lyons, E.T., and Nielsen, M.K. (2016) Dynamics of *Parascaris* and *Strongylus* spp. parasites in untreated juvenile horses. *Vet. Parasitol.*, 30, 62–66.

Gibson, T.E. (1953) The effect of repeated anthelmintic treatment with phenothiazine on fecal egg counts of housed horses, with some observations on the life cycle of *Trichonema* spp. in the horse. *J. Helminthol.*, 27, 29–40.

Herd, R.P. (1986) Epidemiology and control of equine strongylosis at Newmarket. *Equine Vet. J.*, 18, 447–452.

Kooyman, F.N.J., van Doorn, D.C.K., Geurden, T., *et al.* (2016) Species composition of larvae cultured after anthelmintic treatment indicates reduced moxidectin susceptibility of immature *Cylicocyclus* species in horses. *Vet. Parasitol.*, 227, 77–84.

Kuzmina, T.A., Lyons, E.T., Tolliver, S.C., *et al.* (2012) Fecundity of various species of strongylids (Nematoda: Strongylidae) – parasites of domestic horses. *Parasitol. Res.*, 111, 2265–2271.

Poynter, D. (1954) Seasonal fluctuations in the number of strongyle eggs passed in horses. *Vet. Rec.*, 66, 74–78.

Reinemeyer, C.R. and Nielsen, M.K. (2014) Review of the biology and control of *Oxyuris equi*. *Equine Vet. Educ.*, 26, 584–591.

Reinemeyer, C.R., Smith, S.A., Gabel, A.A., and Herd, R.P. (1986) Observations on the population-dynamics of 5 cyathostome nematode species of horses in Northern USA. *Equine Vet. J.*, 18, 121–124.

Sinniah, B. (1982) Daily egg production of *Ascaris lumbricoides*: the distribution of eggs in the faeces and the variability of egg counts. *Parasitology*, 84, 167–175.

第2部
馬の寄生虫対策の基本方針

第6章 薬剤に頼らず寄生虫の感染を減らす

本章で必要となる，いくつかの寄生虫に関連する専門用語を解説する。

用語の定義

- 汚染（contamination）：環境中に繁殖産物（例：円虫卵）が導入されることである。大部分の馬の寄生虫においては，宿主による排便を通して汚染が始まる。

- 感染能獲得までの形態の変化（トランスレーション，translation）：繁殖産物（例：円虫卵）が感染能を持つステージ（例：第3期幼虫〈L_3〉）へその形態を変化させる一連の出来事を指す。馬に寄生するほとんどの寄生蠕虫は，病原性に関わらず，常に宿主体外の環境中で成長して感染能を獲得する。

- 感染性（infectivity）：環境中で感染能のあるステージが感染する可能性のことである。例えば馬の円虫の感染性は，L_3が感染するリスクのことである。感染性とは宿主ではなく環境の状態をあらわしており，例を挙げるならばL_3の単位放牧地面積当たり，または単位飼い葉重量当たりの個体数といった，量をあらわす指標である。感染性は，感染リスクの高さをあらわしている。

はじめに

寄生は周期的な生活環のプロセスが進行する過程で起こるので，理論的には生活環の途中でプロセスの進行をどこか1カ所でも遮断することにより，寄生虫の感染を妨害し，次世代の繁殖を防ぐことが可能である。これまでの寄生虫対策の大部分は，寄生虫の生活環のうち宿主の体内にいる期間に重点を置き，もっぱら化学薬品である駆虫薬の投与に頼ってきた。効果的に新たな感染を防ぐためには，駆虫薬を馬が寄生虫に感染したとき（馬が感染能を持つ寄生虫の幼虫を摂取したとき）から汚染が起こるとき（寄生虫が馬の体内で繁殖能を持つステージに成熟するとき）までの間のどこかで機能するようにしなくてはならない。しかし，寄生虫感染を防ぐ方法には，宿主，寄生虫，環境に対して，駆虫薬に頼らない様々な戦略を用いる選択肢もある。

汚染を抑制する方法

ほとんどの寄生虫対策は，環境がそれぞれの寄生虫の繁殖産物に汚染されるのを防ぐことに主眼が置かれている。いったん，虫卵が環境中に入ってしまったら（これを汚染と呼ぶ），その後この虫卵がどうなるかは，ほぼ周囲の状況次第で決まる。もしも虫卵を含んだ糞便が排泄されたときの環境の状態が，感染能獲得までの形態の変化に適していた場合，その糞便排泄は差し迫った感染の脅威となる。反対に，感染能獲得までの形態の変化に適さない気候条件や，不適当な場所に虫卵が産み落とされるような季節の間は，環境汚染があったとしても寄生虫学的には基本的に何の影響もみられない。気候条件や場所が感染能獲得までの形態の変化を抑制するのであれば，寄生虫対策の観点からは，糞便による汚染は全く問題にならない。

伝統的な駆虫薬を用いた寄生虫対策を実施するうえでは，寄生虫の生活環において汚染を防ぐ（環境中に新たな虫卵を導入させない）ことが最後の対策の機会となるわけだが，汚染をこれまでどおり単純に抑制することだけが唯一の理論的な手段ではない。例えば蟯虫の雄，または雌に対して，繁殖能力を奪う処置を行って出生率をコントロールすれば，寄生虫の成虫を殺さなくても受精卵による環境汚染を減らすことができるので，非常に効果的な対策となるだろう。これから詳しく述べるのは，汚染を減らすために我々が実施できる実用的または理論的な方法である。

糞便中の虫卵を減らす

糞便中に排泄される虫卵数が比較的少ない馬が放牧地で排便しても，感染性が危険なレベルに達することはない。糞中虫卵数（FEC）が100～200個/g（EPG）の馬は，環境条件が感染能獲得までの形態の変化に適していたとしても，放牧地の感染性にはおそらくほとんど影響を与えない（第8章参照）。

なぜ特定の馬の糞便には比較的少ない円虫卵しか含まれないのか，その理由としては次の4つが考えられる。1つ目はその馬が遺伝的に，きわめて少ない虫卵数しか排泄しない，低汚染源としての形質を持っているということである。このような馬は駆虫しなくても，生涯にわたって排泄する虫卵数は少ないままである。したがって，低汚染源である馬は，季節に関わらず実質的にどんなときでも，群れのほかの馬が受けるような悪影響を受けることなく放牧することができるかもしれない。

2つ目の理由は，これまで感染性の低いレベルにしか曝露されてこなかったということである。線虫の寄生は量的な事象のため，宿主が多くの感染能を持つ幼虫にさらされることがなければ，多数の虫が寄生し成長することもない。この理由が当てはまる馬というのは，感染性にさらされる機会を制限されて管理されている（例えば，常に舎飼いである）か，非常に低い放牧密度で放牧されている（例えば，2ヘクタールにつき1頭）か，または気候条件が円虫の感染能獲得までの形態の変化に適していない地域（例えば，アメリカ南西部〈訳者注：砂漠気候〉）で管理されている馬である。

3つ目の理由は，最近駆虫が実施されたということである。効果的な駆虫薬（定義上は95%より高い糞中虫卵数減少率〈fecal egg count reduction：FECR〉を持つ）が使用されれば，駆虫後の一定期間は確実にFECが減少する。この期間のことを，虫卵再出現期間（egg reappearance period：ERP，詳しくは第10章参照）と呼ぶ。ERPの期間内は，それぞれの駆虫薬で治療された馬が放牧地の大きな汚染源になることはない。しかし，使用された駆虫薬に対して寄生していた毛線虫亜科（小円虫）が耐性を獲得していた場合には，FECは変わらないか，もしくはERPの期間がより短縮される。

FECが少ない，または全くない理由として考えられる4つ目の可能性は，それまでの放牧期間中に宿主に曝露した小円虫が，宿主の寄生虫に対する免疫を刺激して，成虫の産卵数を減少させたということである（Monahan et al., 1997）。

排便する場所のコントロール

一部の大都市圏において，公共の移動手段としての馬車などの乗りものを曳いているウマ科動物は，公共の道路を汚さないように，糞便を収集するためのおしめを着けなければならない。日常的な馬の管理において，おしめに糞便を集めるという方法は非現実的ではあるが，環境を効果的に汚染から守り，大部分の寄生虫の伝播を完全に遮断することができる。

環境の汚染を抑制する，より実現可能な方法は，気候条件が感染能獲得までの形態の変化に適した季節の間は，高い汚染源となる馬（第8章参照）を放牧しないことである。

糞便の定期的な除去

もしも糞便を簡単に取り除ける場所に馬が排便するのであれば，環境汚染を最小限に抑えることができる。糞塊が無傷の状態であるうちならば，馬の糞便はほぼ完璧に除去することが可能である。したがって舎飼いの馬の糞便は，馬が馬房の中で糞塊をぐちゃぐちゃにしてしまわないうちに，頻繁に取り除くことが望ましい。放牧地に排泄された糞便は，雨や食糞性コガネムシ，野鳥やその他の虫を食べる野生動物などによって荒らされないうちに回収すべきである。このような糞便除去の最適なタイミングは，円虫卵が孵化し感染能を持つL_3へと成長する割合に影響を与える気候や季節，つまり気温と降水量によって大きく変わる。敷料を敷いたパドックや砂場からは，そこまで頻繁に糞便を拾い集めなくても良いかもしれない。このような場所における円虫感染のリスクは非常に小さい。なぜなら，幼虫の生存に必要な保護的環境を提供する，もしくは馬が幼虫とともに食べてしまう植物がこうした土地には生えていないからである。

検疫の実施

新しい牧場に到着した馬は，ほかの先住馬とともに放牧する前に検疫を受けるべきである。検疫を実施することの寄生虫学的な目的は，その土地にはいなかった新しい寄生虫や，遺伝的に異なる寄生虫が導入されてしまうことを防ぐ，あるいは最小限に抑えることである。防がなくてはならないのは，例えば，よく管理された群れでは普通ほとんどみつからない普通円虫 *Strongylus vulgaris* のような高病原性の寄生虫である。普通円虫は，現在利用できる全ての種類の駆虫薬に対して，耐性を持たないとされている。よって，実質的に広域スペクトルを持つ駆虫薬の投与であれば成虫を駆除できる。しかし，1つ覚えておかねばならないことは，全ての駆虫薬が普通円虫と無歯円虫 *Strongylus edentatus* の移行期の幼虫にも効果があるわけではない，ということである。

馬の飼い主は，駆虫薬耐性を持つ寄生虫が不用意に牧場に導入されないよう，特に注意しなくてはならない。特定の種類の薬剤に対する耐性を持った小円虫や馬の回虫 *Parascaris* spp. の株（系統）が，新しく到着した馬を通して運ばれてくることがあり得る。新しく到着した糞便中に虫卵が認められる馬に対して，検疫を実施するためのアプローチとしては，まずその牧場で一般的に用いられている薬剤を使って駆虫を行い，駆虫から14日後の糞中虫卵数減少試験（FECRT）が終わるまでは舎飼いにしておく方法がある。もしこのときの結果が良好（ほとんどの薬剤で95％以上のFECRが認められる，第10章参照）であれば，その馬は放牧することができる。もし結果が良くなければ，作用機序の異なる駆虫薬を用いて，ただちに駆虫し直さなくてはならない。

ただし，この戦略は潜在的な（未成熟の）幼虫感染に対しては有効ではない。なぜなら，幼虫が寄生しているという事実は調べようがなく，また，幼虫に対する駆虫薬投与の効果判定はすぐにできないからである。回虫や円虫亜科（大円虫）の幼虫，および被嚢した小円虫の幼虫の駆虫は，第7章を参照いただきたい。

多くの牧場が実施している伝統的な検疫プログラムとは，単に新しい馬が入厩したら駆虫薬を投与して数日間馬房から出さずにおき，その後放牧に出すというだけのものである。これはおそらく，その馬が一般的な放牧地に放される前に，消化管内からどんな新しい株の寄生虫の虫卵も排泄されきって糞便中に出なくなるようにしてから放すという考え方である。しかしこうした方法は，第4部のCase 5（p.155）のように，全く機能しないこともある。

放牧地の衛生管理

放牧地を衛生的に保つためには，定期的に糞便を除去する必要がある。もし放牧地を清掃する間隔が，虫卵が感染幼虫へと成長する期間（第3章参照）よりも短ければ，馬に幼虫を入り込ませず感染を防ぐことができる。放牧期間のうち暖かい季節の数カ月間は，虫卵がL_3へ成長するのに7～10日間しかかからないので，糞便掃除はこれよりも短い間隔で実施しなくてはならない。涼しい季節の数カ月間では，その間隔は長くなるだろう。可能であれば，10 mm以上の雨による降水量が予想される場合にはいつでも，予定していなかったとしても放牧地を清掃すべきである。なぜなら，雨粒が強く当たることで糞塊が機械的に破壊され，虫卵や幼虫が拡散されてしまうからである。

放牧地を衛生的に保つためには，時間と労力がかかる。伝統的に糞便の除去には，ボロかきやホウキ，シャベルが用いられてきた。ところが現在は，ゴルフ場の管理のために製造されているいくつかのタイプの機械が，糞便を地面から掃除機のように吸い上げたり，自動的に拾い集めたりするのに転用することができる。このような機器のユニットはトラクターや4輪バギーに取り付けて牽引するので，非常に効率が良い。放牧地の衛生管理は，放牧に利用できる土地が限られている小さな牧場ではより実施しやすいだろう。牧場が大きければ大きいほど必要になる労力も大きくなるが，一流の生産牧場や調教施設では労力に糸目を付けずに，放牧地を衛生的に保つ財源を持っているかもしれない。もしも放牧地の衛生管理プログラムを頻繁に行うことができれば，駆虫がほとんど必要でなくなる。かつて，放牧地用の掃除機を使って1週間に2回糞便を除去する効果を評価し，その結果を駆虫薬の投与と比較する研究が行われた。感染性の量的な評価に基づけば，放牧地を衛生的に管理する方法によって，無処置のコントロールに比べ，幼虫の個体数濃度は1/18に減少し，また駆虫薬の投与だけに比べ4倍も効果があった（Herd, 1986a）。さらにこうした同様の研究によって，掃除機を用いて吸引するよりも自動的に掃き集める機械を用いた方がより現実的であることもわかった（Herd, 1986b）。

糞便が馬房から収集されようと，放牧地から収集されようと，寄生虫学的なリスクを最小限に抑えるためにはそれらをきちんと堆肥化すべきである。第3章で述べたように，円虫の幼虫と虫卵は40℃を超える温度の中で生存することはできない（Nielsen et al., 2007）。効果的な堆肥化を行うと70℃の熱が発生し，糞便中の寄生虫を効果的に殺せるはずである。ウインドロウ・コンポスティングという堆肥化の方法で，馬の回虫卵がどの程度生存するのかを調べたある研究では，35～55℃の温度範囲においてわずか8日間で全ての虫卵が死滅した（Gould et al., 2013）。さらにこの研究では，円虫卵はたった2日間で完全に死滅した。しかし，堆肥化には有機的な材料を頻繁に切り返す必要がある。もし切り返しを行わなければ，堆肥の山の内部に温度の異なる層ができて，外部に近い層は寄生虫の成長に適した状態のままになってしまうことがある。条虫のアノプロセファラ属（裸頭条虫属）*Anoplocephala*の虫卵がどの程度の熱に耐えられるのかは，ほとんど何もわかっていないが，効果的な堆肥化で生じる高温下では死滅するだろう。

糞便除去がもたらす潜在的なデメリットは，放牧地の生態系にとって価値のある栄養分が失われることであり，そのため追肥が必要になるかもしれない。しかし，堆肥化を経た糞便ならば，寄生虫の感染リスクを気にすることなく，放牧地に散布することができる。

感染性を抑制する方法

放牧密度

放牧密度は寄生虫感染に影響を及ぼす非常に重要な要因である。どんな管理をしようとも，過密放牧は良い結果をもたらさない。おそらく野生の馬や遊牧している馬は，比較的寄生虫感染症にかかりにくかったであろうが，馬がいったん家畜化されて人工的な囲いの中で暮らすようになってからは，もはや線虫の接近を避けることができなくなった。

適切な放牧密度を見定めるのは難しい。なぜなら，土壌の性質，牧草の種類や品質，地域の降水量，馬が求める広さと栄養条件などのあらゆる要因に左右されるためである。経験的には1頭当たり0.5～1ヘクタール（1～2エーカー）の面積があれば過密放牧にはならないが，放牧密度が適切かどうかを評価するためには，放牧地を調べるのが一番良い。多くの状況下で，芝生エリアでは牧草の丈が5～7 cmよりも短くなってはならない。そして，馬が排泄をする荒野エリアの草は食べずに残されていなくてはならない。

牧場が所有する群れの大きさと放牧地の広さは決まっているので，放牧密度の管理を達成することはしばしば困難である。特に放牧地の広さは簡単には広げられない一方で，人間の性質上，時とともに群れの大きさを大きくすることはあっても，小さくすることはあまりない。もし可能であれば，夏の放牧期には土地を追加で借りるか，馬を別の牧場に預けるという方法は役に立つ選択肢である。放牧地が過密放牧によって傷むのを避けるため，短期的な一時しのぎであれば，放牧地で馬に補助的な給餌を行うという方法もある。しかしこの場合は，給餌する飼い葉が唯一の栄養源ではない限り，何か予防策を講じなければ，放牧地の過密による傷みが訪れるのは遅くはなっても避けられはしない。放牧地の衛生的な管理は，飼養頭数が多すぎて放牧地が過密になる問題を抱えた牧場において，寄生虫をコントロールするために最も効果的な解決策である。

放牧地のハローがけ，草刈り

牧草にとってみれば，馬の存在は脅威である。馬が持つ硬く鋭い蹄は牧草の葉や茎を切りつけ，土壌を踏み固めてしまう。そのうえ，草食動物の中でも特に馬の糞塊は大きく，放牧地を荒地エリアと芝生エリアとに使い分ける馬の特性から，放牧地にまばらに草丈が高く伸びすぎる場所ができてしまう。したがってほとんどの馬の飼養管理者は，放牧地にハローまたはドラッグ（訳者注：引きずるの意）と呼ばれる農機をかけて糞塊を破砕し，馬が食べないために丈の伸びすぎた荒地エリアと雑草の草刈りをして，放牧地が均一にみえるようにする。こうしたごく一般的な管理方法を実施することが，予想外の結果をもたらすことがある。

これまで，ハローをかけることは，寄生虫感染を減らすことにつながると広く信じられてきた。なぜなら，無傷な糞塊の内部では円虫の卵や幼虫が守られているからである。糞塊を破砕し広くばらまくことで，自由生活ステージの寄生虫を生存しにくい環境条件にさらすことができる。しかし，第4章で述べたように放牧地全体に均一に糞便が広がっていると，馬は糞便のないエリアで草を食べる性質があるため，どこで草を食べて良いか混乱してしまう。それにより，寄生虫の感染性が上がったエリアでも草を食べるなど感染する機会が増えることになる。また同様に，荒地エリアは草丈が高いので，湿度も高くなっており，幼虫の感染能獲得までの形態の変化に適した環境になっていることから，荒地エリアと背の高い雑草の草刈りを行うことで放牧地が乾燥し，幼虫は生存しにくくなると広く考えられてきた。しかし，円虫のL_3は乾燥に非常に強いことが証明されていることに留意すべきである（第3章参照）。だが，これはL_3が無傷の糞塊の内部にあるときに主に適応されるので，草刈り，チェーン・ハロー，ドラッギングによって糞塊の破壊が促進されているならば，周囲環境が乾燥することで，L_3の生存率は低下する。

そのようなことから，放牧地にドラッグをかけたり草刈りを行ったりしている間は，放牧地に馬を放さないようにすることを推奨する。しかし問題は，「その放牧地をどの程度休ませておけば良いのか？」ということである。推奨される休牧期間は地理的な位置，気候，季節，最近の天気，飼い葉の種類，放牧密度，土壌の性質などによって異なる。北欧，アメリカ北部，カナダなどのような温帯気候で夏に割と涼しい地域では，何カ月間も温度と湿度が円虫の L_3 の生存に適した状態が続く。したがって，草刈りやハローがけを行った年は，その放牧地には馬を放さない方が良い。一方で熱帯や亜熱帯気候の地域における夏の気温は，主な寄生虫の伝播にはしばしば暑すぎる。そのため亜熱帯気候においては秋，冬，春の方が寄生虫の伝播により適しており，これらの季節に草刈りとハローがけ，そしてその後の休牧期間を考慮する場合には，温帯気候の北方地域において夏に実施するのと同様に考える。しかし，暑くても乾燥している地域では，しばしば無傷の糞塊内で L_3 が生き残るので，乾期に糞塊の機械的な破砕を実施することで，幼虫の生存数を減らすことができる。放牧地にいるステージの円虫の成長と生存についての詳細は，第3章を参照いただきたい。

1930年代に実施されたという，興味深い調査がある。冬は寒く雪が降り積もる地域において，放牧期の終わりに放牧地をハローがけすることで，円虫の幼虫の冬の間の生存数が著しく減ったというものである（Parnell, 1936）。おそらく糞塊の破砕は，幼虫に対する環境からの影響をより受けやすくしている。

輪換放牧

輪換放牧を行う理由は様々である。栄養源として牧草の利用を最適にする方法としても行われる。この目的の場合は，馬が同じ放牧地に再び戻ってくる前に牧草が伸びるよう，約2〜4週間の比較的短い間隔を休牧期間とする。

寄生虫学的な見地からは，馬群をある放牧地から別の放牧地へと移動させることで，円虫の生活環を断ち，効果的に寄生虫の伝播を減らすことができる。しかし，そのためにはタイミングを計ることが最も重要である。同じ年に馬を放牧地に戻す場合は，気候や天気によってその時期を決定する。温帯気候の北方地域では放牧地の感染性が青草のある放牧期を通して著しく下がることはない。経験的に，放牧地から寄生虫を一掃するためには，北方の地域であれば冬を挟んで翌年の初夏まで休ませる必要がある。一方，熱帯気候においてはわずか2〜4週間の休牧で放牧地の幼虫の個体数は大幅に減少する（Barger et al., 1994）。

温暖な地域であれば，真夏の時期に馬群をその年にそれまで使っていなかった放牧地へと移動させる。このプログラムは，乾草の生産（放牧期の早い時期に牧草を刈り取り，天日干しをして収穫する）にとっても都合が良く，こうした放牧地はたいてい7月初旬には放牧する準備が整う。

混合放牧，交互放牧

同じ放牧地において放牧する動物種を変更することは，寄生虫感染を減らす効果があることが示されている。このときにカギとなるポイントは，変更する2種類の動物種は同じ寄生虫には感染しない種を選ぶことである。そのため，牛と羊を交互に放牧するよりも，牛と馬を交互に放牧する方がより望ましい（交互放牧）。この方法がもたらす利益には以下の3点が挙げられる。①放牧地を家畜の栄養源としてより効率的に利用できる。② L_3 が非固有宿主に摂取された場合には，寄生虫の生活環を断つことができる。③荒地エリアの草が消費されることで，自由生活ステージの寄生虫の生存数を減らすことができる。

牛と羊をそれぞれ馬と一緒に混合放牧した場合についても，調査が行われた。混合放牧は寄生虫感染を減少させるが，馬と反芻動物を同時に放牧することで放牧密度が上昇してしまう欠点がみられた。別々にして交互に放牧する方がより効果的だった。しかし，反芻動物に寄生するいくつかの寄生虫は，馬にも寄生するということに留意しておかなくてはならない。ある研究において，シェトランドポニーと羊を混合放牧したときの効果について調査がなされ，その結果，全体の円虫感染は減少したが，ポニーにおける *Trichostrongylus axei* の感染率は増加した（Eysker et al., 1983；Eysker, Jansen, and Mirck, 1986）。同様に，馬は肝蛭 *Fasciola hepatica* に感染する可能性があり，その地域の反芻動物に肝蛭の流行がみられる場合には注意が必要である（Quigley et al., 2016）。

しかし，おそらくたいていの馬主は混合放牧もしくは交互放牧を効果的に行えるほど，十分な頭数の反芻動物を同時に所有していないため，実行されることはきわめて稀であろう。それでもイギリス諸島の多くの馬の牧場では，馬と一緒にしばしば牛を放牧したり，馬がパドックや放牧地で牧草を食べ終わったあとに羊を放したりする方法がみられる。

もう1つの戦略的な放牧方法として，牛と羊で研究されている，年齢の異なる動物を一緒に放牧する方法がある。この放牧方法は，年をとった動物やより抵抗力のある動物は，若い動物よりも寄生虫に感染する程度が小さく，FECも少ないという調査結果に基づいている。年をとった家畜と若い家畜を同時に放牧することで，年をとった宿主は大きな影響を受けずに感染幼虫を摂取し，そのために若い動物がさらされる放牧地での感染リスクが次第に低下していく（Nansen et al., 1990）。この方法を馬の放牧に取り入れるためには，成馬と若馬を同じ放牧地で管理しなくてはならない。

さらに別の戦略としては，反芻動物の放牧方法である先行・後追い放牧と呼ばれる方法がある（Leaver, 1970）。この方法は，先に若く寄生虫に感染しやすい動物の群れを放牧する（先行放牧）。これらの免疫を持たない宿主は糞便中に高濃度の虫卵を排泄し，放牧地を重度に汚染すると考えられる。そして，放牧地の汚染濃度が危険なレベルにまで到達する前に，若い動物をその放牧地から移動させ，年をとった免疫を持つ宿主の群れを放牧する（後追い放牧）。後追い放牧された動物は，先行の動物よりもはるかに多くの寄生虫の幼虫を摂取することになるが，健康や生産性に対する影響をあまり受けない。この方法をとるもう1つのメリットは，両方の年齢群が牧草を栄養源として効果的に利用できることにあるが，そのためには年をとった動物群が大量の幼虫の摂取に耐えられるほど，十分に後天的免疫を獲得している必要がある。馬では先行・後追い放牧は評価が行われていない。しかし，大規模生産牧場であれば離乳馬または1歳馬（イヤリング）を特定の放牧地に先に放牧し，そのあとに成馬の群れを放牧することができるであろう。おそらく同様に，大量の虫卵を排泄する馬（若馬もしくは高濃度汚染源である馬）を先に放牧し，あとから低濃度汚染源である馬群を放牧することも可能である。この場合，後追い群は放牧地で非常に多くの幼虫にさらされるが，排泄する虫卵数は低いままであろう。この先行・後追い放牧は馬の放牧方法としてはまだ完全に実験段階であり，科学的な評価は行われていない。

放牧地の更新

牧草の品質を良好に維持し雑草を増やさないようにするために，放牧地は定期的に更新するべきである。放牧地をすいて耕し，種をまき直して施肥をすることもまた，自由生活ステージの寄生虫の個体群に対し，大きな影響を与えることができる。例えば，円虫の幼虫は放牧地をすかれても，30 cmの深さの土の下で生き残るばかりでなく，地表へ戻ることもできる。しかし，この移動によって幼虫は生命が脅かされるほどのエネルギーを消費し，感染能も同様に影響を受ける。

回虫卵に至っては，このような限界はない。感染能を持つステージが卵殻の中にあるので，耕されることによって土の中に埋められてしまうと地表には戻ることができない。そのため，子馬や1歳馬が放牧されていた放牧地の土を耕して返すことは，非常に有効な回虫対策の手段になり得る。しかし豚の回虫の研究で，虫卵は土の中に埋められても数年間生存し，放牧地が再び耕された際に地表に戻った虫卵も動物に感染する能力がある，ということが証明された（Mejer, 2006）。これは馬の回虫の虫卵についても同様である。

感染能獲得までの形態の変化を抑制する方法

宿主の体外に出た繁殖産物に対するコントロール（例えば，感染能獲得までの形態の変化を止める，感染性を減らす）は寄生虫対策の最後の砦である。とりわけ，これから述べるような新しい方法が持続可能で，かつ管理の実施が遺伝的な選別につながらないならば，大変理想的なアプローチとなるだろう。

線虫を捕食する真菌

Duddingtonia flagrans は，自由生活をする真菌で，草食動物の糞便に自然発生する。真菌の胞子は，家畜の消化管の中でも生存し続け，環境中に出たあとも糞便中で成長する。そして，糞中で孵化した円虫の幼虫を捕食して，効果的に殺滅する（Larsen, 1999）。ダディングトニア属 *Duddingtonia* が線虫に対して殺傷能力を保有していることは，*in vitro* と *in vivo* における多数の研究が証明しているものの，毎日の給餌に真菌の胞子を加える必要があることから，実用化には至っていない。そのうえ，この菌によって期待される幼虫の個体数減少率は30〜90％と，対策として必ずしも効果があるとは言いがたい（Tavela et al., 2011）。ほかの多くのアプローチと同様，ダディングトニア属による対策も実験では良好な試験成績を示すが，標準的な対策現場の状況下ではまだ有用性は見出されていない。

蛍光発光化合物

これまでに調査が行われた，幼虫の感染能獲得までの形態の変化を止めるためのあらゆる方法の中で，最も注目を集めたのは，羊や放牧されている肉牛に対して光力学的キサンテン染料のエリスロシンBを毎日給与する方法であった。毛様線虫に感染している肉牛にエリスロシンBを給与すると，染料が雌の成虫に吸収されてその子孫に受け継がれた（Healey, Smith, and Smith, 1992）。この標識された世代が宿主から虫卵の形で外界に出て孵化した幼虫にも，エリスロシンBが含まれていた。もしも幼虫が環境中で成長し日光にさらされると仮定したならば，紫外線照射によってエリスロシンBが光毒性を呈し，最終的に放牧地で成長段階の幼虫を殺滅する。

感染幼虫にエリスロシンBを取り込ませ，死に至らしめる方法は研究室においては非常に効果的であったが，典型的な家畜の管理状況下ではあまり成果が得られなかった（Hawkins, Johnson-Delivorias, and Heitz, 1986）。その理由として，以下2点の基本的な生物学的な要因が挙げられた。1つ目は，牛の線虫の幼虫は多くの時間を糞便の中で過ごして成長するため，日光にさらされない。2つ目に，幼虫は成長を終えると牧草の根元に移動するので，紫外線に当たるとしても比較的わずかである。もしも馬に応用されたとしても，同じような限界が予想されるだろう。実現するには課題があるものの，この汎用的なアプローチ方法は大変魅力的である。

将来的に，環境が引き金となって活性化する致死遺伝子を特定の寄生虫の個体群に組み込むことで，効果的な感染能獲得までの形態の変化の抑制が可能になるだろう。しかしこの技術は，致死的な病原性を持つ線虫に対して先に開発される。小型反芻動物と牛の線虫が宿主の健康に及ぼす影響は，馬の線虫が及ぼす影響よりも大きいことから，これらの動物で先に実用化されると思われる。つまり，馬での実用化までには非常に長い期間が必要となるだろう。

まとめ

本章では薬剤を用いずに環境の汚染を減少させるための複数のアプローチについて述べた。この中で比較的よく実行されている方法は，糞便を頻繁に除去し堆肥化することだけだが，ほかの方法についても，少ない時間と設備の投資で同様に実施が可能である。重要なことは，多くの現場で唯一の対策手段となっている駆虫薬への依存を減らすということである。

参考文献

Barger, I.A., Siale, K., Banks, D.J.D., and Le Jambre, L.F. (1994) Rotational grazing for control of gastrointestinal nematodes of goats in a wet tropical environment. *Vet. Parasitol.*, 53, 109–116.

Eysker, M., Jansen, J., and Mirck, M.H. (1986) Control of strongylosis in horses by alternate grazing of horses and sheep and some other aspects of the epidemiology of strongylidae infections. *Vet. Parasitol.*, 19, 103–115.

Eysker, M., Jansen, J., Wemmenhove, R., and Mirck, M.H. (1983) Alternate grazing of horses and sheep as control for gastro-intestinal helminthiasis in horses. *Vet. Parasitol.*, 13, 273–280.

Gould, J.C., Rossano, M.G., Lawrence, L.M., *et al.* (2013) The effects of windrow composting on the viability of *Parascaris equorum* eggs. *Vet. Parasitol.*, 191, 73–80.

Hawkins, J.A., Johnson-Delivorias, M.H., and Heitz, J.R. (1986) Photodynamic-action of erythrosin B as a toxic mechanism for infective larvae of bovine gastrointestinal nematodes. *Vet. Parasitol.*, 21, 265–270.

Healey, M.C., Smith, M.B., and Smith, L.D. (1992) The phototoxic effect of Erythrosin-B on 3rd-stage larvae of gastrointestinal nematodes in sheep. *Vet. Parasitol.*, 43, 249–257.

Herd, R.P. (1986a) Epidemiology and control of equine strongylosis at Newmarket. *Equine Vet. J.*, 18, 447–452.

Herd, R.P. (1986b) Parasite control in horses: Pasture sweeping. *Mod. Vet. Pract.*, 67, 893–984.

Larsen, M. (1999) Biological control of helminths. *Int. J. Parasitol.*, 29, 139–146.

Leaver, J.D. (1970) A comparison of grazing systems for dairy herd replacements. *J. Agric. Sci., Camb.*, 75, 265–272.

Mejer, H. (2006) Transmission, infection dynamics and alternative control of helminths in organic swine. PhD Thesis, Samfundslitteratur Grafik, The Royal Veterinary and Agricultural University, Copenhagen, Denmark.

Monahan, C.M., Chapman, M.R., Taylor, H.W., *et al.* (1997) Foals raised on pasture with or without daily pyrantel tartrate feed additive: Comparison of parasite burdens and host responses following experimental challenge with large and small strongyle larvae. *Vet. Parasitol.*, 73, 277–289.

Nansen, P., Steffan, P., Monrad, J., *et al.* (1990) Effects of separate and mixed grazing on trichostrongylosis in first- and second-season grazing calves. *Vet. Parasitol.*, 36, 265–276.

Nielsen, M.K., Kaplan, R.M., Thamsborg, S.M., *et al.* (2007) Climatic influences on development and survival of free-living stages of equine strongyles: Implications for worm control strategies and managing anthelmintic resistance. *Vet. J.*, 174, 23–32.

Parnell, I.W. (1936) Notes on the survival of the eggs and free-living larvae of sclerostomes on pasture. *Scient. Agric.*, 16, 391–397.

Quigley, A., Sekiya, M., Egan, S., *et al.* (2016) Prevalence of liver fluke infection in Irish horses and assessment of a serological test for diagnosis of equine fasciolosis. *Equine Vet. J.*, 49, 183–188.

Tavela, A.D., Araujo, J.V., Braga, F.R., *et al.* (2011) Biological control of cyathostomin (Nematoda: Cyathostominae) with nematophagous fungus *Monacrosporium thaumasium* in tropical southeastern Brazil. *Vet. Parasitol.*, 175, 92–96.

第7章 薬剤を用いた寄生虫対策

そう遠くない過去には寄生虫対策のため，様々な天然物や天然由来成分が馬に投与されていた。こうした駆虫には，ブラック・スープ，カロメル，アニスの実，アロエ，アンチモン，甘草，亜麻仁，水銀などが使われた（reviewed by Lyons, Tolliver, and Drudge, 1999）。想像するに，多くの症例で駆虫による悪影響の方が大きかったと思われる。歴史的に，馬の寄生虫に対して初めて納得がいくような効果がみられた抗寄生虫薬は，ウマバエ *Gasterophilus intestinalis* に有効性が示された二硫化炭素である（Hall, 1917）。続いて，アカザ油が円虫に対して有効であることも発見された（Hall, Wilson, and Wigdor, 1918）。しかし聞くところによると，食欲不振や体重減少などの重い副作用があったようである（Lyons, Tolliver, and Drudge, 1999）。最初に市販された馬の近代的な駆虫薬は，1940年代に登場したフェノチアジンで，その後1950年代にピペラジンが続いた（Lyons, Tolliver, and Drudge, 1999）。

1960年代初頭に市場にあらわれたベンズイミダゾール（BZ）系薬剤が，馬の寄生虫対策に革命をもたらした。これらの新しい近代的な駆虫薬は，歴史上で初めて線虫の生活環を断ち，寄生虫の伝播を防ぐことを可能にした。そして研究者，獣医師，馬の飼い主は，まるでそれが現実的で理想的なゴールであるかのように，こぞって寄生虫の根絶を目指し始めた。

当時の主たる馬の寄生虫の専門家たちは，これらの新しい駆虫薬を適切に使用するためには，生活環の特徴と感染経路を考慮するようにと主張した。彼らは，チアベンダゾールで駆虫したあと，円虫卵が再びあらわれるまでに約2カ月かかることを認め，それに応じた駆虫間隔を設定するように推奨した（Drudge and Lyons, 1966）。これが，馬の寄生虫コントロールの要素として虫卵再出現期間（ERP）が扱われた，歴史的に初めての事例となった（ERPと関連事項について詳しくは第10章参照）。そこで，1年を通して2カ月に1回の駆虫を行うという，包括的な駆虫プログラムが考案された。このプログラムはのちに間隔投与法（インターバルドーズプログラム）と呼ばれ，すぐに世界中の馬関係者に広まった。

間隔投与法の主な駆虫対象は，当時，感染率が非常に高く，馬の主な病原性寄生虫と考えられていた普通円虫 *Strongylus vulgaris* だった。間隔投与法は普通円虫の感染を抑えることに対しては大成功を収めたが，毛線虫亜科（小円虫）の個体群をはじめ，馬の回虫 *Parascaris* spp. も同様に駆虫薬耐性を獲得したことによって，最終的にその包括的な効果はなくなった。駆虫薬耐性が最初に報告されたのは1960年代のことである。そして今や，馬の寄生線虫の駆虫薬として現在認可されている全ての種類の薬剤に対し，耐性がみつかっている（Peregrine et al., 2014）。駆虫薬耐性は，薬剤による馬の寄生虫対策を続けるにあたっての主要な障害であり，馬を駆虫する際には必ず耐性を考慮に入れなくてはならない。

本章では，馬の寄生虫に対して現在使用できる駆虫薬の種類について短くまとめ，駆虫薬を使った寄生虫対策の主な方法を概説する。

駆虫薬

現在馬に使われる駆虫薬の種類は非常に少ない。事実，線虫に対して認可されている薬剤はわずか3種類，条虫に対する薬剤はたったの2種類しかない。最近，製薬業界にてウマ科動物が対象ではない新しい種類の駆虫薬が開発されたが，これですら，最後に馬用の線虫に対する新しい作用機序を持つ駆虫薬が導入されてから，実に30年以上が経っている。

ベンズイミダゾール（BZ）系

ベンズイミダゾール系薬剤の作用機序は，虫体のエネルギー代謝を細胞レベルにおいて阻害することである。ベンズイミダゾールはタンパク質のチューブリンに結合し，微小管を形成するための重合をさまたげる。微小管はテロメアや繊毛などの多くの細胞小器官や細胞構造にとって，重要な構成要素である。多くの構造はエネルギー代謝に不可欠である。ベンズイミダゾールは現在市場に流通している駆虫薬の中で唯一，主な作用機序として代謝を阻害する薬剤である。線虫はエネルギーを貯蔵するための臓器をほとんど持っていないため，絶えず栄養分を摂取し続けなくてはならない。そのため一時的にエネルギー代謝を阻害すると，基本的に線虫は餓死する。腸管内の虫体は死んでから数日で排出される。

歴史的に，チアベンダゾール，カンベンダゾール，フェンベンダゾール（FBZ），オクスフェンダゾール，オキシベンダゾール，メベンダゾール，プロ-ベンズイミダゾール（体内でベンズイミダゾールに変換される）のフェバンテルの全ての薬剤が馬用に認可された。このうちフェンベンダゾールとオキシベンダゾールだけが，現在もアメリカの市場に流通している。

フェンベンダゾールは初の広域スペクトルを持つ馬用駆虫薬であった。馬の駆虫薬は，円虫亜科（大円虫），小円虫，回虫，蟯虫の4種の寄生虫に対して効果がみられるものを，広域スペクトルとしている。高用量（10 mg/kg）で5日間連続投与した場合，フェンベンダゾールでも，回虫や大円虫の移行幼虫，そして被嚢した小円虫の幼虫に高い効果がみられる（DiPietro, Klei, and Reinemeyer, 1997；Duncan, Bairden, and Abbott, 1998）。

オキシベンダゾールを10 mg/kgで使用した場合に馬糞線虫 *Strongyloides westeri* に効果があることがわかり（Drudge et al., 1981a, 1981b），北アメリカで流通しているある製品の取扱説明書には15 mg/kgで使用するよう記載されている。フェンベンダゾールもまた，馬糞線虫に対して効果がみられ（Drudge et al., 1978, 1981a），一部のヨーロッパの国々では馬糞線虫に用いる場合は高用量（50 mg/kg）で使用するよう，取扱説明書に記載されている。

ピリミジン系

ピリミジン系薬剤は1970年代に登場して以来，これまで広く使用されてきた。現在馬に使用できるピリミジン系薬剤には，ピランテルパモ酸塩（国際的に認可されている），ピランテル酒石酸塩（北アメリカ），ピランテルエンボネート（ヨーロッパ），モランテル酒石酸塩（オーストラリア）がある。ピリミジン系薬剤は選択的なアセチルコリン作動薬で，線虫に対して速やかに痙性麻痺を引き起こす。麻痺した寄生虫は，もし腸蠕動によって排出されなかったとしても，摂食行動を行うことができずに餓死する。

ピリミジンは消化管からは吸収されないため，消化管内でのみ効果がある。興味深いことに，ピリミジン系薬剤は消化管内の小円虫の第4期幼虫（L_4）には効果がないとされており，L_4は駆虫を実施しても死なないことが証明されている（Reinemeyer, 2003）。通常，ピランテルパモ酸塩（とピランテルエンボネート）は，世界中で懸濁液またはペーストタイプの製品として利用されている。唯一北アメリカでは，ピランテル酒石酸塩のペレットが製造されており，毎日の給餌に添加する製品として流通している。モランテル酒石酸塩はオーストラリアでペーストと顆粒タイプの製品として利用されている。ピリミジンは広域スペクトル（大円虫，小円虫，回虫，蟯虫に効果がある）を持つ薬剤とされており，さらに葉状条虫

Anoplocephala perfoliata にも効果がある。認可されている通常の用量（6.6 mg/kg）で条虫の80％以上に効果があり（Lyons et al., 1988），2倍の13.2 mg/kgに増量することで95％以上の条虫に効果がみられる（Reinemeyer et al., 2006）。

ピランテル塩類が馬糞線虫に対して効果があるとする科学的な論文は1本もないので，ピランテル系薬剤は馬糞線虫に対しては効かないとみなすべきである。同様に，馬蟯虫 *Oxyuris equi* に対しては部分的な効果があったものの，複数の研究間で駆虫率には大きな幅がみられるため，ピランテルを馬蟯虫に対する第一選択薬にすべきではない（Reinemeyer and Nielsen, 2014）。

マクロライド（ML）系

イベルメクチン（IVM）は1980年代初頭に登場した初のマクロライド（ML）系薬剤であった。マクロライド系薬剤の範囲は非常に広く，抗菌薬と抗寄生虫薬の両方が含まれる。したがって，マクロライド系のうち抗寄生虫薬に分類されるものは，より正確にエバーメクチン系，ミルベマイシン系と呼ばれる（Sangster, 1999）。馬へ使用されるものには，エバーメクチン系のイベルメクチンとアバメクチン，ミルベマイシン系のモキシデクチンがある。

エバーメクチン系もミルベマイシン系も，グルタミン酸作動性塩素チャネル（GluCl）に作用し，弛緩性麻痺を引き起こす。麻痺した線虫は栄養分を摂取することや，寄生すべき宿主体内の解剖学的な部位に積極的にとどまることができず，消化管内の虫体は蠕動によって排出される。消化管内にいるステージの寄生虫に対してはピリミジン系のように即効性があり，駆虫を実施してから48時間以内に効果がみられる。興味深いことに，エバーメクチン系やミルベマイシン系による駆虫を実施すると，駆虫後数週間以内に生じる細胞性免疫の働きで，移行期の大円虫が死滅するようである（Slocombe et al., 1987）。この現象の背景にある仕組みについては，わかっていない。

エバーメクチン系とミルベマイシン系の特性は多くが共通しているが，異なる点もある。これらの薬剤は内部（endo-）の寄生虫と同様に外部（ecto-）の寄生虫も殺すことができるので，抗内外寄生虫薬（endectocides）と呼ばれ，線虫と節足動物に対して効果がみられる。イベルメクチンとモキシデクチンは，消化管内に寄生する全てのステージの線虫を殺滅するだけでなく，大円虫，回虫，糞線虫などの移行幼虫または組織内に寄生するステージに対しても非常に高い効果がみられる。効果のある節足動物には，胃壁や十二指腸の腸壁に付着しているウマバエの幼虫が含まれており（Reinemeyer et al., 2000），さらにイベルメクチンは口腔内にいるウマバエの若齢幼虫に対しての有効性も認められている。また，両方の薬剤とも馬におけるオンコセルカ属 *Onchocerca* spp.（糸状虫）のミクロフィラリアに対しても高い有効性がある（Mancebo, Verdi, and Bulman, 1997；Monahan et al., 1995a）。マクロライド系薬剤は深部組織に入り込んだ糸状虫の成虫を殺すことはできないが，駆虫してから数カ月で糸状虫は明らかに繁殖能力を失う。また，旋尾線虫で馬胃虫として知られ肉芽腫や皮膚病も引き起こすハブロネマ属 *Habronema* やドラスキア属 *Drashia* の幼虫に対しても有効である。そしてどちらの薬剤も，条虫に対しては全く効かない。

モキシデクチンは1990年代中盤に登場した，イベルメクチンよりも親油性が強い薬剤である。モキシデクチンは脂肪組織に蓄積されて，時間の経過とともに徐放性に拡散する。これにより，モキシデクチンにはイベルメクチンとは異なる2つの重要な特徴がある。1つ目は，複数の研究結果からモキシデクチンには被嚢した小円虫に対して60〜80％の範囲で有効性があるということである（Xiao, Herd, and Majewski, 1994；Monahan et al., 1995b, 1996）。したがって，北アメリカではモキシデクチンは幼虫を駆除する効果がある薬剤として認可されているが，対象は被嚢した小円虫の後期第3期幼虫（LL_3）と L_4 に限られている。ところがヨーロッパでは，モキシデクチンは早期第3期幼虫（EL_3）に対しても効果があると認められており，最近報告されたモキシデクチンの投与後に EL_3 が60〜70％減少したとする研究（Reinemeyer, Prado, and Nielsen, 2015；Bellaw et al., 2018）によって，支持されている。2つ目は，モキシデクチンは投薬後16〜22週間にわたって，円虫卵数を抑制すると報告されていることである（Jacobs et al., 1995；DiPietro et al., 1997；Demeulenaere et al., 1997）。これは馬用の駆虫薬の中で最も長いERPであり，イベルメクチンに比べ約2倍の長さである。

イベルメクチン（200 μg/kg）は馬糞線虫に対して認可されている。モキシデクチン（400 μg/kg）も同様の効果を示す（Costa et al., 1998）が，多くの国ではモキシデクチンの若馬に対する使用が認可されていないことに留意する。

ピペラジン

数十年前まで，一般的な馬の駆虫薬はピペラジンアジピン酸塩であった。しかし，今ではもうほとんどの国で馬用として販売されていない。ピペラジンはγ-アミノ酪酸（GABA）作動薬で，痙性麻痺を引き起こす。馬の回虫と小円虫に対してよく効いたが，大円虫，蟯虫，ウマバエにはあまり効果がなかった（Drudge and Lyons, 1986）。ピペラジンは歴史的に，回虫には少ししか効かないベンズイミダゾール系薬剤のチアベンダゾールやメベンダゾールと一緒に投与する薬剤として，主に用いられてきた。もしかすると，今日においてもベンズイミダゾール系薬剤に耐性を持つ小円虫に対してベンズイミダゾール系薬剤を投与する際や，マクロライド系薬剤に耐性を持つ回虫に対してマクロライド系薬剤を投与する際に，これらと一緒にピペラジンを投薬するという，似たような使い方ができるであろう。ただしピペラジンの最大の欠点は，高い用量（110 mg/kg）と製剤の比較的薄い濃度にあり，そのために大量の液状の製剤を服用させなくてはならず，経鼻胃カテーテルの挿管が必要となることである。近年一部の獣医師は，再び駆虫に経鼻胃カテーテルによる液体のピペラジン製剤を投与するようになった。時にはほかの駆虫薬と組み合わせて用いることもある。最近では，ピペラジンを単独またはオキシベンダゾールと組み合わせて子馬に投与した場合の効果を調べた研究が行われている。その結果，効果に幅はみられるものの，回虫と円虫に対して一定の効果が認められた（Lyons, Dorton, and Tolliver, 2016）。ちなみにこの研究では，ピペラジン単独の場合とオキシベンダゾールと組み合わせた場合との効果に有意差はみられなかった。いずれにおいても，円虫に比べ回虫に対してより高い効果が観察された。これらの結果から，子馬の駆虫にピペラジンを用いるメリットはまだあるだろうということはわかったが，その可能性を十分に評価するにはより多くのデータが必要である。

プラジカンテル（PRZ）

プラジカンテル（PRZ）はキノロン-ピラジン系薬剤で，馬では唯一条虫に対してのみ用いられる。プラジカンテルは寄生虫の外皮に傷害を与え細胞膜の透過性に作用することで，痙性麻痺を引き起こす。

プラジカンテルは過去何十年も犬や猫に用いられてきたが，近年は馬でしか使われていない。葉状条虫に対するプラジカンテルの効果は非常に高い（99〜100％）と報告されている（Lyons, Tolliver, and Ennis, 1998）。

その他の種類の薬剤

近年，家畜の線虫感染症に対する新たな治療薬として3種類の薬剤が開発された。現在のところ，いずれも馬用には市販されていない。これらの薬剤の馬の寄生虫に対する有効性，馬に対しての安全性，大動物用医薬品の開発にかかる経済的なコストが，見合うものになるのかはまだほとんどわかっていない。新しい種類の薬剤についてそれぞれ短く解説する。

エモデプシド

エモデプシドはシクロオクタデプシペプチド系薬剤で，ラトロフィリン受容体を刺激することによって線虫に麻痺を引き起こす。この薬剤は犬と猫への使用のみが承認されており，主に鉤虫と回虫に対して効果がある。

デラカンテル

デラカンテルはスピロインドール系薬剤で，アセチルコリンに拮抗して弛緩性麻痺を引き起こす。現在は羊用の駆虫薬として，アバメクチンとの合剤がニュージーランドとオーストラリア，イギリスで流通しており，近い将来にはほかの国でも使えるようになると思われる。デラカンテルは，羊におけるほとんどの毛様線虫によく効く。残念ながら，初期の研究段階でデラカンテルが馬に対して毒性を持つことがわかったため，馬用として開発されることはない。

モネパンテル

モネパンテルはアミノアセトニトリル誘導体（AAD）の一種で，特定のアセチルコリン受容体のサブユニットに作用することで，線虫に麻痺を引き起こす。羊の消化管内寄生虫に対して高い有効性を示す広域スペクトルを持つ薬剤である。現在はヨーロッパ，ニュージーランド，オーストラリアで羊用の駆虫薬として流通しているが，馬用として今後研究されるかどうかは不明である。

駆虫薬による有害反応

駆虫をする主な動機は寄生虫感染症の予防である。しかし，駆虫薬の用法用量を守って使用しても，投与によって健康被害が生じることがある。駆虫により死滅した寄生虫の虫体が原因となるものの一部は予後が悪いため，これらのリスクを認識する必要がある。そして，そのような被害を最小限に抑えるために適切な予防措置を講ずることが重要である。

回虫による小腸閉塞

回虫による小腸閉塞は自然に生じることもあるが，よくあるケースでは，回虫の運動を麻痺させる作用機序を持つ駆虫薬の使用によって生じる（Nielsen, 2016）。最近発表された小腸閉塞の症例についての論文では，37頭中24頭の馬で発症前に駆虫が施されていた。これらのうち，最も使用されていた薬剤はピランテル（11頭）とイベルメクチン（10頭）で，ベンズイミダゾールとトリクロルホンの投与後の発症は，それぞれ1頭と2頭だった（Nielsen, 2016）。イベルメクチン，ピランテル塩類，トリクロルホンはいずれも麻痺性の作用機序を持ち，ベンズイミダゾール系のような代謝を阻害する薬剤に比べて，より迅速に線虫を殺してしまう。この特性に基づき，成熟した馬の回虫の感染，特に大量の虫体の寄生を治療する場合には，ベンズイミダゾール系薬剤を選択することが推奨される。

回虫による小腸閉塞を発症する馬は多くが1歳齢以下で，中央値は5カ月齢であるが，5歳齢で1頭発症がみられたとする報告もある（Tatz et al., 2012）。手術適応となった馬37頭中31頭が生きて退院できたが，12カ月後まで生き残った馬は11頭しかいなかった（Nielsen, 2016）。予後の悪かった馬は，腸重積，消化管破裂，腸捻転などの合併症がみられ死亡したものが含まれている。

回虫をいつ駆虫するのかというのは複雑な問題

である。回虫の幼虫は感染後約4週間で消化管まで戻ってくる。そして個々の虫体は約3カ月まで，体の大きさが成長し続ける。腸閉塞のリスクは，虫体の大きさが増すほどに大きくなると考えられる。したがって，離乳の時期に初めて回虫を駆虫することは，哺乳期に初めて駆虫をするのに比べ，非常に大きな腸閉塞発症のリスクを伴う。反対に，駆虫の効果はどの線虫に対しても，一般的に幼虫よりも成虫に対しての方がよく効く。このことをよくあらわしている例では，生活環の成立した（成熟した）回虫の感染症に対するオキシベンダゾール（10 mg/kg）の効果を糞中虫卵数減少試験（FECRT）で測定したところ，94%（Lyons et al., 2008）から100%（Drudge et al., 1979）の駆虫効果がみられた。一方で，感染28日後に同じ駆虫を行ったところ，消化管内の回虫はわずか44.5%しか駆除できなかった（Austin et al., 1991）。こうした相反する特性を考慮して，成熟した回虫を駆除する駆虫薬の投与は，子馬が最低60日齢になるまでは行うべきではない。また，耐性をできるだけ獲得させないようにするためには，駆虫間隔は可能な限り長くとるべきである。一般的に，回虫対策として頻繁に制圧的な駆虫を実施することは，もはや推奨されない。むしろ環境が一定量の回虫卵で汚染されていることは，環境レフュジアを維持するという意味からすると望ましいかもしれない（第8章参照）。

小円虫幼虫感染症

小円虫幼虫感染症（LC）は自然に生じることもあるが，駆虫薬の投与から2週間以内に臨床症状が出ることの方が多い（Reid et al., 1995）。典型的には5歳齢未満の馬に好発し，新規感染のリスクが低い時期に，幼虫にはあまり効果がない駆虫薬を使用した際によくみられる。言い換えると，寄生している小円虫の大多数が被嚢した幼虫になったときに発症する傾向にある。小円虫幼虫感染症は，温帯気候地域であれば主に晩秋，冬，早春に発症がみられ，一方亜熱帯気候地域であれば夏および早秋に発症がみられる。実質的に全ての馬が小円虫に感染していることを考えれば，小円虫幼虫感染症の発症はきわめて珍しいといえる。発症する馬は，被嚢した幼虫の大量寄生が蓄積するような飼養管理下に置かれていた可能性がある。例えば，以前の放牧期中に駆虫が不十分であったり，過密放牧をされていたために放牧地の感染性が高くなっていたりしたことなどが挙げられる。

被嚢した幼虫の寄生が最も多い季節に若い馬の円虫を駆虫する際には，注意が必要である。この時期には幼虫にも効果のある駆虫方法を真剣に検討すべきかもしれない。著者の1人であるMartin K. Nielsenが，幼虫にも効果のある駆虫方法で駆虫を実施した場合の小円虫幼虫感染症の発症リスクを調査した結果，発症リスクはかなり低いことがわかった。現在実施可能な幼虫の駆除方法には，以下の2つの選択肢がある。①フェンベンダゾール（7.5または10 mg/kg）の5日間連用と，②モキシデクチン（400 μg/kg）の単回投与である。どちらの方法もこれまでは被嚢した幼虫に対してよく効いていたが，近年，幼虫を駆除できるはずのフェンベンダゾールに対する耐性が報告された（第8章参照）。さらに，粘膜の炎症反応はモキシデクチンを用いて駆虫したときには微小であるとした研究結果は複数あり（Steinbach et al., 2006；Reinemeyer, 2003），一方のフェンベンダゾールで駆虫した場合には，炎症反応が起きることが1つの研究で報告されている（Steinbach et al., 2006）。ところが最近の3つの研究からは，モキシデクチンとフェンベンダゾールの駆虫による炎症反応は，どちらも軽微なものであることが報告されている（Nielsen et al., 2013, 2015；Steuer et al., submitted）。これらの要因を考慮して，小円虫幼虫感染症の発症リスクがある馬に対して使用する薬剤はモキシデクチンにするべきである。同様の理由から，モキシデクチンは小円虫による重篤な臨床症状をすでに発症した馬の治療薬としても使用される。

駆虫後の疝痛

効果的な駆虫プログラムを継続的に実施することにより，馬群における疝痛の発症率は明らかに低下する（Uhlinger, 1990；Hillyer et al., 2002）。しかし，駆虫プログラムを開始して間もなくは駆虫後に疝痛を発症するリスクが上昇することが報告されている（Kaneene et al., 1997；Cohen, Gibbs, and Woods, 1999；Barrett et al., 2005）。回虫寄生がある場合，駆虫後に疝痛の発症がみられるならば，機械的な通過障害が原因だと考えられる。しかし，これは成馬ではほとんど起こらない。成馬における疝痛の原因は，死亡した虫体または化学物質を排出しようとする粘膜の反応および免疫応答が，腸の蠕動運動や消化器への血液供給量に影響を与えるからではないかという仮説が立てられている（Love, 1992）。

アナフィラキシー

組織内に寄生している寄生虫が死亡することによってアナフィラキシーが生じる可能性は直感的にありそうなものだが，移行期の円虫，回虫，被嚢した小円虫がこうしたタイプの悪影響を宿主に及ぼしたことはない。実際に複数の研究によって，イベルメクチンとモキシデクチンによる駆虫は，寄生性病変の治癒を促す効果があり，死亡した寄生線虫に対する炎症反応は非常に限定されたものであることがわかっている（Slocombe et al., 1987；Reinemeyer, 2003；Steinbach et al., 2006；Nielsen et al., 2015）。駆虫が引き金となって起こる珍しいアナフィラキシー反応の例には，寄生している糸状虫，特にオンコセルカ属（Mancebo, Verdi, and Bulman, 1997；Wildenburg et al., 1994）と，犬に寄生する犬糸状虫 *Dirofilaria immitis* 感染症（Boreham and Atwell, 1983）の治療に関係したものがある。オンコセルカ属の感染がみられる馬においては，イベルメクチンよりもモキシデクチンで駆虫した場合の方が，駆虫後の炎症反応が弱くなるようだ（Mancebo, Verdi, and Bulman, 1997；Monahan et al., 1995a）。

駆虫薬による中毒

これは非常に稀だが，駆虫薬による中毒の症例がいくつかの文献に記載されている。これらの症例は，血液脳関門を通過することのできる，とても親油性の高いエバーメクチン系やミルベマイシン系の薬剤を用いた際に最もよく報告されている。

イベルメクチン中毒は成馬と子馬で同程度の報告がある（Swor, Whittenburg, and Chaffin, 2009；Bruenisholz et al., 2012）。症状は駆虫から約18～24時間後に発症し，沈うつ，運動失調，口唇の下垂，筋線維束性攣縮，両側性散瞳がみられる（Swor Whittenburg, and Chaffin, 2009）。治療には経鼻胃カテーテルによる活性炭の投与，抗炎症剤の投与，補液，脂質エマルジョンの投与などが行われる（Bruenisholz et al., 2012）。ある研究では，イベルメクチン中毒は，イベルメクチンを正しい用量で投与されたと同時に，乾草に混入した毒性のあるナス属型 *Solanum*-type の植物に曝露していた馬で発症することが示唆されている（Norman et al., 2012）。同様にモキシデクチン中毒についても，正規の投与量の2.5～12.8倍の用量を投与された子馬で報告されている（Khan, Kuster, and Hansen, 2002）。臨床症状はイベルメクチン中毒に似ているが，より症状が顕著に出やすく，子馬の場合は全身が完全に弛緩して麻痺状態になることがある。発症した子馬に対し，適切な対症療法を施すことができれば回復するが，症状の程度が重い場合の予後は厳しい。繰り返し述べるが，モキシデクチンは多くの国で子馬への投与が認可されていないことに留意する。

駆虫薬投与プログラム

これまで何年にもわたって様々な駆虫プログラムが発表されてきたが，そのほとんどは1960年代に導入された間隔投与法（インターバルドーズプログラム）のコンセプトに基づいたものであった（Drudge and Lyons, 1966）。基本的に，これらのプログラムは寄生虫の伝播を予防する，もしくは減少させることを目的としており，寄生虫に感染した場合の負荷の大きさや，負荷の種類には焦点が当てられていないことがしばしばあった。1960年代に広域スペクトルの効果的な駆虫薬が登場し，寄生虫の撲滅と清浄化が実現可能な目標であるかのように思われた。しかし，ここ数十年の経験から，寄生虫のいない馬の牧場など存在しないことが証明され，さらに母なる自然に対して寄生虫の根絶を目指し挑み続けることは，単に寄生虫に駆虫薬耐性を獲得させる，強い選択圧を生むだけであった。したがって，最新の寄生虫対策のための戦略は，一定の寄生虫感染を許容し，持続可能なコントロールされた状態を保つことへと方針転換した。ここからは，これまで歴史的に馬の寄生虫対策に用いられてきた，主な駆虫方法の原則を簡単にまとめる（Love, 1993）。

間隔投与法（インターバルドーズプログラム）

間隔投与法は1年を通して一定の間隔で，牧場にいる全ての馬に対して，一斉駆虫を繰り返し施す投与方法である。元来推奨されていた駆虫間隔は2カ月ごとであったが，使用する駆虫薬のERPに合わせて，駆虫間隔は調整すべきである。目的は，駆虫間隔を有効な薬剤のERPに合わせることで，虫卵による環境汚染を最小限に抑えることであり，制圧的な駆虫方法の一種である。

間隔投与法はこれまで，寄生虫検査，診断，駆虫効果判定を必要としなかった。加えて，寄生虫の伝播に及ぼす気候の影響や季節の違いは，ほとんど，もしくは全く考慮していない。むしろ，広域スペクトルの駆虫薬を所定の間隔で使用することだけが，この方法に重要な全ての寄生虫対策を確実に行うために必要だとみなされていた。

間隔投与法の原則は非常にシンプルで，実施が簡単である。診断のための検査費用がかからず，馬の年齢や放牧密度，季節の違いなどの複雑な要因を考える必要もない，まるでフリーサイズの服か，失敗しない料理本のレシピのようなものである。その結果，間隔投与法は世界中の飼養管理下にある馬において一般的な方法となった（Lloyd et al., 2000；O'Meara and Mulcahy, 2002；Robert et al., 2015）。しかし今となっては，間隔投与法とこれを基本とした派生プログラムこそが，現在の馬業界における駆虫薬耐性が高いレベルにある状況をつくり出した主な要因であると，多くの馬の寄生虫学の専門家は考えており（Kaplan and Nielsen, 2010），このアプローチは間違いなく長期的には持続不可能である。

戦略的投与法（ストラテジックドージング）

間隔投与法とは対照的に，戦略的投与法（ストラテジックドージング）には季節の違いが考慮される。戦略的投与法では，主な駆虫を放牧が盛んに行われる季節に実施する。しかし，この場合にも一般的に検査は実施されない。そのため，年間の決められた時期に，全ての馬が同じ投薬を一斉に受ける。間隔投与法を実施するのと比較して，この方法における駆虫による制圧強度はかなり低くなる。

連日投与法（デイリートリートメント）

連日投与法（デイリートリートメント）は，対象となる馬にピランテル酒石酸塩を1年中，または放牧期に毎日投与する方法である。ピランテル酒石酸塩を毎日服用させることで，馬に摂取されたL_3が粘膜組織に侵入する前に駆除することができ，さらに消化管内に新たにあらわれる成虫に対しても駆虫効果がみられる。したがって，毎日ピランテル酒石酸塩の投薬を受けている間，馬の糞中虫卵数（FEC）は常に低くなる。国によって薬剤の承認やマーケティングの戦略が異なるために，毎日投与するタイプのピランテル酒石酸塩製剤は，北アメリカでしか使用することができない。最近行われた調査研究において，ピランテル酒石酸塩を毎日投与された馬の虫卵数は有意に低くなる一方，円虫卵数が0になることはなく，さらに季節的な増加（Reinemeyer et al., 2014），もしくは継続的な漸増（Bellaw et al., 2016）も大して観察されないことが報告されている。

選択的駆虫法（セレクティブセラピー）

選択的駆虫法（セレクティブセラピー，ターゲッテッドトリートメント）は，これまでに述べた対策法とは全く違う方法である。なぜなら馬群の一斉駆虫をやめて，駆虫対象となる特定の個体にのみ投薬を実施するという方法だからである。選択的駆虫法は馬群中の成馬における寄生虫の分布の違いを考慮することで，駆虫を減らし，耐性株が選択される機会を減らすことができる。専門用語を用いて述べるならば，選択的駆虫法は寄生虫の個体群の一部を駆虫しないまま残すことで，馬レフュジアを創出する（第3章p.43，「寄生虫のレフュジア」参照）。

一般的に，寄生虫は宿主間で極度に分散して寄生する（Galvani, 2003）。そのため，馬群の少数の個体は，多数の寄生虫を保有している。馬群において，寄生虫まみれの個体には特別な治療を施し，そうではない個体に対しては駆虫頻度を下げる，もしくは駆虫しないままにすることは，実に論理的な方法である。選択的駆虫法の実施には，感染濃度によって個体を分類するためのシステマティックな検査が必要となる。これまでに，宿主の寄生虫に対する感受性の違いを特定し，クラス分けのために，いくつもの検査方法が採用されてきた。例えば反芻動物では，寄生虫に対する感受性を推測するために，高病原性の毛様線虫や，捻転胃虫 *Haemonchus contortus* が引き起こす貧血の徴候である可視粘膜の青白さを程度によってクラス分けする方法が採用されている。このシステムはFAMACHA® として知られており（Malan, van Wyk, and Wessels, 2001），捻転胃虫が流行している地域における小型反芻動物において高い有用性が認められている。ほかにも，駆虫対象の個体を特定する方法には，ボディコンディションスコアや定期的な体重測定を利用する方法があり，体重減少や成長不良のみられた個体が駆虫対象となる（reviewed by van Wyk et al., 2006）。

馬に対する選択的駆虫法には，飼養する成馬全頭の糞便検査を行ってFECを測定し，あらかじめ設定したカットオフ値を超えたFECが検出された馬に対してのみ，駆虫を実施するという方法が推奨される（Gomez and Georgi, 1991；Duncan and Love, 1991）。このカットオフ値の設定が論争の的であった。なぜなら，1つの基準値を設定しても，異なる寄生虫，異なる馬，異なる地域，異なる飼養管理方法には，その値は当てはまらないかもしれないからである。最近まで，馬のFECと寄生虫体数の相関を調査した研究が行われていなかったので，カットオフ値の設定はエビデンスに基づいたものではなかった。ある論文で，様々な寄生虫学の研究室が提示したカットオフ値を比較した結果が発表され，そこでFECが200 EPG程度に達した場合には，駆虫を実施した方が良いだろうとの結論が出ている（Uhlinger, 1993）。最近，アメリカ・ケンタッキー大学の過去50年以上に及ぶFEC測定と虫体数測定のデータから，FECと寄生虫体数の間には直線的な相関関係はみられないということが報告された。しかし，糞中の円虫卵数が100～500 EPGの馬は，この範囲を上回る馬に比べて明らかに寄生虫体数が少ないということも証明された（Nielsen et al., 2010）。こうした調査結果から，100～500 EPGの範囲内にカットオフ値を設定することが妥当である。ただし，このデータの大多数は，2歳未満の馬から得られたものであった。さらに，選択的駆虫法は現在，成馬を対象とした駆虫方法である。

アメリカ南部の馬群における FEC のデータを調査したところ，仮にカットオフ値を 200 EPG としたところ，全体の半分の馬だけが駆虫対象となることがわかった（Kaplan et al., 2004）。それでも，こうした個体群に対して 99％の有効性がある薬剤を使用することで，全体の円虫卵による汚染を 96％減少させることができた（Kaplan and Nielsen, 2010）。

最近，小円虫の生活環全体をシミュレーションできるコンピュータモデルが開発された。このモデルは，入力された地域の気象観測データを取り込んで，複数の駆虫方法による結果の違いや，駆虫薬耐性の発現の継時的変化への影響をテストすることができる。図 7.1 に，このモデルのシミュレーションの結果の一例を示す。このモデルにはアメリカ・ケンタッキー州中部地方の 10 年分の気象データが入力されており，ある馬群モデルを 40 年以上にわたってシミュレーションしている。このシミュレーションには，3 種類の駆虫方法が試された。1 つ目の駆虫方法は全頭を年に 3 回（4，8，11 月）イベルメクチンで駆虫する方法である。ほかの 2 つの駆虫方法は，それぞれ 300 EPG と 500 EPG のカットオフ値を設けて，選択的駆虫法を行う方法である。図に示すように，選択的に駆虫を行った 2 つの方法は耐性の発現をかなり遅らせている。

馬に選択的駆虫法を適用した場合に懸念されるのは，臨床的な疾病が発症するリスクが上昇するのではないかということである（Nielsen, Pfister, and von Samson-Himmelstjerna, 2014）。選択的駆虫法を実施した場合のリスク評価については，まだ結論が出ていない。しかし覚えておくべきことは，小円虫は通常そこまで高い病原性を持っていないので，臨床的な感染症の発症は必ずしも起こるものではなく，むしろ発症は例外的な事例だということである。馬の寄生虫が駆虫薬耐性をさらに獲得することを避けるために最も効率的な戦略は，シンプルに馬を駆虫しないことだ。しかし，本章の冒頭で述べたように，寄生虫による健康被害を防ぐことこそが普遍的なゴールなので，ほとんどの場合はある程度の駆虫が必要である。駆虫しなさすぎと，駆虫しすぎとのはざまで，微妙なバランスをとることは難しい。

一部のヨーロッパの国々では，駆虫薬の使用が法的に治療の場合のみに限定されており，盲目的な投与や，予防のために使用することは禁止されている。その結果，デンマークとスウェーデンの

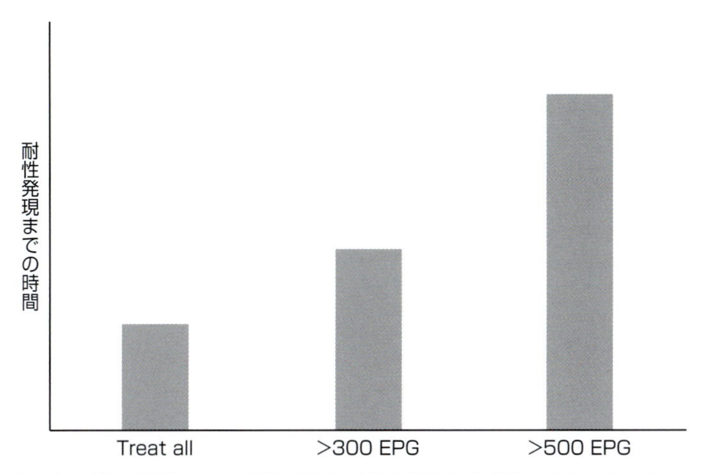

図 7.1　アメリカ・ケンタッキー州の成馬に 3 つの異なる駆虫方法を適用した場合のシミュレーション結果
全頭駆虫（Treat all）法は，全馬を年 3 回の 4，8，11 月にイベルメクチンで駆虫する方法である。残り 2 つの方法は，それぞれ 300 EPG または 500 EPG を超える円虫卵数がみられる馬だけ選択的に駆虫する方法である。FEC は全ての群について，同じ 3 つの時点で計測している。Y 軸は，それぞれの駆虫方法で耐性発現までの時間をあらわす

馬には選択的駆虫法が広く実施されており，最近の研究で普通円虫の不顕性感染が多くの農場で復活していることが証明された（Bracken et al., 2012；Nielsen et al., 2012；Werell, 2017)。厳しい予防的な駆虫の禁止によって，かなりの割合の馬が常に虫卵数が低かったためにいかなる駆虫も受けることができないままとなってしまっていた。選択的駆虫法の原則を重視しすぎたことから，このような極端なことになった。これは，一定の FEC だけに基づいて寄生虫対策プログラムを策定してはならないことを示している。したがって総合的なアプローチのためには，寄生虫の汚染レベルを監視する調査，駆虫効果の厳密な評価，大円虫や条虫といった小円虫以外の寄生虫感染を特にコントロールされた状態で維持することを組み合わせる。こうした考え方は，米国馬臨床獣医師協会（AAEP）が発表している現行の寄生虫対策ガイドラインに反映されている（Nielsen et al., 2016)。

コンビネーション駆虫（多剤併用駆虫法）

寄生虫の駆虫薬耐性のレベルは上昇し続けており，馬用の医薬品には新しい種類の駆虫薬が存在しないことから，馬産業は現存する駆虫薬をこれまでと違う方法で工夫して使用することを検討していく必要がある。その一例が，同じ寄生虫を駆虫対象とする 2 種類以上の駆虫薬を組み合わせて 1 回の駆虫時に同時に投与する，コンビネーション駆虫（多剤併用駆虫法）と呼ばれる駆虫法である。これは，線虫と条虫のような違うタイプの寄生虫を駆虫対象とする 2 剤が組み合わされた，現行の駆虫薬の合剤（例えば，イベルメクチンとプラジカンテル）の使用とは異なることを強調しておく。いくつかの合剤製品（重複する線虫を駆虫対象とする 2 つの薬剤の併用）が，すでにニュージーランドとオーストラリアでは流通しており（Scott, Bishop, and Pomroy, 2015；Wilkes et al., 2017)，さらに一部の臨床獣医師は認可外使用ではあるがコンビネーション駆虫を好んで実施している（Lyons, Dorton, and Tolliver, 2016)。

コンビネーション駆虫のコンセプトは，小型反芻動物における科学的なエビデンスの蓄積によって支持されており，同じ有効成分の薬剤をローテーションして投与するよりも持続可能な駆虫法だということが示されている（Leathwick et al., 2012；Bartram et al., 2012)。先述した小円虫のモデルを用いて，馬におけるコンビネーション駆虫の効果を評価しても，同様の予測結果となった。図 7.2 にシミュレーションの一例として，一部の馬の牧場では一般的に実施されている，1 年に 6 回駆虫が行われた馬の結果を示している（Robert et al., 2015)。このシミュレーションでは，全頭が年間を通して単一の駆虫薬（イベルメクチン）を投与された場合，現在使用可能な 3 種類の駆虫薬をローテーションして投与した場合，2 パターンの異なる仮想の組み合わせの合剤を使用した場合（コンビネーション駆虫）を比較している。グラフから明らかなように，コンビネーション駆虫はシミュレーションを通して顕著に有利であり，耐性発現までのスピードがかなり遅くなった。こうした結果は，小型反芻動物で実際に行われた調査結果と強く一致している。しかし，これらはあくまでモデルを用いた予測結果であり，実際の調査によって実証しなくてはならないことに変わりはないことを心に留めておくべきである。

最近行われた実地調査では，ピランテルパモ酸塩とオキシベンダゾールの組み合わせによる効果が認められ，さらにこれらの駆虫薬は同時に投与することで相乗効果がみられることがわかった（Kaplan et al., 2014)。これは期待の持てる発見ではあったが，このアプローチがはたして継時的に持続可能な方法なのかについては全くわからなかった。その後，さらにピランテルパモ酸塩／オキシベンダゾールの合剤の駆虫効果を，両薬剤への耐性を持つ小円虫に感染した馬の個体群において，1 年間追跡調査した研究が行われた。その結果，最初の駆虫時には相乗効果が観察されたが，

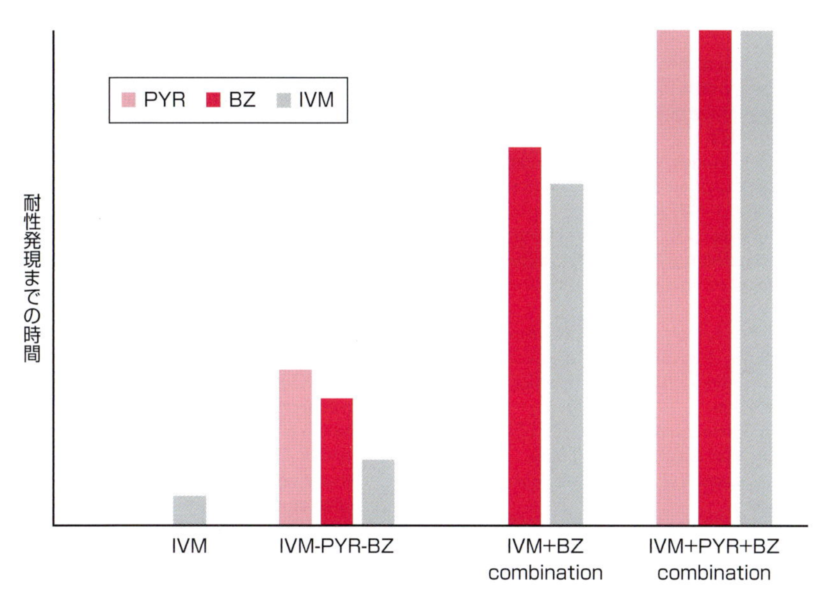

図 7.2　アメリカ・ケンタッキー州の成馬に適用された 4 種類の駆虫方法によって，耐性がどの程度の速さで発現するかを予測したシミュレーション結果
全ての駆虫方法で，全ての馬が年間を通して一定の間隔で 6 回駆虫を行った。IVM 群では，全ての馬に毎回イベルメクチンを投与した。IVM-PYR-BZ 群では，3 種類の駆虫薬（イベルメクチン，ピランテル，ベンズイミダゾール）をローテーションで使用した。2 パターンのコンビネーション駆虫群では，全ての馬に以下に記載する駆虫薬を同時に投与した。1 つ目はイベルメクチンとベンズイミダゾールを組み合わせた 2 剤併用の IVM＋BZ 群，もう 1 つが 3 種類の駆虫薬を全て併用した 3 剤併用の IVM＋PYR＋BZ 群である。Y 軸は耐性発現までの時間をあらわす

それ以降の全ての駆虫時において効果は劇的に低下した（Scare et al., 2018）。理由としてはコンビネーション駆虫の効果が 80％を超えなかったことにあると示唆された。これはコンビネーション駆虫によって多くの割合の寄生虫が消化管内で生き残り，多剤耐性株に対する強い選択を許容したことを意味する。この研究から学ぶことは，コンビネーション駆虫はある程度の利益をもたらすかもしれないが，実施前に駆虫対象の寄生虫の個体群に対する，それぞれの駆虫薬の有効成分の駆虫効果をあらかじめ評価しておくことが非常に重要だということである。さらに，反芻動物で行われた研究では，コンビネーション駆虫を実施する際には十分な寄生虫のレフュジアを維持するために，一部の個体は駆虫せずにおくことの重要性が強く示唆されている（Leathwick et al., 2012）。

参考文献

Austin, S.M., DiPietro, J.A., Foreman, J.H., *et al.* (1991) Comparison of the efficacy of ivermectin, oxibendazole, and pyrantel pamoate against 28-day *Parascaris equorum* larvae in the intestine of pony foals. *J. Am. Vet. Med. Assoc.*, 198, 1946–1949.

Barrett, E.J., Blair, C.W., Farlam, J., and Proudman, C.J. (2005) Postdosing colic and diarrhoea in horses with serological evidence of tapeworm infection. *Vet. Rec.*, 156, 252–253.

Bartram, D.J., Leathwick, D.M., Taylor, M.A., *et al.* (2012) The role of combination anthelmintic formulations in the sustainable control of sheep nematodes. *Vet. Parasitol.*, 186, 151–158.

Bellaw, J.L., Pagan, J., Cadell, S., *et al.* (2016) Objective evaluation of two deworming regimens in young Thoroughbreds using parasitological and performance parameters. *Vet. Parasitol.*, 221, 69–75.

Bellaw J.L., Krebs, K., Reinemeyer, C.R., *et al.* (2018) Anthelmintic therapy of equine cyathostomin nematodes – larvicidal efficacy, egg reappearance period, and drug resistance. *Int. J. Parasitol.*, 48, 97–105.

Boreham, P.F.L. and Atwell, R.B. (1983) Adverse drug reactions in the treatment of filarial parasites: haematological, biochemical, immunological and pharmacological changes in *Dirofilaria immitis* infected dogs treated with diethylcarbamazine. *Int. J. Parasitol.*, 13, 547–556.

Bracken, M.K., Wøhlk, C.B.M., Petersen, S.L., and Nielsen, M.K. (2012) Evaluation of conventional PCR for detection of *Strongylus vulgaris* on horse farms. *Vet. Parasitol.*, 184,

387–391.
Bruenisholz, H., Kupper, J., Muentener, C.R., *et al.* (2012) Treatment of ivermectin overdose in a miniature Shetland pony using intravenous administration of a lipid emulsion. *J. Vet. Intern. Med.*, 26, 407–411.
Cohen, N.D., Gibbs, P.G., and Woods, A.M. (1999) Dietary and other management factors associated with colic in horses. *J. Am. Vet. Med. Assoc.*, 215, 53–60.
Costa, A.J., Barbosa, O.F., Moraes, F.R., *et al.* (1998) Comparative efficacy evaluation of moxidectin gel and ivermectin paste against internal parasites of equines in Brazil. *Vet. Parasitol.*, 80, 29–36.
Demeulenaere, D., Vercruysse, J., Dorny, P., and Claerebout, E. (1997) Comparative studies of ivermectin and moxidectin in the control of naturally acquired cyathostome infections in horses. *Vet. Rec.*, 15, 383–386.
DiPietro, J.A., Klei, T.R., and Reinemeyer, C.R. (1997) Efficacy of fenbendazole against encysted small strongyle larvae. *Proceedings American Association of Equine Practitioners Convention*, 43, 343–344.
DiPietro, J.A., Hutchens, D.E., Lock, T.F., *et al.* (1997) Clinical trial of moxidectin oral gel in horses. *Vet. Parasitol.*, 72, 167–177.
Drudge, J.H. and Lyons, E.T. (1966) Control of internal parasites of horses. *J. Am. Vet. Med. Assoc.*, 148, 378–383.
Drudge, J.H. and Lyons, E.T. (1986) *Internal parasites of equids with emphasis on treatment and control*. Hoechst-Roussel Agri-Vet Company, Somerville, NJ, USA.
Drudge, J.H., Lyons, E.T., and Tolliver, S.C. (1978) Critical and controlled tests and clinical-trials with suspension and granule formulations of anthelmintic, fenbendazole, in horse. *J. Equine Med. Surg.*, 2, 22–26.
Drudge, J.H., Lyons, E.T., Tolliver, S.C., and Kubis, J.E. (1979) Critical tests and clinical trials on oxibendazole in horses with special reference to removal of *Parascaris equorum*. *Am. J. Vet. Res.*, 40, 758–761.
Drudge, J.H., Lyons, E.T., Tolliver, S.C., and Kubis, J.E. (1981a) Clinical-trials with fenbendazole and oxibendazole for *Strongyloides westeri* infection in foals. *Am. J. Vet. Res.*, 42, 526–527.
Drudge, J.H., Lyons, E.T., Tolliver, S.C., and Kubis, J.E. (1981b) Clinical-trials of oxibendazole for control of equine internal parasites. *Mod. Vet. Pract.*, 62, 679–682.
Duncan, J.L. and Love, S. (1991) Preliminary observations on an alternative strategy for the control of horse strongyles. *Equine Vet. J.*, 23, 226–228.
Duncan, J.L., Bairden, K., and Abbott, E.M. (1998) Elimination of mucosal cyathostome larvae by five daily treatments with fenbendazole. *Vet. Rec.*, 142, 268–271.
Galvani, A.P. (2003) Immunity, antigenic heterogeneity, and aggregation of helminth parasites. *J. Parasitol.*, 89, 232–241.
Gomez, H.H. and Georgi, J.R. (1991) Equine helminth infections: control by selective chemotherapy. *Equine Vet. J.*, 23, 198–200.
Hall, M.C. (1917) Notes in regard to bots, *Gastrophilus* spp. *J. Am. Vet. Med. Assoc.*, 52, 177–184.
Hall, M.C., Wilson, R.H., and Wigdor, M. (1918) The anthelmintic treatment of equine intestinal strongylidosis. *J. Am. Vet. Med. Assoc.*, 54, 47–55.
Hillyer, M.H., Taylor, F.G.R., Proudman, C.J., *et al.* (2002) Case control study to identify risk factors for simple colonic obstruction and distension colic in horses. *Equine Vet. J.*, 34, 455–463.
Jacobs, D.E., Hutchinson, M.J., Parker, L., and Gibbons, L.M. (1995) Equine cyathostome infection: suppression of faecal egg output with moxidectin. *Vet. Rec.*, 137, 545.
Kaneene, J.B., Miller, R., Ross, W.A., *et al.* (1997) Risk factors for colic in the Michigan (USA) equine population. *Prev. Vet. Med.*, 30, 23–36.
Kaplan, R.M. and Nielsen, M.K. (2010) An evidence-based approach to equine parasite control: It ain't the 60s anymore. *Equine Vet. Educ.*, 22, 306–316.
Kaplan, R.M., Klei, T.R., Lyons, E.T., *et al.* (2004) Prevalence of anthelmintic resistant cyathostomes on horse farms. *J. Am. Vet. Med. Assoc.*, 225, 903–910.
Kaplan, R.M., West, E.M., Norat-Collazo, L.M., and Vargas, J. (2014) A combination treatment strategy using pyrantel pamoate and oxibendazole demonstrates additive effects for controlling equine cyathostomins. *Equine Vet. Educ.*, 485–491.
Khan, S.A., Kuster, D.A., and Hansen, S.R. (2002) A review of moxidectin overdose cases in equines from 1998 through 2000. *Vet. Human Toxicol.*, 44, 232–235.
Leathwick, D.M., Waghorn, T.S., Miller, C.M., *et al.* (2012) Managing anthelmintic resistance – Use of a combination anthelmintic and leaving some lambs untreated to slow the development of resistance to ivermectin. *Vet. Parasitol.*, 285–294.
Lloyd, S., Smith, J., Connan, R.M., *et al.* (2000) Parasite control methods used by horse owners: factors predisposing to the development of anthelmintic resistance in nematodes. *Vet. Rec.*, 146, 487–492.
Love, S. (1992) The role of equine strongyles in the pathogenesis of colic and current options for prophylaxis. *Equine Vet. J. Suppl.*, 13, 5–9.
Love, S. (1993) Treatment and prevention of intestinal parasite-associated disease. *Vet. Clin. Equine*, 19, 791–806.
Lyons, E.T., Dorton, A.R., and Tolliver, S.C. (2016) Evaluation of activity of fenbendazole, oxibendazole, piperazine, and pyrantel pamoate alone and combinations against ascarids, strongyles, and strongyloides in horse foals in field tests on two farms in Central Kentucky in 2014 and 2015. *Vet. Parasitol. Reg. Stud. Rep.* 3–4, 23–26.
Lyons, E.T., Tolliver, S.C., and Drudge, J.H. (1999) Historical perspective of cyathostomes: prevalence, treatment and control programs. *Vet. Parasitol.*, 85, 97–112.
Lyons, E.T., Tolliver, S.C., and Ennis, L.E. (1998) Efficacy of praziquantel (0.25 mg kg(-1)) on the cecal tapeworm (*Anoplocephala perfoliata*) in horses. *Vet. Parasitol.*, 78, 287–289.
Lyons, E.T., Drudge, J.H., Tolliver, S.C., *et al.* (1988) Determination of the efficacy of pyrantel pamoate at the therapeutic dose against the tapeworm *Anoplocephala perfoliata* in equids using a modification of the critical test. *Vet. Parasitol.*, 31, 13–18.
Lyons, E.T., Tolliver, S.C., Ionita, M., and Collins, S.S. (2008) Evaluation of parasiticidal activity of fenbendazole, ivermectin, oxibendazole, and pyrantel pamoate in horse foals with emphasis on ascarids (*Parascaris equorum*) in field studies on five farms in Central Kentucky in 2007. *Parasitol. Res.*, 103, 287–291.
Malan, F.S., van Wyk, J.A., and Wessels, C.D. (2001) Clinical evaluation of anaemia in sheep: early trials. *Onderstepoort J. Vet. Res.*, 61, 165–174.
Mancebo, O.A., Verdi, J.H., and Bulman, G.M. (1997) Comparative efficacy of moxidectin 2% equine oral gel and ivermectin 2% equine oral paste against *Onchocerca cervicalis* (Railliet and Henry, 1910) microfilariae in horses with naturally acquired infections in Formosa (Argentina). *Vet. Parasitol.*, 73, 243–248.
Monahan, C.M., Chapman, M.R., French, D.D., Klei, T.R. (1995a)

Efficacy of moxidectin oral gel against *Onchocerca cervicalis* microfilariae. *J. Parasitol.*, 81, 117–118.
Monahan, C.M., Chapman, M.R., French, D.D., *et al.* (1995b) Dose titration of moxidectin oral gel against gastrointestinal parasites of ponies. *Vet. Parasitol.*, 59, 241–248.
Monahan, C.M., Chapman, M.R., Taylor, H.W., *et al.* (1996) Comparison of moxidectin oral gel and ivermectin oral paste against a spectrum of internal parasites of ponies with special attention to encysted cyathostome larvae. *Vet. Parasitol.*, 63, 225–235.
Nielsen, M.K. (2016) Evidence-based considerations for control of *Parascaris* spp. infections in horses. *Equine Vet. Educ.*, 28, 224–231.
Nielsen, M.K., Pfister, K., and von Samson-Himmelstjerna, G. (2014) Selective therapy in equine parasite control – application and limitations. *Vet. Parasitol.*, 202, 95–103.
Nielsen, M.K., Baptiste, K.E., Tolliver, S.C., *et al.* (2010) Analysis of multiyear studies in horses in Kentucky to ascertain whether counts of eggs and larvae per gram of feces are reliable indicators of numbers of strongyles and ascarids present. *Vet. Parasitol.*, 174, 77–84.
Nielsen, M.K., Vidyashankar, A.N., Olsen, S.N., *et al.* (2012) *Strongylus vulgaris* associated with usage of selective therapy on Danish horse farms – is it reemerging? *Vet. Parasitol.*, 189, 260–266.
Nielsen, M.K., Betancourt, A., Lyons, E.T., *et al.* (2013) Characterization of the inflammatory response to anthelmintic treatment in ponies naturally infected with cyathostomin parasites. *Vet. J.*, 198, 457–462.
Nielsen, M.K., Loynachan, A.T., Jacobsen, S., *et al.* (2015) Local and systemic inflammatory and immunologic reactions to cyathostomin larvicidal therapy in horses. *Vet. Imm. Immunopathol.*, 168, 203–210.
Nielsen, M.K., Mittel, L., Grice, A., *et al.* (2016) *AAEP Parasite Control Guidelines*, American Association of Equine Practitioners, Lexington. www.aaep.org.
Norman, T.E., Chaffin, M.K., Norton, P.L., *et al.* (2012) Concurrent Ivermectin and *Solanum* spp. toxicosis in a herd of horses. *J. Vet. Intern. Med.*, 26, 1439–1442.
O'Meara, B. and Mulcahy, G. (2002) A survey of helminth control practices in equine establishments in Ireland. *Vet. Parasitol.*, 109, 101–110.
Peregrine, A.S., Molento, M.B., Kaplan, R.M., and Nielsen, M.K. (2014) Anthelmintic resistance in important parasites of horses: does it really matter? *Vet. Parasitol.*, 201, 1–8.
Reid, S.W., Mair, T.S., Hillyer, M.H., and Love, S. (1995) Epidemiological risk factors associated with a diagnosis of clinical cyathostomiasis in the horse. *Equine Vet. J.*, 27, 127–130.
Reinemeyer, C.R. (2003) Indications and benefits of moxidectin use in horses. *Proceedings, World Equine Veterinary Association*, Buenos Aires, Argentina, 15–17 October, pp. 3–12.
Reinemeyer, C.R. and Nielsen, M.K. (2014) Review of the biology and control of *Oxyuris equi*. *Equine Vet. Educ.*, 26, 584–591.
Reinemeyer, C.R., Prado, J.C., and Nielsen, M.K. (2015) Comparison of the larvicidal efficacies of moxidectin or a five-day regimen of fenbendazole in horses harbouring cyathostomin populations resistant to the adulticidal dosage of fenbendazole. *Vet. Parasitol.*, 214, 100–107.
Reinemeyer, C.R., Scholl, P.J., Andrews, F.M., and Rock, D.W. (2000) Efficacy of moxidectin equine oral gel against endoscopically-confirmed *Gasterophilus nasalis* and *Gasterophilus intestinalis* (Diptera: *Oestridae*) infections in horses. *Vet. Parasitol.*, 88, 287–291.
Reinemeyer, C.R., Hutchens, D.E., Eckblad, W.P., *et al.* (2006) Dose confirmation studies of the cestocidal activity of pyrantel pamoate paste in horses. *Vet. Parasitol.*, 138, 234–239.
Reinemeyer, C.R., Prado, J.C., Andersen, U.V., *et al.* (2014) Effects of daily pyrantel tartrate on strongylid population dynamics and performance parameters of young horses repeatedly infected with cyathostomins and *Strongylus vulgaris*. *Vet. Parasitol.*, 204, 229–237.
Robert, M., Hu, W., Nielsen, M.K., and Stowe, C.J. (2015) Attitudes towards implementation of surveillance-based parasite control on Kentucky Thoroughbred farms – current strategies, awareness, and willingness-to-pay. *Equine Vet. J.*, 47, 694–700.
Sangster, N.C. (1999) Pharmacology of anthelmintic resistance in cyathostomes: will it occur with the avermectin/milbemycins? *Vet. Parasitol.*, 85, 189–204.
Scare, J.A., Lyons, E.T., Wielgus, K.M., *et al.* (2018) Combination deworming for the control of double-resistant cyathostomin parasites – short and long term consequences. *Vet. Parasitol.*, 251, 112–118.
Scott, I., Bishop, R.M., and Pomroy, W.E. (2015) Anthelmintic resistance in equine helminth parasites – a growing issue for horse owners and veterinarians in New Zealand? *N. Z. Vet. J.*, 63, 188–198.
Slocombe, J.O.D., Mccraw, B.M., Pennock, P.W., *et al.* (1987) *Strongylus vulgaris* in the tunica media of arteries of ponies and treatment with ivermectin. *Can. J. Vet. Res.*, 51, 232–235.
Steinbach, T., Bauer, C., Sasse, H., *et al.* (2006) Small strongyle infection: Consequences of larvicidal treatment of horses with fenbendazole and moxidectin. *Vet. Parasitol.*, 139, 115–131.
Steuer, A., Loynachan, A.T., and Nielsen, M.K. (submitted) Evaluation of the mucosal inflammatory responses to larvicidal treatment of equine cyathostomins.
Swor, T.M., Whittenburg, J.L., and Chaffin, K. (2009) Ivermectin toxicosis in three adult horses. *J. Am. Vet. Med. Assoc.*, 235, 558–562.
Tatz, A.J., Segev, G., Steinman, A., *et al.* (2012) Surgical treatment for acute small intestinal obstruction caused by *Parascaris equorum* infection in 15 horses (2002–2011). *Equine Vet. J.*, 44, 111–114.
Uhlinger, C. (1990) Effects of three anthelmintic schedules on the incidence of colic in horses. *Equine Vet. J.*, 22, 251–254.
Uhlinger, C. (1993) Uses of fecal egg count data in equine practice. *Comp. Cont. Educ. Pract. Vet.*, 15, 742–748.
van Wyk, J.A., Hoste, H., Kaplan, R.M., and Besier, R.B. (2006) Targeted selective treatment for worm management – how do we sell rational programs to farmers? *Vet. Parasitol.*, 139, 336–346.
Werell, E. (2017) Prevalence of *Strongylus vulgaris*. Veterinary thesis, Department of Biomedical Sciences and Veterinary Public Health, SLU, Sweden.
Wildenburg, G., Darge, K., Knab, J., *et al.* (1994) Lymph-nodes of onchocerciasis patients after treatment with ivermectin – reaction of eosinophil granulocytes and their cationic granule proteins. *Trop. Med. Parasitol.*, 45, 87–96.
Wilkes, E.J.A., McConaghy, F.F., Thompson, R.L., *et al.* (2017) Efficacy of a morantel–abamectin combination for the treatment of resistant ascarids in foals. *Aust. Vet. J.*, 95, 85–88.
Xiao, L., Herd, R.P., and Majewski, G.A. (1994) Comparative efficacy of moxidectin and ivermectin against hypobiotic and encysted cyathostomes and other equine parasites. *Vet. Parasitol.*, 53, 83–90.

第8章 駆虫薬耐性

駆虫薬耐性は，「以前には駆虫薬の効果がみられた寄生虫と同じ種，同じステージの寄生虫に対して同じ宿主に同じ用量，同じ投与経路で駆虫を実施した場合に，駆虫効果が失われた状態」と定義されている。この定義は以下の重要なポイントをふまえている。①もしも駆虫薬が対象となる寄生虫やそのステージにこれまで全く効果がなかったとしたら，耐性を推察することはできない。②もしも駆虫薬の正しい用法用量が常に守られていなかったとしたら，あるはずの効果が期待できる保証がないため，効果がないことを耐性とみなすことができない。③耐性は，駆虫を受けた馬に同時に寄生していた全ての寄生虫の種にではなく，一部の寄生虫に生じる。④期待される駆虫効果は寄生虫の種やステージ，駆虫薬の種類によって異なる。そのため，寄生虫の個体群に耐性があると判定するためには様々な駆虫効果のカットオフ値（例，90%か95%）が使用される。

生物が自身を撲滅するために使われる薬剤に対して耐性を発現することは，なんら驚くことではない。むしろこれは，ダーウィンが提唱した，最も適応したものが生き残るということの完璧な実例であり，治療目的での使用が可能なあらゆる化学薬品に対して耐性を獲得した昆虫，細菌，寄生虫の例は数えきれないほどある。本章では，馬の寄生蠕虫にみられる駆虫薬耐性について最新の知見を述べ，寄生虫が耐性を獲得するメカニズムの一部を説明する。表 8.1 に主な馬の寄生虫において報告されている耐性の状況を示す。

ベンズイミダゾール（BZ）系

ベンズイミダゾール（BZ）系薬剤に対して初めて耐性を示した馬の寄生虫は，毛線虫亜科（小円虫）だった。今日，ベンズイミダゾール耐性の小円虫は世界中でみられ（Peregrine et al., 2014），飼育下の馬においては，考えられているよりもベンズイミダゾール耐性の小円虫の方が，ベンズイミダゾール感受性の小円虫よりも多い。回虫と小円虫におけるベンズイミダゾール系に対する耐性の地理的分布を図 8.1C，8.2C に示す。中程度の耐性を持つ小円虫の個体群に対しては，フェンベンダゾール（FBZ）の5日間連用が当初は十分な効果があったものの，最近の研究でこの方法は今や強い耐性を持つ寄生虫の個体群に対する幼虫駆除効果を，著しく低下させていると考えられている（Reinemeyer, Prado, and Nielsen, 2015；Bellaw et al., 2018）。ある研究で，円虫卵数が成虫駆除の用量のフェンベンダゾール（5 mg/kg）で減少しなかった場合，その馬群にはフェンベンダゾール耐性があるということが確認された。同じ馬群に同じ駆虫薬を幼虫駆除のための用量（10 mg/kg）で5日間連用した場合，虫卵数の減少はある程度認められたが，一般的に駆虫効果は

表 8.1　飼育下にある馬群における主要な線虫の，3 種類の駆虫薬に対する近年の耐性の獲得状況

耐性を示す駆虫薬の種類	小円虫	大円虫	馬の回虫
ベンズイミダゾール系	非常によくみられる	なし	みられ始めた
ピリミジン系	よくみられる	なし	みられ始めた
マクロライド系	みられ始めた	なし	非常によくみられる

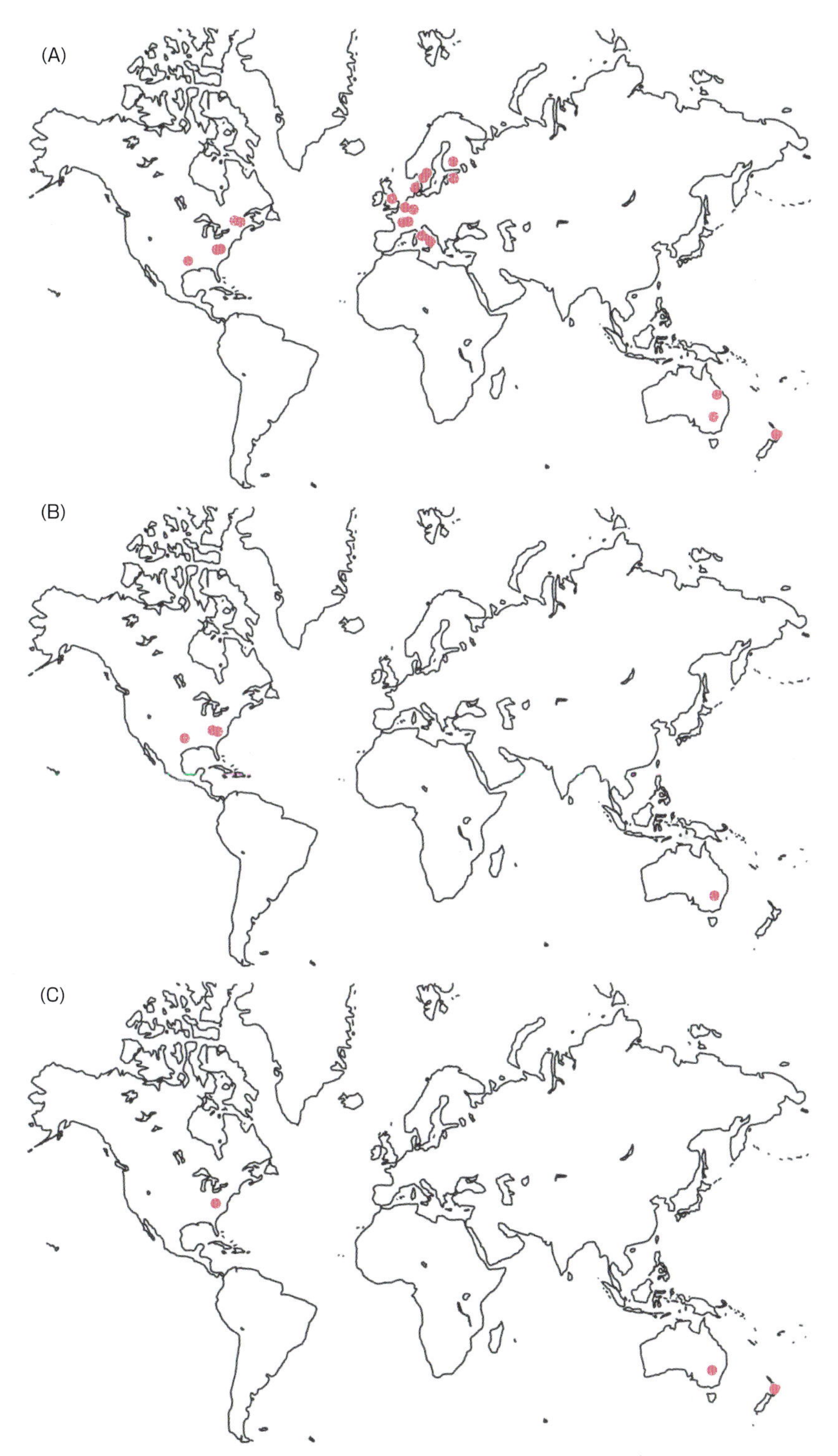

図 8.1　マクロライド系（A），ピリミジン系（B），ベンズイミダゾール系（C）に対する駆虫薬耐性の発現が報告された馬の回虫の地理的分布

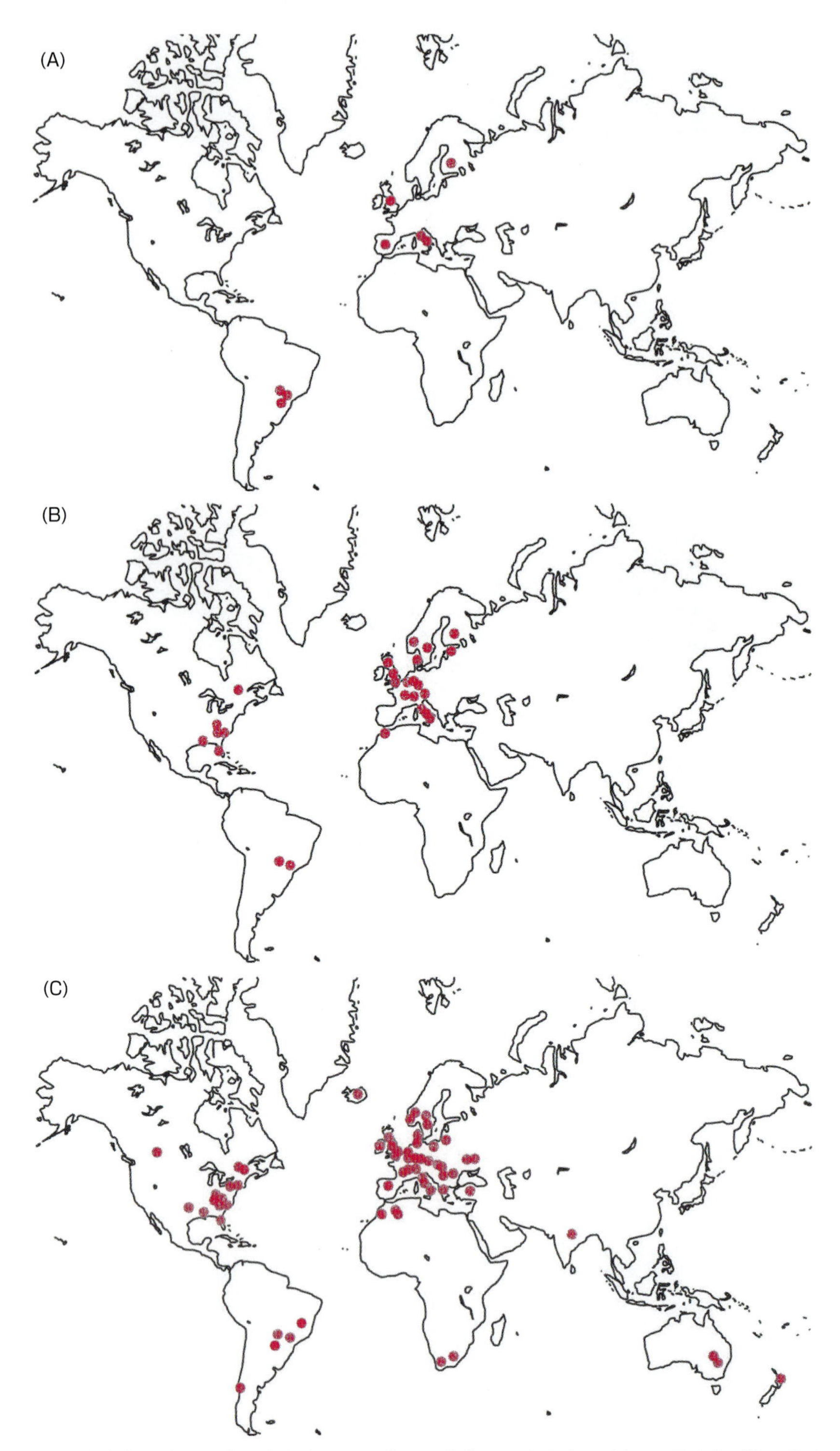

図 8.2　マクロライド系（A），ピリミジン系（B），ベンズイミダゾール系（C）に対する駆虫薬耐性の発現が報告された小円虫の地理的分布

50％以下だった。同じ研究では，幼虫駆除のための5日間連用プログラムの駆虫効果は，早期第3期幼虫（EL_3）に対しては28.6％，後期第3期幼虫（LL_3）と第4期幼虫（L_4）に対しては71.2％だった（Reinemeyer, Prado, and Nielsen, 2015）。これらの値は，両方のステージの幼虫に対してみられていた97％以上というこれまでの駆虫効果の値を大きく下回っており，小円虫の幼虫の耐性が明らかになった。異なる馬群で行われたもう1つの研究でも，非常に似た幼虫駆除効果が認められている（Bellaw et al., 2018）。これらの研究から，駆虫薬耐性は薬の用量や投与回数を増やすことではなくならないことが，はっきりとわかる。さらにこれらは，駆虫薬耐性は，はじめに成虫でみつかるかもしれないが，最終的には投与された駆虫薬にさらされた同じ寄生虫の全ての寄生ステージに発現するということを示している。

円虫亜科（大円虫）におけるベンズイミダゾール耐性は全く報告がなく，馬の回虫 *Parascaris* spp. においては耐性が示唆された報告がわずか2，3本あるだけである（Peregrine et al., 2014）。さらに，ベンズイミダゾールは馬蟯虫 *Oxyuris equi* 感染症に対しては選択すべき最善の薬剤であるようだ（Reinemeyer and Nielsen, 2014）。そのため，この駆虫薬は小円虫以外の寄生虫に対してはある程度効果を期待することができる。総じてベンズイミダゾール系薬剤は，市場に登場した頃からすると，効果のある寄生虫スペクトルは狭くなったものの，いまだに非常に便利な薬剤だといえる。

ピリミジン系

ピリミジン系薬剤に対する耐性の報告は，ベンズイミダゾール系に比べるとそれほど多くはないが，小円虫のピランテル塩類に対する耐性は世界中で広く報告されている（Peregrine et al., 2014）。耐性は北アメリカで非常に目立っているようだが（Kaplan et al., 2004；Smith et al., 2015），ヨーロッパでも増えてきている（Traversa et al., 2009；Nielsen et al., 2013）。また，小円虫のモランテル酒石酸塩に対する耐性がオーストラリアで報告されている（Rolfe, Dawson, and Holm-Martin, 1998）。

最近の研究では，馬の回虫のピランテル塩類に対する耐性が報告されている（Veronesi et al., 2009；Lind and Christensson, 2009；Reinemeyer et al., 2010）。しかし，アメリカとオーストラリアで回虫の一部の個体群がピランテルに対して耐性を持つとした報告は2，3本だけである（Lyons et al., 2008a；Armstrong et al., 2014）。ピランテル製品に対する耐性が報告された回虫と小円虫の地理的分布を図8.1B，8.2Bに示す。

マクロライド（ML）系

イベルメクチン（IVM）はここ数十年で最も広く使用されている駆虫薬だが，市場に出始めてから最初の20年間は全く耐性の報告がなかった。しかしながらこの素晴らしい記録は，今世紀初頭にエバーメクチン系とミルベマイシン系に対する耐性を獲得した最初の馬の回虫の報告をもって途絶えた（Boersema, Eysker, and Nas, 2002；Hearn and Peregrine, 2003）。以降数多くの研究から，多くの国々で馬の回虫の現地の個体群がイベルメクチンとモキシデクチンに耐性を持っていることが確認された（Perigrine et al., 2014）。

イベルメクチンとモキシデクチンは今でも，駆虫後14日目の糞中の小円虫の虫卵数を効果的に減少させるうえ，大円虫においては耐性の徴候はみられていない。しかし，いくつかの研究では，イベルメクチンやモキシデクチンで駆虫後の小円虫の虫卵再出現期間（ERP）が短縮していることが示されている。これまでの虫卵排泄の抑制期間は，イベルメクチンでは9〜13週間，モキシデクチンでは16〜22週間であったが，最近の研究ではどちらの薬剤も，ERPがわずか4〜5週間しかないと報告されている（Lyons et al., 2008b,

2011；Rossano, Smith, and Lyons, 2010）。観察されたこのような事象は，耐性の初期徴候と考えられ，特に消化管内のL_4が正規の用量での駆虫では死ななくなったことをあらわしているとみられる（Lyons, Tolliver, and Collins, 2009；Lyons et al., 2010；Lyons and Tolliver, 2013；Bellaw et al., 2018）。

多くの臨床獣医師はここ数年，イベルメクチンによる馬蟯虫の駆虫が明らかに失敗していると感じている。これは，ドイツ，フランス，ニュージーランド，アメリカで行われた複数の研究によって最近確認された（Reinemeyer, 2012；Rock et al., 2013；Wolf, Hermosilla, and Taubert, 2014；Sallé et al., 2016）。したがって，蟯虫のイベルメクチン耐性は広く蔓延していると思われる。同様に多くの獣医師が，皮膚ハブロネマ症（夏創）の馬にみられるハブロネマ属 *Habronema* spp. の幼虫感染を駆除するためのイベルメクチンでの駆虫の失敗に遭遇している。これまでにこうした前例はなかった。しかし，ハブロネマ属について，対照群をおいた科学的な検証は今日まで行われていないため，ハブロネマ属が実際に耐性を持っているかどうかはわかっていない。

その他の駆虫薬

プラジカンテル（PRZ）とピランテルパモ酸塩について，常法での用量で条虫に対する駆虫効果がなくなったとする報告は見当たらない。しかし，感度の高い診断方法がないため，条虫の駆虫薬耐性はしっかりとした調査が行われていない。扁虫科に属する寄生虫の住血吸虫では，プラジカンテル耐性が報告されていることは覚えておかねばならない（Fallon and Doenhoff, 1994）。さらに，条虫のアノプロセファラ属（裸頭条虫属）*Anoplocephala* の感染に対するピランテルパモ酸塩での駆虫の失敗が，カナダ・オンタリオ州の牧場で観察されている（Peregrine, Trotz-Williams, and Proudman, 2008）。そのため，馬の条虫における耐性の発現は，少なくとも生物学的には起こり得ると考えるべきである。

現在ピペラジンは馬用には流通していないが，かつて小円虫においてピペラジン耐性が報告されていたことは付け加えておきたい（Drudge et al., 1988）。

駆虫薬耐性のメカニズム

耐性発現の背景にある基本的なメカニズムを理解するには，知っておかなければならない点がいくつかある。寄生蠕虫の駆虫薬耐性は，細菌の抗菌薬耐性とは以下の点で仕組みが異なる。①寄生虫は真核生物であり，遺伝子は脊椎動物と同様に染色体に組み込まれている。②繁殖は有性生殖で，雄と雌が遺伝物質を交換する必要がある。③世代間間隔は，放牧期もしくは1年ごとに一世代から二，三世代と，かなり長い。④寄生虫の生活環には環境中で成長するステージが含まれており，この期間は駆虫薬の影響を受けにくい。⑤宿主の体内に寄生するステージであっても，特別な隔離環境にある部位に寄生する場合には，選択圧にさらされずにすむこともある。その1つの例として，被囊した小円虫の幼虫が挙げられる。この場合，幼虫に効果を持つ少数の薬剤のみが寄生虫まで届く。

上記③～⑤の3つの要素から，いかなる場合の駆虫であっても，寄生虫の個体群は部分的にしか駆虫薬にさらされないことがわかる。したがって，耐性が臨床的に顕在化するためには，耐性をコードしている対立遺伝子が数世代連続して蓄積される必要がある。そのため，蠕虫は薬剤耐性の発現のスピードが非常に遅い。このことをあらわすように，馬の回虫の個体群におけるイベルメクチン耐性およびモキシデクチン耐性は，これらの薬剤が集中的に使われ始めてから約20年もの間は報告されることがなかった（Boersema, Eysker, and Nas, 2002；Hearn and Peregrine, 2003）。

寄生蠕虫の重要な特徴は，驚くほど豊かな遺伝的多様性を持つことである。寄生虫の中でも遺伝的な選択肢が非常に広く，こうした多くの遺伝子が駆虫薬耐性につながるメカニズムをコードすることができる。ある寄生虫研究者は，「世界のどこかに，まだ発見されていない薬剤に対しての耐性を持つ寄生虫が存在している」と言う。このような遺伝的な背景に加え，最近行われた反芻動物に寄生する毛様線虫の研究によって，多くの独立した遺伝子突然変異は自然発生し，突然変異の一部は駆虫薬耐性の形質を発現するということが示された（Redman et al., 2015）。家畜の寄生虫において駆虫薬耐性が世界中でみられるのは，この現象が理由となっているのかもしれない。

起源がどうあれ，耐性遺伝子の組み合わせを持つ一部の集団が，なんらかの形でその寄生虫の個体群の残りの集団に対して優位な形質を持っていない限り，耐性遺伝子の発現頻度は増えることはないだろう。遺伝的な変化は，選択圧と呼ばれる要因の結果として生じ，駆虫薬耐性の形質の選択的優位性は駆虫薬の投与によってもたらされる。駆虫薬の投与により薬剤に感受性を持つ個体群は99.9％以上が駆除され，ERPが終わるまでは遺伝子の頒布を再開することができない。しかし，駆虫薬耐性を持つ寄生虫はその駆虫では駆除されないので，ERPの間，生存競争が全くない状態で繁殖を続けることができる。このようにして耐性を持つ寄生虫は，耐性を持たない寄生虫よりも多くの子孫を個体群に残すことができるので，耐性の要因となる遺伝子型の発現頻度は個体群全体の中で徐々に増加することになる。

様々な種類の薬剤に対する駆虫薬耐性に関与している，いくつかの遺伝子が同定された。しかしながら，耐性には複数の遺伝子が関連していると考えられており，これまでにわかった遺伝子は，氷山の一角にすぎないであろう。したがって，駆虫薬耐性は単にゲノムにおける1つの点突然変異によるものではなく，むしろ異なる遺伝的決定因子の組み合わせによるものである。例えば，ベンズイミダゾール系耐性では，特定の突然変異が小円虫のβ-チューブリンをコードする遺伝子において同定されている（Blackhall, Kuzmina, and von Samson-Himmelstjerna, 2011）。その他の線虫の駆虫薬に対する遺伝的なメカニズムは詳しくわかっていない。イベルメクチン耐性はグルタミン酸作動性塩素チャネル（GluCl）をコードする遺伝子の変異に関連しているが，研究対象にするのでなければ，正確な細かい変異の仕方についてはそこまで重要だとは考えられていないようである（Beech et al., 2011）。最近，耐性には，P-糖タンパク質（Pgp）多剤トランスポーターの発現が増加することが，一定の役割を果たしていると報告されている。Pgpのアイソタイプの一種であるPgp-11が馬の回虫のイベルメクチン耐性に関連していた（Janssen et al., 2013）。興味深いことに，このメカニズムは特定の種類の薬剤にのみ働くわけではないとみられており，様々な種類の薬剤に対して交叉耐性を生じる可能性がある（Beech et al., 2011）。

線虫の仲間にはしばしば，寄生生活を営む生活環における様々なステージで，駆虫薬に対して異なる感受性を示すものがいる。一般的に，円虫と回虫の未成熟期や幼虫期の寄生虫は成虫に比べて感受性が低いので，性的に未熟な個体群に対する駆虫は成虫の駆虫ほど効果的ではないだろう。成熟前の線虫は通常は駆虫の適応限界なので，耐性は最初に未成熟な若い寄生虫でみつかることが多い。実際，小円虫のイベルメクチン耐性とモキシデクチン耐性の最も初期の指標は，駆虫後にも消化管内で生存するL_4の存在であった（Lyons, Tolliver, and Collins, 2009；Lyons et al., 2010）。ただし，ピランテルによる駆虫後に消化管内の小円虫のL_4が生き残っていたからといって，それは耐性の徴候だとはいえない。なぜなら，ピランテルは元来L_4を駆虫できる薬として認められていないからである。馬の回虫についても，消化管内の幼虫期には駆虫効果が低くなるのではないかと疑われている。

駆虫薬耐性は，その寄生虫の個体群の永続的な遺伝的特徴になるということを認識することは大切である。将来数十年間にわたって，ある特定の種類の薬剤の使用を完全に避けたとしても，寄生虫の個体群は耐性を保持し続ける。実際にみられた例として，1970年代にチアベンダゾール耐性が発生した，ケンタッキー大学で飼養されていた馬群の事例がある。この飼養施設には過去40年間，この馬群の馬以外の馬の出入りはなかった。その後，ベンズイミダゾール系薬剤は一切使用されていないが，それから22年経ってもまだベンズイミダゾール耐性は残っていた（Lyons, Tolliver, and Collins, 2007）。もう1つの研究では，ベンズイミダゾール系耐性の小円虫が寄生している馬に対して，2カ月ごとに1回のピランテルによる駆虫を8年間行った結果，ピランテル耐性が発現したが，寄生虫の個体群における元々のベンズイミダゾール系耐性の状態は変化していなかった（Lyons et al., 2001）。

寄生虫のレフュジア

遺伝的な変化が生じる選択圧にさらされない集団のことを寄生虫のレフュジアと呼ぶ。その結果，レフュジアは感受性の遺伝子を保存する機能を持つ。寄生虫の駆虫薬耐性に関連するレフュジアとは，駆虫薬が投与された時点で，薬剤にさらされない生活環のステージにあった寄生虫のことである。第3章では，環境レフュジアについて解説した。本章では，駆虫しない馬の体内に存在する寄生虫の個体群や，駆虫の影響を受けないステージの寄生虫についても考える。これは時に馬レフュジアとも呼ばれる。その一例として，駆虫に幼虫駆除効果のない駆虫薬が使用された際に被嚢していた幼虫は，馬レフュジアに分類される。

寄生虫の駆虫薬耐性を理解するためには，レフュジアの概念が最も重要である。レフュジアは感受性を持つ遺伝子を保存する役割を持つので，レフュジアの規模を可能な限り大きく維持することが，駆虫薬耐性の選択を最小に保つことになる。違う側面からも考えてみよう。耐性を絶対に生み出さない駆虫薬の使用方法はただ1つ，全く駆虫をしないことである。駆虫薬が一切使われなければ，駆虫薬にさらされる寄生虫の個体群は存在しないため，レフュジアは最大である。したがって，個体群中にほかよりも選択的に遺伝子を多く残すことに有利な集団は存在しないことになる。

一方，寄生虫の個体群のうち大部分が頻繁に繰り返し駆虫薬にさらされた場合，耐性の獲得を促進する選択圧は非常に高くなる。これは，特に幼虫を駆除できる薬剤を用いた間隔投与法（インターバルドーズプログラム）に完璧に当てはまる。他方で，もし寄生虫の個体群のうちわずか20%だけが薬剤にさらされる場合には，選択されて生き残った耐性を持つ寄生虫は，80%のレフュジアによって全体に占める割合は薄められる。これこそが，選択的駆虫法（セレクティブセラピー）が目指す状況である。繰り返しになるが，レフュジアの規模が大きいほど，耐性の発現は遅くなる（第7章p.81，図7.1参照）。

今や我々は，寄生虫のレフュジアについての基本的な概念を理解し，細菌の抗菌薬耐性と，寄生虫の駆虫薬耐性のもう1つの違いについても知ることができる。細菌にはレフュジアはほぼ存在しない。また，細菌は宿主の体内で増殖することが可能なので，宿主動物のレフュジアと環境レフュジアの割合は寄生虫にみられるパターンとは逆になる。

我々は第3章で，寄生虫の成長と伝播に環境や気候の要因が大いに影響を与えていることを学んだ。このことからわかるとおり，寄生虫のレフュジアの規模がより大きくなる季節がある（Nielsen et al., 2007）。L_3は冬の間を雪の下で生き続け，春になるとある程度の数の幼虫が宿主に摂取されるが，そのように生き残って馬に摂取される数は放牧期間中に摂取される数に比べると非常に少ない。そのため，冬はレフュジアが小さくなっているといえる。こうした時期に駆虫を行うことは，理論的に駆虫薬耐性に対する選択圧を増大させることになる。一方で，寒冷な環境では自由生活世代のステージがあまり成長しないので，寄生虫の伝播もまた阻害されやすい。そのため，冬季の駆虫が耐性の発現に大きな影響を与えることもないだろう。

寄生虫の耐性の発現におけるレフュジアの役割は，今や広く認識された概念となったが，このことを科学的に証明した実地調査はほとんどない。羊を対象としたフィールド調査（Martin, LeJambre, and Claxton, 1981；Waghorn et al., 2008）と，コンピュータ・シミュレーションによるモデル（Barnes, Dobson, and Barger, 1995）が，選択圧を受けていない寄生虫の個体群の重要性をはっきりと示している。第 7 章に示したように，今日では馬の寄生虫のコンピュータ・シミュレーションも，このことをより裏付けている。

駆虫薬のローテーション

複数の駆虫薬をローテーションして用いる方法は，駆虫薬耐性をつくり出さない戦略であると長年とらえられてきた。これは，「A」という薬剤に対して耐性を持つ寄生虫でも，「B」という薬剤が違う作用機序を持つならば，「B」に対しては感受性がまだあるだろうという考え方に基づいている。「A」に耐性を持つ寄生虫は「B」で駆除されるので，「A」に対する耐性という形質が，その寄生虫の繁殖に有利に働かない。以上のことは非常に理論的なようであるが，科学的に支持するエビデンスは全く存在しない。馬を対象にしたある研究で，1 回の駆虫ごとに薬剤をローテーションさせる方法に，耐性の発現を遅らせる効果はないことが明白に示された（Uhlinger and Kristula, 1992）。さらに，羊の線虫におけるコンピュータ・シミュレーションでは，薬剤のローテーションが耐性を発現させる遺伝子配列の蓄積を防ぐことはできないとされ，そのことから耐性の発現を遅らせることもできないという結論が出た（Barnes, Dobson, and Barger, 1995）。ごく最近では，小円虫でも同様の結論になることがわかっており，このようなコンピュータ・モデリングのシミュレーション結果の一例を第 7 章の図 7.2（p.83）に示している。先述の考え方の落とし穴は，環境中にいる全てのステージの寄生虫には，耐性を発現させる対立遺伝子がまだ存在しているということである。そのため成虫ばかりを駆虫しても，寄生虫の個体群から耐性の形質を消し去ることはできない。さらに，薬剤のローテーションを実施することは，本章で述べた Pgp のような遺伝子を選択して残すことになり，違う種類の薬剤にも交叉する耐性の発現を促進することになる。

馬における駆虫薬耐性の問題は非常に厳しい状況に陥っている。なぜなら，現在使用が可能な 3 種類の駆虫薬のうち，すでに 2 種類の薬剤に対して，強い耐性が広がっているからである。そのため，多くの牧場において薬剤をローテーションさせるという選択肢はあり得ない。おそらくほとんどの馬の飼養管理者は，毎回複数の駆虫薬を補完的に使う方法が，いまだに自分が管理する馬群において有効だという間違った概念に基づいて駆虫をしている。それは，これまで真面目にローテーションを実施してきたからである。薬剤のローテーションは，牧場の駆虫薬耐性を普段から検査することの代わりにはならない。駆虫が計画どおりに実施されようがされまいが，使用される全ての駆虫薬に十分な効果がまだあることを確認するための検査を，普段から実施するようにしなくてはならない。

参考文献

Armstrong, S.K., Woodgate, R.G., Gough, S., *et al.* (2014) The efficacy of ivermectin, pyrantel and fenbendazole against *Parascaris equorum* infection in foals on farms in Australia. *Vet. Parasitol.*, 205, 575–580.

Barnes, E.H., Dobson, R.J., and Barger, I.A. (1995) Worm control and anthelmintic resistance – adventures with a model. *Parasitol. Today*, 11, 56–63.

Beech, R.N., Skuce, P., Bartley, D.J., *et al.* (2011) Anthelmintic

resistance: markers for resistance, or susceptibility? *Parasitology*, 138, 160–174.
Bellaw, J.L., Krebs, K., Reinemeyer, C.R., *et al.* (2018) Anthelmintic therapy of equine cyathostomin nematodes – larvicidal efficacy, egg reappearance period, and drug resistance. *Int. J. Parasitol.*, 48, 97–105.
Blackhall, W.J., Kuzmina, T., and von Samson-Himmelstjerna, G. (2011) Beta-Tubulin genotypes in six species of cyathostomins from anthelmintic-naive Przewalski and benzimidazole-resistant brood horses in Ukraine. *Parasitol. Res.*, 109, 1199–1203.
Boersema, J.H., Eysker, M., and Nas, J.W.M. (2002) Apparent resistance of *Parascaris equorum* to macrocyclic lactones. *Vet. Rec.*, 150, 279–281.
Drudge, J.H., Lyons, E.T., Tolliver, S.C., *et al.* (1988) Piperazine resistance in Population-B equine strongyles – a study of selection in Thoroughbreds in Kentucky from 1966 through 1983. *Am. J. Vet. Res.*, 49, 986–994.
Fallon, P.G. and Doenhoff, M.J. (1994) Drug-resistant schistosomiasis – resistance to praziquantel and oxamniquine induced in *Schistosoma mansoni* in mice is drug-specific. *Am. J. Trop. Med. Hyg.*, 51, 83–88.
Hearn, F.P. and Peregrine, A.S. (2003) Identification of foals infected with *Parascaris equorum* apparently resistant to ivermectin. *J. Am. Vet. Med. Assoc.*, 15, 482–485.
Janssen, I.J.I., Krücken, J., Demeler, J., *et al.* (2013) Genetic variants and increased expression of *Parascaris equorum* P-glycoprotein-11 in populations with decreased ivermectin susceptibility. *PLoS One*, 8, e61635.
Kaplan, R.M., Klei, T.R., Lyons E.T., *et al.* (2004) Prevalence of anthelmintic resistant cyathostomes on horse farms. *J. Am. Vet. Med. Assoc.*, 225, 903–910.
Lind, E.O. and Christensson, D. (2009) Anthelmintic efficacy on *Parascaris equorum* in foals on Swedish studs. *Acta Vet. Scand.*, 51, 45.
Lyons, E.T. and Tolliver, S.C. (2013) Further indication of lowered activity of ivermectin on immature small strongyles in the intestinal lumen of horses on a farm in Central Kentucky. *Parasitol. Res.*, 112, 889–891.
Lyons, E.T., Tolliver, S.C., and Collins, S.S. (2007) Study (1991 to 2001) of drug-resistant Population B small strongyles in critical tests in horses in Kentucky at the termination of a 40-year investigation. *Parasitol. Res.*, 101, 689–701.
Lyons, E.T., Tolliver, S.C., and Collins, S.S. (2009) Probable reason why small strongyle EPG counts are returning "early" after ivermectin treatment of horses on a farm in Central Kentucky. *Parasitol. Res.*, 104, 569–574.
Lyons, E.T., Tolliver, S.C., Drudge, J.H., *et al.* (2001) Continuance of studies on population S benzimidazole-resistant small strongyles in a Shetland pony herd in Kentucky: effect of pyrantel pamoate (1992–1999). *Vet. Parasitol.*, 94, 247–256.
Lyons, E.T., Tolliver, S.C., Ionita, M., and Collins, S.S. (2008a) Evaluation of parasiticidal activity of fenbendazole, ivermectin, oxibendazole, and pyrantel pamoate in horse foals with emphasis on ascarids (*Parascaris equorum*) in field studies on five farms in Central Kentucky in 2007. *Parasitol. Res.*, 103, 287–291.
Lyons, E.T., Tolliver, S.C., Ionita, M., *et al.* (2008b) Field studies indicating reduced activity of ivermectin on small strongyles in horses on a farm in Central Kentucky. *Parasitol. Res.*, 103, 209–215.
Lyons, E.T., Tolliver, S.C., Kuzmina, T.A., and Collins, S.S. (2010) Critical tests evaluating efficacy of moxidectin against small strongyles in horses from a herd for which reduced activity had been found in field tests in Central Kentucky. *Parasitol. Res.*, 107, 1495–1498.
Lyons, E.T., Tolliver, S.C., Collins, S.S., et al. (2011) Field tests demonstrating reduced activity of ivermectin and moxidectin against small strongyles in horses on 14 farms in Central Kentucky in 2007–2009. *Parasitol. Res.*, 108, 355–360.
Martin, P.J., LeJambre, L.F., and Claxton, J.H. (1981) The impact of refugia on the development of thiabendazole resistance in *Haemonchus contortus*. *Int. J. Parasitol.*, 11, 35–41.
Nielsen, M.K., Kaplan, R.M., Thamsborg, S.M., *et al.* (2007) Climatic influences on development and survival of free-living stages of equine strongyles: Implications for worm control strategies and managing anthelmintic resistance. *Vet. J.*, 174, 23–32.
Nielsen, M.K., Vidyashankar, A.N., Hanlon, B.M., *et al.* (2013) Hierarchical model for evaluating pyrantel efficacy against strongyle parasites in horses. *Vet. Parasitol.*, 197, 614–622.
Peregrine, A.P., Trotz-Williams, L., and Proudman, C.J. (2008) Resistance to pyrantel in *Anoplocephala perfoliata* on a Standardbred farm in Canada? *Proceedings, Equine Parasite Drug Resistance Workshop,* Copenhagen, Denmark, July 31–August 1, 2008, pp. 32–33.
Peregrine, A.S., Molento, M.B., Kaplan, R.M., and Nielsen, M.K. (2014) Anthelmintic resistance in important parasites of horses: does it really matter? *Vet. Parasitol.*, 201, 1–8.
Redman, E., Whitelaw, F., Tait, A., *et al.* (2015) The emergence of resistance to the benzimidazole anthelmintics in parasitic nematodes of livestock is characterised by multiple independent hard and soft selective sweeps. *PloS Negl. Trop. Dis.*, 9, e0003494.
Reinemeyer, C.R. (2012) Anthelmintic resistance among non-strongylid parasites of horses. *Vet. Parasitol.*, 185, 9–15.
Reinemeyer, C.R. and Nielsen, M.K. (2014) Review of the biology and control of *Oxyuris equi*. *Equine Vet. Educ.*, 26, 584–591.
Reinemeyer, C.R., Prado, J.C., and Nielsen, M.K. (2015) Comparison of the larvicidal efficacies of moxidectin or a five-day regimen of fenbendazole in horses harbouring cyathostomin populations resistant to the adulticidal dosage of fenbendazole. *Vet. Parasitol.*, 214, 100–107.
Reinemeyer, C.R., Prado, J.C., Nichols, E.C., and Marchiondo, A.A. (2010) Efficacy of pyrantel pamoate against a macrocyclic lactone-resistant isolate of *Parascaris equorum* in horses. *Vet. Parasitol.*, 171, 111–115.
Rock, C., Pomroy, W., Gee, E., and Scott, I. (2013) Macrocyclic lactone resistant *Oxyuris equi* in New Zealand. *Proceedings of 24th International Conference of the WAAVP*, 25–29 August, p. 520.
Rolfe, P.F., Dawson, K.L., and Holm-Martin, M. (1998) Efficacy of moxidectin and other anthelmintics against small strongyles in horses. *Aust. Vet. J.*, 76, 332–334.
Rossano, M.G., Smith, A.R., and Lyons, E.T. (2010) Shortened strongyle-type egg reappearance periods in naturally infected horses treated with moxidectin and failure of a larvicidal dose of fenbendazole to reduce fecal egg counts. *Vet. Parasitol.*, 173, 349–352.
Sallé, G., Cortet, J., Koch, C., *et al.* (2016) Ivermectin failure in the control of *Oxyuris equi* in a herd of ponies in France. *Vet. Parasitol.*, 229, 73–75.
Smith, M.A., Nolan, T.J., Riege, R., *et al.* (2015) Efficacy of major anthelmintics for reduction of fecal shedding of strongyle-type eggs in horses in the Mid-Atlantic region of the United States. *Vet. Parasitol.*, 214, 139–143.
Traversa, D., von Samson-Himmelstjerna, G., Demeler, J., *et al.* (2009) Anthelmintic resistance in cyathostomin populations from horse yards in Italy, United Kingdom and Germany. *Parasite Vector*, 2, S2.

Uhlinger, C.A. and Kristula, M. (1992) Effects of alternation of drug classes on the development of oxibendazole resistance in a herd of horses. *J. Am. Vet. Med. Assoc.*, 201, 51–55.
van Wyk, J.A. (2001) Refugia – overlooked as perhaps the most potent factor concerning the development of anthelmintic resistance. *Onderstepoort J. Vet. Res.*, 68, 55–67.
Veronesi, F., Moretta, I., Moretti, A., *et al.* (2009) Field effectiveness of pyrantel and failure of *Parascaris equorum* egg count reduction following ivermectin treatment in Italian horse farms. *Vet. Parasitol.*, 161, 138–141.
Waghorn, T.S., Leathwick, D.M., Miller, C., and Atkinson, D.S. (2008) Brave or gullible: Testing the concept that leaving susceptible parasites in refugia will slow the development of anthelmintic resistance. *N. Z. Vet. J.*, 56, 185–153.
Wolf, D., Hermosilla, C., and Taubert, A. (2014) *Oxyuris equi*: lack of efficacy in treatment with macrocyclic lactones. *Vet. Parasitol.*, 201, 163–168.

第3部
寄生虫学的な検査と診断

第9章 検査と診断

消化管内寄生虫感染症の臨床症状は非特異的で，臨床病理学的検査（例えば血液像，血清生化学的検査）の結果からは，仮診断までしかできない。寄生虫感染症は特有な症状がほとんどあらわれないため，臨床獣医師は外見的なパターンで判断している。寄生虫感染症の典型的な徴候には，食べても体重が増えない，被毛の粗造化，丸くせり出した腹などがある。4歳齢未満の馬は寄生虫による影響を受けやすいだろう。この年齢層における鑑別診断の際には，常に寄生虫感染症を鑑別リストからはずしてはならない。第2章で述べたとおり，消化管内蠕虫感染症は疝痛と下痢の原因になる。しかし，これらの症状を同様に引き起こす原因はほかにも多く存在する。

特定の臨床検査結果は，寄生虫感染の診断を強く支持する。小型の馬における普通円虫 *Strongylus vulgaris* の感染の診断には，直腸検査や超音波検査によって前腸間膜動脈の肥厚と拡大を確認する（Greatorex, 1977；Wallace et al., 1989）。

最も役に立つ血液検査項目は血中総蛋白（TP）である。小円虫幼虫感染症の場合にはしばしば血中のタンパク量の低下がみられる。しかし，ほかの *Lawsonia intracellularis* 感染症などの消化器疾患でも，同様に低タンパク血症がみられるので，これは特有の症状ではない。好酸球増多症は古典的に寄生虫の移行に関連して起きるとされるが，その絶対数には一般的に一貫性がなく，解釈が難しくなっている。そのため，好酸球数には臨床的な診断の価値がない。

現在，寄生虫感染の診断に使用できる主な方法は，馬の糞中に排出される寄生虫の虫卵または幼虫をみつけることが基本となっている。この検査で陽性であれば，寄生虫の成虫の個体群が存在していることがわかる。この診断方法には臨床的にいくつかの限界がある。1つ目は，円虫の寄生で最も病原性が高いのは，性的に未熟で産卵ができない幼虫のステージであることである。2つ目は，馬肺虫 *Dictyocaulus arnfieldi* や肝蛭 *Fasciola hepatica* などの一部の寄生虫は，馬の体内で性成熟に達しないことがあるため，その場合にも産卵は起こらないということである。こうした未熟な寄生虫の寄生や，潜伏感染の場合には，糞中に虫卵が出ないので診断が非常に難しくなる。このような欠点があるにも関わらず，虫卵検査は馬における寄生虫感染の診断の基本となっている。

馬の糞便にあらわれる寄生虫の繁殖産物の同定は，虫卵がどれもだいたい同じ大きさなので，ほかの家畜の寄生虫の同定に比べて簡単である。経験的にほとんどの馬の寄生虫の虫卵は，典型的な円虫卵の大きさとほぼ同じ（約50 μm×100 μm）であり，なめらかな表面と同定の手掛かりとなる形態学的な特徴を持っている。これよりも大きなサイズの虫卵に似たものがあれば，それはおそらくダニの卵などのアーチファクトだろう。反対にこれよりも小さなものは，たいてい花粉かその他の摂食した植物の一部である。いくつかの寄生虫の虫卵は，わかりやすい形態学的な特徴から同定が可能である。後述するが，最も特徴的な形態を持っているのは，馬の回虫 *Parascaris* spp. である。次にわかりやすい形態の卵を持つ寄生虫には，6カ月齢未満の子馬によくみられる馬糞線虫 *Strongyloides westeri*（図9.1）が挙げられる。馬の寄生性原虫であるコクシジウム *Eimeria leuckarti* のオーシストは，非常に大きく，全く異なった外見をしている（図9.2）。これらは，ほとんど若い馬において，たまにしかみられない。時折，馬蟯虫 *Oxyuris equi* の虫卵（図9.3）が糞中虫卵検査中にみられるかもしれないが，基本的に馬蟯

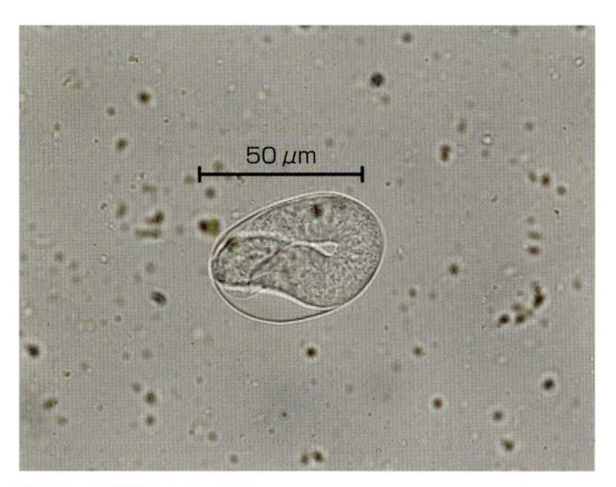

図 9.1　馬糞線虫の虫卵

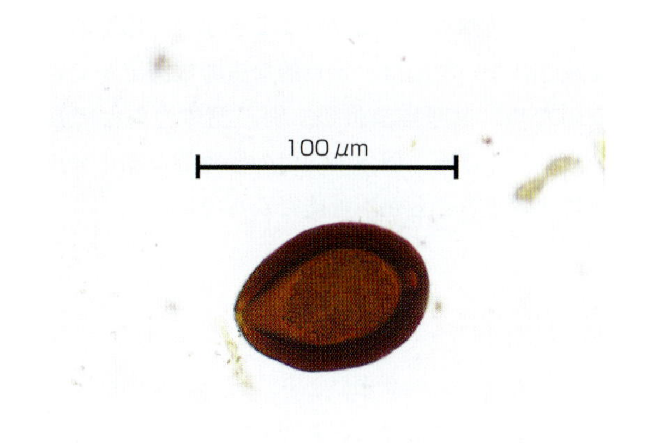

図 9.2　馬のコクシジウムのオーシスト

虫の虫卵は肛門周囲でみつかり，糞中には排出されない。肝蛭や槍形吸虫 *Dicrocoeliun lanceolatum* の虫卵が同定されることが稀にあるかもしれない。最後に，裸頭条虫科の条虫の虫卵についてだが，糞中虫卵検査でみつかることがあれば，同定は非常に簡単である。しかし条虫卵をみつけるためには，診断方法を特に工夫する必要がある（P.111,「条虫の診断」参照）。本章では，糞便を用いた虫卵検査の主な方法について解説する。

虫卵検査

浮遊法

寄生虫の虫卵が大量に存在していても，糞便検体中には比較的少ない量の虫卵しか含まれていない。糞中の寄生虫の繁殖産物を調べるためには，有機的な材料から虫卵を物理的に分離して，顕微鏡検査を容易にするために比較的少量に集卵しなくてはならない。蠕虫の虫卵の質量または比重は，水（比重 1.000）よりは大きいが，糞便に含まれるその他の主な生物的な材料よりは小さい。馬の円虫卵の典型的な比重は 1.04～1.05 で，葉状条虫卵では 1.06～1.07，馬の回虫卵では 1.08～1.09 である（Norris et al., 2017）。仮に水道水と糞便を混ぜ合わせた場合，虫卵は糞便の主な材料と一緒に沈んでしまうだろう。もし，比重が 1.18 以上の砂糖や化学的な塩（例えば，スクロース，$NaNO_3$，$NaCl$，$MgSO_4$，$HgCl_2$）の溶解液と混ぜ合わせた場合，蠕虫卵は浮き，その他の有機物は沈むだろう。この混合液を比較的小さな口径の細長いシリンダーに移すことで，浮遊卵はその液体の水面の割と小さな容積内に凝集する。この比重の違いを利用した虫卵の物理的な分離は，遠心分離機を用いることで促進することができる。浮遊法に用いる溶解液のうち，よく使われる2つを Sidebar1 に示す。

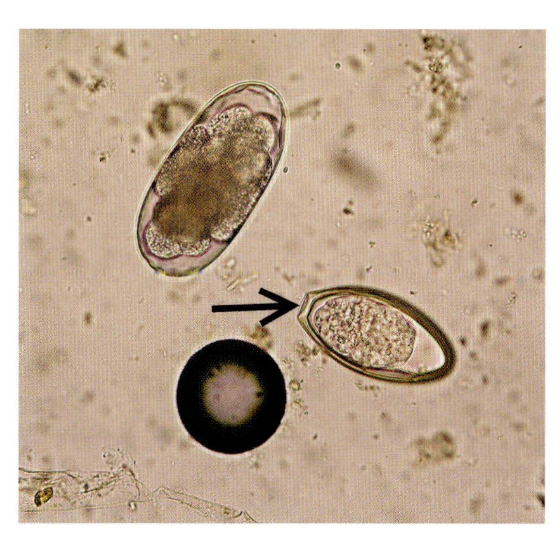

図 9.3　円虫の虫卵の隣にみられた，馬蟯虫の虫卵
片方の端に小蓋がついている（矢印）

浮遊法は定性的な検査手技であり，蠕虫の虫卵

の有無を調べることだけしかできない。標準的に実施されない理由は，定量的な虫卵数測定ができないため，虫卵排泄量の，別の個体の馬との違い，もしくは同一個体の馬での経時的な変化を正確に比較することが不可能だからである。

糞中虫卵数（FEC）測定

近年の獣医学の進歩により，近い将来には同じように臨床的に重要になるだろう様々な診断方法も開発されてはいるが，いまだに馬の寄生虫感染症の診断の基本は糞中虫卵数（FEC）測定である。全てのFEC測定法の基礎となっているのは，先述した浮遊法である。量的な判定を行うためには，検査に用いられる材料（糞便と，浮遊法のための溶解液）の量を慎重に計測して，検査する混合液の全体の体積を把握し，寄生虫の繁殖産物（虫卵）の数を数えて，記録する。FEC測定の検査結果を計算して，糞便1g当たりの虫卵数（EPG：eggs per gram of feces）としてあらわす。異なる種の寄生虫の繁殖産物については，それぞれ個別に分けて測定し，記録する。

マックマスター法（Gordon and Whitlock, 1939），ストール法（Stoll, 1923），ウィスコンシン法（Cox and Todd, 1962）などの，多くのFEC測定法が開発されている。FECPAK法（Presland, Morgan, and Coles, 2005），FLOTAC法（Cringoli et al., 2010），Mini-FLOTAC法（Barda et al., 2013）のような新しい方法は，マックマスター法をもとにした検査方法である。これらの方法の主な違いは，検査する糞便重量がどのぐらいか，FECを測定するためにどのように分離を行うか，という点である。一部の方法は静置による受動的な浮遊を利用し（Gordon and Whitlock 1939；Presland, Morgan, and Coles, 2005；Barda et al., 2013），ほかの方法では遠心分離機を利用する（例えば，Cox and Todd, 1962；Roepstorff and Nansen, 1998；Cringoli et al., 2010）ので検査には一定の時間を要する。

どの検査方法を採用するかを決める際に重要な指標がいくつかある。それには，その検査方法の検出限界値，正確度，精度（再現性），感度，特異度が含まれる。陽性的中率および陰性的中率も，もし利用が可能ならば同じく有用だろう。本章では，採用すべき虫卵検査方法を評価する際の，こうしたそれぞれの指標の解釈の仕方について概説する。

検出限界値

検出限界値とは，その検査方法で測定できるFECの最小値と定義される。大部分の量的な判定方法は，混合液の希釈濃度をもとにした計算による推定が基本となっている。糞便検体の一部に含まれる虫卵数を数え，その虫卵数を数学的に処理し，基本単位（通常EPG）に換算して記録する。計算の際には，検査に用いられた糞便の量，希釈に使われた溶液の体積，分析・計測に用いた混合希釈液の体積によって決まる係数を，実際に数えた虫卵の個数にかけ合わせる必要がある。虫卵検査が陽性の場合に数えられる最も小さな虫卵数の値は1個であるから，このときの係数と検出限界値は値が同じになるはずである。含まれる虫卵数が少ない検体を分析する場合には，検出限界値は検査方法を選ぶ指標として重要である。一般的な虫卵数の少ない例として，駆虫効果を評価するために駆虫後に採取した糞便検体を分析する場合が挙げられる（第10章参照）。検出限界値が25 EPGのFEC測定法と，1 EPGまで測定できる方法とでは，検査結果が一致しないだろう。例えば，ある検体の「真の」虫卵数は17 EPGだった場合，検出限界値が25 EPGの検査方法では（虫卵をみつけ出すことができないため），検査結果が「0」EPGとなってしまう。虫卵検査の結果，EPGが0である場合は，数字どおりに解釈してはならない。そうではなく，真の値は，検出限界値以下である（25 EPG未満）と解釈すべきである。Sidebar2，3にそれぞれ異なる検出限界

Sidebar1　浮遊法に用いる溶解液

●Sheather's ショ糖溶液
Sheather's ショ糖溶液は北アメリカの検査室で広く使われている溶解液である。ショ糖 454 g を熱湯 355 mL，もしくはホットスターラーにかけた湯に入れる。溶解するまで撹拌したのち，冷ます。室温で保管するとショ糖溶液は腐るので，冷蔵保存して早めに使い切るか，防腐剤としてホルムアルデヒド（37%）を 6 mL 添加する。Sheather's ショ糖溶液の比重は通常 1.25 より大きい。

●飽和ショ糖-食塩水
飽和ショ糖-食塩水はヨーロッパの検査室で広く使われている。グルコース・一水和物 375 g と塩化ナトリウム 250 g を計量する。蒸留水を適量加えて，全体を 1 L にする。80℃に加熱して，溶解するまで撹拌する。比重が 1.18 程度になる単なる飽和食塩水でも使用は可能だが，グルコースを加えることで比重を>1.25 にすることができる。

●比重の確認
浮遊法に用いる溶解液の比重は，ハイドロメーター（液体比重計）で測定する。もしくは，慎重に計測した体積の重量を，検査室の精密な秤で測定しても良い。例えば，比重が 1.25 の溶解液は，10 mL で 12.5 g になる。

値を持つ FEC 測定方法を例示する。

先に挙げた定量的な虫卵検査法の検出限界値には，方法によって 1～100 EPG までの幅がある。検出限界値が高い検査方法（例えば 100 EPG）が，検出限界値の低い検査方法に比べて必ずしも劣っているわけではない。検出限界値が高い検査方法（25 EPG 以上）は，低い検査方法に比べてはるかに手間がかからないし，検査対象の馬が群れにおける虫卵排泄量の多い馬かどうかを判定するには十分信頼できる結果が得られる。それぞれの検査方法の精度（再現性）と感度の違いについては，検査結果によって決定される管理方針が同じなのであれば，単に学問的な問題でしかなく，さして重要ではない。

正確度と精度（再現性）

よく知られているとおり，FEC の測定結果には誤差によるブレがあるため，FEC 測定方法を選択する際には，正確度と精度（再現性）がおそらく最も重要な指標になる。正確度（accuracy）とは可能な限り真の FEC に近い結果を測定できる検査能力のことであり，一方の精度（再現性，precision）とは，測定結果が再現可能，すなわち同じ検体を繰り返し検査したときのそれぞれの検査結果がいかに同じになるかということである。正確度と精度は実際には全く別のことをあらわしており，同義語ではないということを認識することは重要である。伝統的に，獣医寄生虫学の世界ではこの指標の測定は行われていないが，最近出された多くの文献では採用されている。

一般的に，精度は鏡検する糞便の量を増やすことによって上げることができる。これを実現したのが，10 mL の容量がある測定用チャンバーを用いる FLOTAC 法である。同じような，Mini-FLOTAC 法のものは容量が 1 mL であるが，古典的なマックマスター法のチャンバーが 0.3 mL しか入らないことを考えると，検査できる容量が大幅に増えたことで非常に高い精度を実現している（Noel et al., 2017）。検査する量を増やし，精度を上げるためには，同じ検体から繰り返しサンプルを採り直すという方法もある。また，FEC 測定の手順が厳格に守られ，顕微鏡のレンズは常に曇りがなく，検査をする者が適切な訓練を受けているという状態を確実にしておくことも，誤差による数値変動の低減，ひいては精度の向上につながる。

正確度は，作業中に虫卵が失われる可能性のあるいくつかの要因に依存している。正確度を向上させる方法の１つとして，FEC を計測するため

Sidebar2　マックマスター法

獣医療の臨床現場で日常的に行われているマックマスター法である。遠心分離機を使用しない方法で，検出限界値は25 EPGである。

●用意するもの

使い捨てのカップ2つ，木製の舌圧子（ヘラ），使い捨てプラスチック製ピペット，0.1 gを正確に測量できる実験用の秤，チーズ用さらし布（17 thread），マックマスター計算盤，虫卵を浮遊させるための比重が1.18〜1.25の範囲の溶解液（$ZnSO_4$，飽和食塩水，飽和ショ糖 - 食塩水，Sheather's ショ糖溶液），複合顕微鏡

●手順

1. 小さな容器，または紙コップに糞便4 gを量り取る。
2. 糞便に虫卵を浮遊させるための液体26 mLを加え，撹拌する（全体量を30 mLにする）。
   A）もし目盛り付きの容器を使うことができるのであれば，液体26 mLを先に用意して，その中に糞便を入れても良い。全体の容量が30 mLになったときが糞便4 gを入れたときである。
3. チーズ用さらし布を1〜2枚重ねたもの，または折りたたんだガーゼ，または紅茶用の茶こしを使って液体をこし，さらに撹拌する。
4. サンプルをよく撹拌したら，ピペット，またはシリンジを用いて素早く1 mLを吸い取り，マックマスター計算盤スライドの1つ目のチャンバーに充填する。
   A）2つ目のチャンバーにも同じ手順を繰り返して充填する。
   B）スライドの表面に虫卵が浮き上がるまで，2〜5分静置する。
   ※もし肉眼で確認できる気泡が入った場合は，液体を抜いてやり直す。
5. 手順3と4は連続して速やかに行わなくてはならない。虫卵が液体の水面にすぐに浮き上がってきてしまうからである。よく撹拌された状態のサンプルを採ることで測定の正確性を確実にする。
6. 両方のチャンバーを充填したら，次の糞便サンプルの手順3へ移る。
7. 液体に硝酸ナトリウムを使用する場合は，スライドに充填してから測定するまでに60分までならば，置いておいてもかまわない。これより長くなると，サンプルが乾燥し結晶化が始まってしまう。食塩を用いる場合は，結晶化はさらに早く生じる。
8. 100倍率（×10の接眼レンズと×10の対物レンズ）で格子線の内側にみえる虫卵の数を数える（外枠線より内側に虫卵の半分以上が入っているものだけを計上する）。焦点をスライドの表面に合わせて，微小気泡（小さな黒い丸）が観察できるようにする。両方のチャンバーの格子内の虫卵数を数える。
   A）円虫卵（卵形，長さ約90 μm）のみを数える。回虫卵（円形，長さ約80〜90 μm）を数えても良いが，円虫卵とは別にする。糞線虫卵（卵形，長さ約50 μm），条虫卵（D型），コクシジウム（円虫卵と同じ大きさの大きな茶色いオーシスト）を数えてしまわないようにする。これらの寄生虫については，数は数えずに，虫卵が確認されたことを書き留めておくにとどめる。
9. 両方の格子内を数えた合計の数字に25をかけて，糞便1 g当たりに含まれる虫卵数（EPG）を算出する。

に抽出する前の糞便懸濁液が完全に均質化している状態を確実にすることである。例えば，Mini-FLOTAC法の検査手順にはホモジナイザーによる均質化が含まれており，これによって検体が効果的に懸濁され，虫卵が解放されて浮遊しやすくなる。その結果Mini-FLOTAC法は，マックマスター法やウィスコンシン法よりも正確度が高い（Noel et al., 2017）。

診断的な感度と特異度

感度と特異度は診断検査の価値や信頼性を評価する際に用いられてきた，古典的な診断の指標である。これらはFEC測定法にとっては依然として重要である。しかしながら，感度と特異度は，定性的な側面すなわち検体が陽性か陰性かを正確に識別する能力のみをあらわす指標なので，正確度と精度に比べると重要性は劣る。先述のとおり，含まれる虫卵数の少ない検体を検査する際には大変重要になる。診断的な感度は，先述の検出限界値に大きく関係しているため，両者は混同されることがある。検出限界値が低いときは陽性と判定される検体が増えるので，診断的な感度も上昇する。したがって，経験的に，検出限界値の高

Sidebar3　ウィスコンシン変法

ウィスコンシン変法は，非常に感度の高いFEC測定法の1つであり，検出限界値は1 EPGである。マックマスター法とは異なり，遠心分離機を使用する。

●用意するもの

ビーカー2つ，ピペットまたはシリンジ，木製の舌圧子（ヘラ），0.1 gを正確に測量できる実験用の秤，チーズ用さらし布（17 thread），漏斗，Sheather's ショ糖溶液，スライドグラス，カバーグラス（18 mm×18 mm），試験管，遠心分離機，顕微鏡

●手順

1. 小さなビーカー（50～100 mL）に糞便1 gを量り取る。
2. 糞便に水道水20 mLを加える。
3. 糞便が完全に溶けるまで，ヘラを使って潰しながらよくかき混ぜる。
4. 漏斗にチーズ用さらし布1枚（または茶こし）をのせて，もう1つのビーカー（150～250 mL）に溶解液を濾過する。濾過している間は，漏斗内でもかき混ぜ続ける。濾過後，漏斗の中に残った糞便の残渣を，ヘラで漏斗の壁に押しつけてしっかり絞る。
5. 元のビーカーに水道水10 mLを加え，ビーカーの壁や底に残った残渣をすすぎ，これも漏斗を通して濾過する。このときもかき混ぜ続ける。さらにヘラで残渣をしっかり絞ってから捨てる。
6. 濾液の入ったビーカーを撹拌し，素早くその濾液を2本の15 mLの試験管に分ける。できる限り均等に分けるよう気をつける。このとき，ビーカーは空になっていなくてはならない。
7. 試験管を遠心分離機に300 Gで5～7分かけ，糞便のカスを底へ沈殿させる。
8. 試験管の底に沈殿物を残したまま，上澄みを捨てる。
9. 試験管にSheather's ショ糖溶液を表面張力で水面が縁から少し盛り上がるまで注ぎ，その上にカバーグラスを静かに置く。
10. 遠心分離機に300 Gで10分間かける。
    A) スイングバケット・ローターがなく，試験管の角度が固定されてしまうタイプを使う場合は，カバーグラスが落ちてしまうかもしれないということに注意すべきである。この場合は次のような工夫が必要となる。試験管に入れるSheather's ショ糖溶液を3/4量に抑える。遠心分離後に，表面張力が張るくらいまでSheather's ショ糖溶液を継ぎ足す。そして，カバーグラスをその上にのせ，10～15分静置してからスライドグラスにカバーグラスを移し，そのスライド上の虫卵数を数える。
11. 約5分間静置したあと，カバーグラスを持ち上げてスライドグラスにのせる。
12. 2本の試験管に乗せた両方のカバーグラスを検査して，みつかった虫卵数を数える。
13. 2枚のカバーグラスでみつかった虫卵数の合計が，すなわちEPGとなる（検出限界値が1 EPGのため）。

い方法よりも低い方法の方が診断的な感度が高くなることが多い。FLOTAC法やMini-FLOTAC法のような新しい技術は，マックマスター法やウィスコンシン法よりも感度が高い（Cringoli et al., 2010；Noel et al., 2017）。

陽性的中率（PPV），陰性的中率（NPV）

陽性的中率（PPV：positive predictive values），陰性的中率（NPV：negative predictive values）というのは，獣医学においてはやや聞きなれない指標ではあるが，感度と特異度よりも臨床現場に即している。感度はその検査方法で真に陽性の検体を検査した場合に，結果が陽性と判定される割合を示したものである。一方のPPVは，陽性判定を受けた検体のうち，真に感染した馬由来の検体であることが正確に示された割合をあらわしている。与えられた検体の真の状態（ゴールドスタンダード情報）は臨床の現場では入手することが不可能なので，感度と特異度の算出はやや遠回りになる。一方の的中率は，基本的に陽性か陰性かといった結果がどのくらい正しいのかをあらわすので，より直接的である。

寄生虫の卵を認識することができる者が行うFEC測定は，一般的に高いPPVを持つ（Nielsen et al., 2010b）。そのため，虫卵数測定で陽性

判定を得た場合は感染していることを意味する。ところが，NPVは通常低いため，FEC測定で陰性判定が出たとしても，寄生虫に感染している可能性は残る（Nielsen et al., 2010b）。近年行われたMini-FLOTAC法とマックマスター法を比較した研究で，どちらともPPVは95％以上だった。しかし，NPVはマックマスター法では69％だったのに対し，Mini-FLOTAC法では85％だった（Noel et al., 2017）。この違いは検出限界値がMini-FLOTAC法の方が，マックマスター法よりも低い（前者は5 EPG，後者は50 EPG）ことによるもので，その結果マックマスター法では検出できない低い虫卵数が検出される検体の割合がMini-FLOTAC法では多くなる。

診断の指標のまとめ

ここで覚えておいてもらいたい重要なことは，FEC測定法の検出限界値が低いほど，普通は精度とNPVは上昇するということである。マックマスター法は手技が単純で比較的誰でも簡単にできるので，獣医療の臨床現場で広く用いられているが，検出限界値は高い（しばしば25 EPGかそれ以上である）。これは，マックマスター法のNPVと精度は，ほかのより繊細な検査法よりも低い傾向があるということを意味している。このような違いは，糞中虫卵数減少試験（FECRT：fecal egg-count reduction test）の結果の解釈に影響を及ぼす（第10章参照）。しかしながら，マックマスター法は円虫卵を多量に排泄する馬をみつける検査においてはとても有効な方法である。ウィスコンシン法の検出限界値は非常に低く（1 EPGまで検出できる），NPVはかなり高いが，検査に用いられる糞便検体の量は通常ごく少量で，このことがウィスコンシン法の精度を低下させている（Sidebar3参照）。先述したFLOTAC法とMini-FLOTAC法は，診断の指標として優れてはいるものの，研究目的でしか採用されておらず，馬の臨床獣医師やその顧客が利用できるようになるまでにはまだ時間がかかる。

臨床においてどのFEC測定法を選択すべきかについては，検査の目的による。主に中程度もしくは多量の円虫卵を排泄する馬を同定するためであれば，検出限界値が低いことは大して重要でないし，FECRTを実施するためであれば感度，精度，検出限界値の全てが重要になる。さらに，実用的かつ現実的かについても考慮することは重要である。清潔な対物レンズを備えた機能的な顕微鏡は利用できるか？　スイングバケット・ローターが付属する適切な遠心分離機は持っているか？　そして，検査の手技を十分に習得し訓練された検査技師はいるのか？　表9.1にFEC測定の検査方法を選択する際に大切な，考慮すべき項目をいくつかまとめた。

同じ馬から同じ日に採取した糞便検体のFECの測定結果にも，しばしば大きな差がみられることがあるため，数日後に測定したFECの測定結果はさらにバラツキが大きくなることが予想される。データのバラツキは十分に問題になり得るが，こうした状況は調査によって裏づけされていない。ある研究では，糞中円虫卵数が異なる6頭の馬から，6時間おきに5日間連続で糞便検体の採材を実施した。さらに，各糞便検体から3つのサンプルを取り分けて検査し，検査ごとにFEC測定を3回行った。その結果，5日間における各採材時間でのFECの変化は認められず，日ごとのFECの変化もわずか0.09％しか認められなかった。この調査でみられたFEC測定結果のバラツキは，その圧倒的大多数が同じ検体から取り分けた3つのサンプル間，もしくはそれぞれのサンプルを検査して繰り返し行った3回のFEC測定間で認められたものだった（Carstensen et al., 2013）。この研究からわかることは，FEC測定を繰り返し行った場合にみられる結果のバラツキの主な原因は，糞便中に存在する虫卵の分布の偏りによるものだということである。

マックマスター法の診断的な価値を高める簡単な方法は，単純に測定する計算盤のチャンバー数

表 9.1　馬に用いられる様々な FEC 測定法の概要

検査法	検出限界値 (EPG)	精度 (再現性)	正確度	感度	特異度	遠心分離	検査時間
マックマスター法	25〜50	低	低	低	高	不要	短
ウィスコンシン法	1〜5	低	低	中	高	要	長
FLOTAC 法	1	高	高	高	高	要	長
Mini-FLOTAC 法	5〜10	中	高	中	高	不要	中

診断の性能と本章で述べている実用性の側面から評価している

を増やす，もしくはチャンバーの格子内だけでなくチャンバー全体の虫卵数を測定することである (Lester and Matthews, 2014)。こうした変法を用いることでより多くの量を検査することができるので，検出限界値が下がり，そのためさらに NPV と精度が向上する。しかしながら検査にかかる時間は明らかに増えるので，状況に応じた FEC 測定の目的に照らして，そのような付加価値が検査時間の増大に見合うものかどうか考慮しなくてはならない。

一般的に，FEC 測定は以下の 3 つの目的のために実施される。①臨床症例における診断，②高濃度虫卵排泄馬を特定する調査，③ FECRT の 3 つである。FEC の測定結果がこれら 3 つの目的に対して等しい価値を持たないということを認識しておくことは重要である。ここからはこれらについて個別に解説する。

臨床診断のための FEC 測定

全体的に，FEC 測定の結果の臨床的な意義はかなり注意して解釈しなくてはならない。その理由として第 1 に，小円虫感染症は蔓延しているが，一般的に病原性はそこまで高くないということが挙げられる。よって，単に糞中に円虫の虫卵がみつかったというだけでは，ほとんど診断的な価値はない。第 2 に，性的に未熟な幼虫の方が，一般的に成虫よりも病原性が高いということに留意しなくてはならない。そのため，虫卵数が 0 であったからといって，寄生虫感染症を除外してはならない。最後に，近年の後ろ向き研究が示したとおり，虫卵数と寄生虫体数との間には直接的な相関関係はみられないからである (Nielsen et al., 2010b)。さらに，先述のとおり FEC 測定の NPV は通常低いため，結果が 0 だったからといって寄生虫の成虫が存在しないことを証明することはできない。

まとめると，FEC 測定に臨床診断のための検査としての価値はなく，治療方法の決定は FEC 測定の結果よりも，臨床症状，経過，診察結果に基づいて行うべきである。

調査のための FEC 測定

FEC 測定を寄生虫調査の方法として実施するとき，主な目的は馬に寄生する成虫をみつけることでも，寄生数を推定することでもない。むしろ，その動物がどの程度の環境汚染源になっているかを特定するためである。特に円虫について（汚染源としての程度を）述べる時この指標は，円虫の汚染源としての潜在能力 (SCP：strongyle contaminative potential) と呼ばれている。

いくつかの研究により，成馬は時間が経っても，同程度の虫卵数を排出し続けることが証明されている (Nielsen, Haaning, and Olsen, 2006；Becher et al., 2010)。この現象は SCP が低い馬，つまり一貫して割と少量の虫卵しか排出しない馬において顕著にみられるようである。FEC が 0 または少ない馬は，しばしば駆虫を行わずとも生涯を通じて，低いレベルの虫卵排泄量を維持する。少量の虫卵を排泄する馬は，成馬全体の個体数の約40〜60％を占める。図9.4が示すとおり，中程度の虫卵数を排泄する馬は群れの中の成馬全体のうち，より少ない割合（たいてい20〜30％）を占める。群れの中の少数（10〜30％）の馬が多量の虫卵を排泄しており，この少数の馬たちがほかの2つのカテゴリーの馬群を合わせた馬たちよりも大きな環境汚染源としての役割を果たしている。実際に，群れにおけるわずか10〜20％の馬が，全ての円虫卵のうち80％を排泄していると見積もられている（Kaplan and Nielsen, 2010；Relf et al., 2013；Lester et al., 2013）。

虫卵排泄量があまり変化しないことは，表9.2の牧場調査で示された。この424頭分のデータは，3年間連続して春と秋にとられた。そして，FECが200 EPG以上になった馬だけに駆虫が実施された。この表は，低いSCPの馬は時間が経過してもFECは低いままであるという強い傾向を，はっきりとあらわしている。この現象は，最少レベルの虫卵排泄量の馬は駆虫しないという，選択的駆虫法（セレクティブセラピー）の根拠となっている。このアプローチは，成馬にのみ適用できるということを強調しておくことが重要である（選択的駆虫法は，第7章参照）。

先述したとおり，もしも複数の検体を同じ糞塊から採取したとしても，FECにはかなりの違いがみられ，虫卵検査を繰り返し行った場合にそれらが同じ結果になるとは思えない。経験的に，FECの誤差は50％弱である（Uhlinger, 1993）。言い換えると，FEC測定の結果が1,000 EPGだった場合，FECは500〜1,500 EPGであるということである。よって，「本当は」中程度の量の虫卵を排泄する馬の定量的判定の結果が，時に少量の範囲に入る可能性がある。したがって，この馬の治療方針の決定に，もしも1回のFEC測定の結果しか反映されないのだとすれば，この馬は駆虫されないままである。しかし群管理の視点から考えるとき，もし数頭の馬が少量または中程度の虫卵排泄量のクラスに誤分類されたとしても，排泄される虫卵数の全体量の減少に大きな影響を及ぼすことはないだろう。しかし，より正確な結果が要求される場合には，同じ検体を繰り返し検査し，それらの平均値を算出してFECを導く。もしくは，より正確に結果を出すことのできるFEC測定法を選択する。

馬を少量，中程度，多量の円虫卵排泄群へと分類するために，検査室で日常的にスクリーニング検査を行う。一般的に少量排泄群はあらかじめ定めた治療対象のカットオフ値（通常100〜500 EPGの範囲）よりも少ない量のFECを，典型的な多量排泄群は500〜1,000 EPG以上のFECを示す。排泄する虫卵数が多い馬だけを駆虫対象とすることで，群全体から排泄される虫卵数を効果的に減少させ，かつ駆虫薬耐性を促進する選択圧を軽減させることができる（第7章P.80,「選択的駆虫法（セレクティブセラピー）」参照）。

イギリスにおける初期の研究により，円虫卵の排泄量にも季節的な変動があることが証明されている（Poynter, 1954；Duncan, 1974）。温帯気候の北方の地域では，駆虫を行わなかったとしても，虫卵数は冬季に明らかに少なくなる。そして冬の終わりから初夏まで，春の数カ月を通して徐々に増加する。このパターン（いわゆる春期顕性化現象〈spring rise〉）は，寄生虫がどのように資源を有効活用するのかを示した，1つの例である。なぜなら，冬季の環境状況は孵化と幼虫の生育に適していないので，生物学的な戦略としてこの時期にたくさんの虫卵を排出することは効率が良いとはいえない。似たようなパターンは亜熱帯気候の夏季にも観察されるかもしれない。これらのことから，寄生虫の伝播は放牧期と時期を同じくして起こることが示唆されるため，寄生虫のモニタリング調査と駆虫は併せてこの時期に実施すべきである。このようにいうと，冬季のFEC測定は信頼性に欠けるとよく誤って解釈される。確かにFECは少なくなるが，その結果は季節的な変動を正しく反映したものであるから，信頼性を欠くことにはならない。本章の冒頭で述べた，

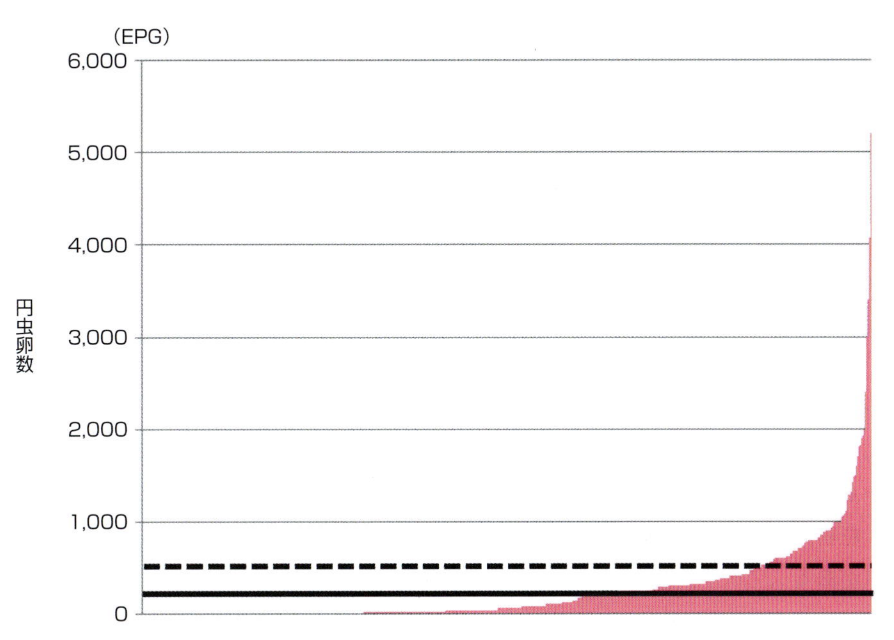

図 9.4　馬における円虫卵数の典型的な分布
デンマークにおける 64 牧場，1,566 頭の馬のデータ。約 60%の馬が 200 EPG 未満（太い水平線より下）で，これらの馬にみられた虫卵数の総数は，虫卵数全体のわずか 11%だった。24%の馬の虫卵数は 200〜500 EPG（太い水平線と点線の間）で，虫卵数全体の 25%弱がみられた。残りの馬（わずか 15%未満）の虫卵数は 500 EPG より多かった。これらの馬が排泄した虫卵数は全体の 64%だった

表 9.2　時間が経過しても，個々の馬の FEC はあまり変化しない
この研究では，424 頭の馬を 3 年間，年に 2 回春と秋に検査した。FEC が 200 EPG 以上の馬には駆虫を実施した。表は，以前 2 回の FEC の検査結果がわかっていた場合に，次の検査時の FEC がいくつになるかを予測した場合の的中率をあらわしている

以前 2 回の FEC 測定結果	3 回目の FEC 測定結果	確率（%）
0，0	0	82
0，0	<200	91
<200，<200	<200	84
≧200，≧200	≧200	59

引用：Reprinted from Veterinary Parasitology, 135, Nielsen, M.K., Haaning, N., and Olsen, S.N., Strongyle egg shedding consistency in horses on farms using selective therapy in Denmark, pp. 333-335, Copyright (2006), with permission from Elsevier

診断のための指標が季節的な影響を受けると示唆するエビデンスはない。

誤差を減らして信頼できる検査結果を得るために，糞便検体は採取されたあとに適切に保管されねばならない。可能であれば，糞便は新鮮なうちに採取すべきである。しかし，比較的涼しい環境（12〜17℃）や暖かい環境（25〜29℃）においては，排泄から 12 時間以内の検体を馬房の床から採取してただちに FEC 測定を行うのであれば，保存は必要ない（Nielsen et al., 2010a）。虫卵の孵化には酸素が必要なので，空気を抜いて密閉保存することが重要で，酸素を抜いた密閉容器は浮遊法を行うまでの虫卵の保存に役に立つ。24 時間以内であれば，密閉可能なプラスチック袋に室温で保存した検体の FEC には信頼性があったが，その後明らかに減少した。密閉に加えて冷蔵保存を行えば少なくとも 5 日間，おそらくはかなり長い期間，検体の信頼性を維持することができる（Nielsen et al., 2010a）。糞便検体の冷凍保存を行った場合，最初の 24 時間で虫卵数は 20〜30%減少したが，その後の 4 日間でさらに虫卵が減ることはなかった。38℃で保存した場合の FEC の減少は速かった（Nielsen et al., 2010a）。

子馬や離乳馬においては，FEC の解釈はやや

複雑であるかもしれない。なぜなら，これらの年齢の馬には，円虫と同じくらいに馬の回虫も寄生するからである。これらの虫卵は簡単に見分けることができるので，1回の定量的または定性的検査から両方の寄生虫についての情報を得ることが可能である（図9.5）。円虫と回虫のどちらにも駆虫薬耐性がみつかっているので（第8章参照），どちらの虫卵がより優勢かによって駆虫薬を選択する。

馬の検体を検査し慣れていないと，糞便検体に含まれているアーチファクトを寄生虫卵として誤認する場合がある。しばしば寄生虫卵に間違われるものには，花粉，ダニの卵，自然界に存在する様々な繊毛虫がある（図9.6）。

駆虫薬耐性の検出

駆虫薬耐性を検出するためにFEC測定を利用する方法については，第10章で触れる（p.123,「糞中虫卵数減少試験〈FECRT〉」参照）。

FEC測定についてのまとめ

FEC測定は，臨床的な診断方法としては貧弱である。FECは寄生虫の成虫の個体群の存在を反映しているだけで，病原性のある幼虫のステージの存在についてはわからない。NPVは中程度で，結果が偽陰性となるリスクがある。500 EPGを上回ると，円虫卵の絶対数は成虫寄生数と相関していない。このような欠点があるにも関わらず，2つの目的のためにFEC測定を日常的に実施することが，全ての馬の牧場に対し推奨されている。1つは駆虫薬の効果を評価するためである。もう1つは，駆虫対象馬を絞る寄生虫対策の戦略のために各馬の虫卵排泄量を，少量，中程度，多量に分類するためである。

FEC測定を実施する検査室は，定期的に確立された検査機関による検査の結果と照らし合わせて，自らの検査技術を検証することが推奨される。

ベルマン法

ベルマン法は糞便検体から寄生虫の幼虫を生きたまま採取する方法である。典型的には，ぬるい水道水に検体を24時間安置する。水に入れると，幼虫が糞便から水中へと泳ぎ出てくる。多くの幼虫は明らかに重力向性がある（重力の方向に向かって泳ぐ）ので，容器の底に集合するため，ここから幼虫を採取して検査することができる。円筒形もしくは漏斗状のフラスコを使用して少量の堆積物中に重力向性の幼虫を集合させる。馬の寄生虫学においてベルマン法の実施が適用されるのは，以下の場合が考えられる。

1. 馬肺虫の第1期幼虫（L_1）の検出に適用される。しかし，第1章で述べたとおり，馬肺虫は主にロバでみられ，馬の体内で性的に成熟することはあまりない。そのため，ベルマン法は馬にはあまり役に立たないが，ロバには適用することができる。
2. 小円虫幼虫感染症を疑っている馬の粘膜から新しく出てくる小円虫の幼虫の採取に適用される（Olsen et al., 2003）。この方法は，安楽死後の非常に新鮮な標本でのみ適用可能である。また，嚢胞からあらわれた第4期幼虫（L_4）および第5期幼虫（L_5）と，室温に置かれている間に孵化したL_1または第2期幼虫（L_2）とを見分けるためには，いくらかのトレーニングが必要である（図9.7参照）。この方法はまだ完全には検証されていないが，著者の1人であるMartin K. Nielsenの経験から，小円虫幼虫感染症の症例において偽陰性が出ることがある。
3. 共培養後の第3期幼虫（L_3）の回収に適用される（後述）。

幼虫培養（幼虫孵化法）

いずれの円虫卵も形態学的に非常に似通ってい

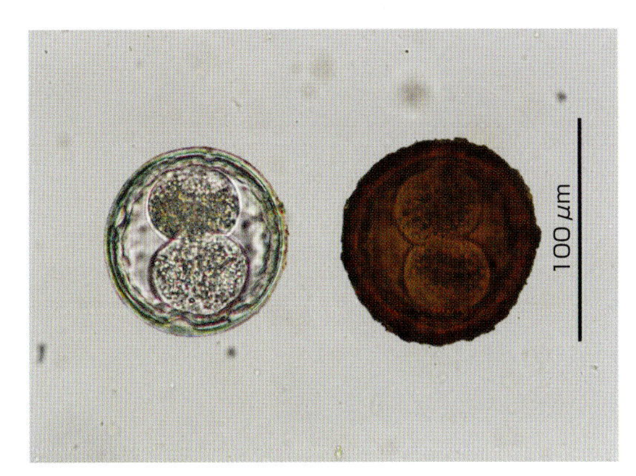

図 9.5　馬の回虫の 2 つの虫卵
左の色の薄い方は，よくみられるタンパク膜から脱出したもの。糞便検体中の虫卵のうち約 10%で認められる

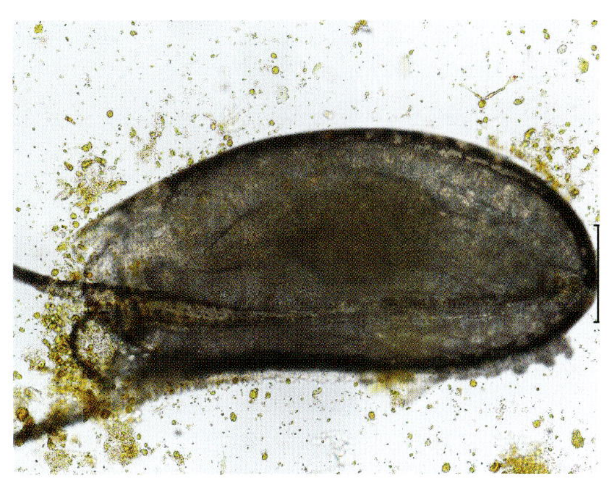
図 9.6　繊毛虫のシスト
馬の糞便検体に普通にみられる。しばしば円虫卵に大きさは似ているが，輪郭がいびつである
sizebar＝20 μm（写真右端）

て，一般的にその形態から属や種を同定することは不可能である。L_1 や L_2 の軽微な違いが報告されているが，これらのステージの検査結果は，診断の根拠にはならない（Ogbourne, 1971）。しかし L_3 は，いくつかの円虫の種または属を同定できる形態的な特徴の違いがみられる（Russell, 1948；Bevilaqua, Rodrigues and Concordet, 1993）。糞便の培養（共培養）とその後の L_3 の同定には，研究と臨床の両方の側面がある。

全ての共培養法の基本は，糞便を最長で 2 週間，好気的な環境で室温に近い温度に温める。糞便は，乾燥を遅らせ，かつ酸素化を促進させるために，バーミキュライト，ミズゴケ，粒状炭のような不活性の材料と混ぜ合わせる。さらに，馬の糞便から良いサンプルが採取できるようにするため，培養期間中は毎日状態を観察し，必要に応じて乾燥させたり水を加えたりしなくてはならない。また，直射日光にさらしてはならない（訳者注：日本では瓶培養法や瓦培養法が一般的である）。

この方法で虫卵から孵化して L_3 に成長した幼虫を，ベルマン法で採取する。全ての円虫の幼虫のステージ（L_1，L_2，L_3）には特徴的な鞭毛状の尾がある（図 9.7〜9.10）。しかし，L_3 だけが二重膜構造の表皮（幼虫鞘）と，特有の腸細胞を持つ。普通円虫の幼虫は特有の腸細胞を多く持ち（28〜32 個，図 9.8），しばしばほかの種の幼虫よりも 50〜100％大きいので，最も容易に鑑別することができる。ほかの種の円虫の幼虫で腸細胞を 20 個よりも多く持つものはない。いくつかの種では 16〜20 個の腸細胞がみられる。したがって，腸細胞の形とその他の形態的な特徴を用いて，無歯円虫 *Strongylus edentatus*（図 9.9）は三歯円虫属 *Triodontophorus* spp.（円虫亜科）とは区別され，馬円虫 *Strongylus equinus* は *Poteriostomum* spp.（毛線虫亜科）とは区別され，*Oesophagodontus robustus*（円虫亜科）は *Trichostrongylus axei*（毛様線虫科）とは区別される（Russell, 1948；Bevilaqua, Rodrigues, and Concordet, 1993）。*Poteriostomum* spp. の腸細胞は 16 個，*Gyalocephalus capitatus* は 12 個という例外はあるが，その他の全ての毛線虫亜科（小円虫）の腸細胞は 8 個であることから，円虫亜科（大円虫）とは簡単に区別できるが，これらをお互いに区別することは難しい。一部の研究者は 8 個の腸細胞の小円虫の幼虫を，形態的な特徴からさらに細かく分類しているが（Kornas et al., 2009；Bevilaqua, Rodrigues, and Concordet, 1993），幼虫培養の最も重要な目的は，普通円虫の検出である。

普通円虫のスクリーニングを日常的に実施する

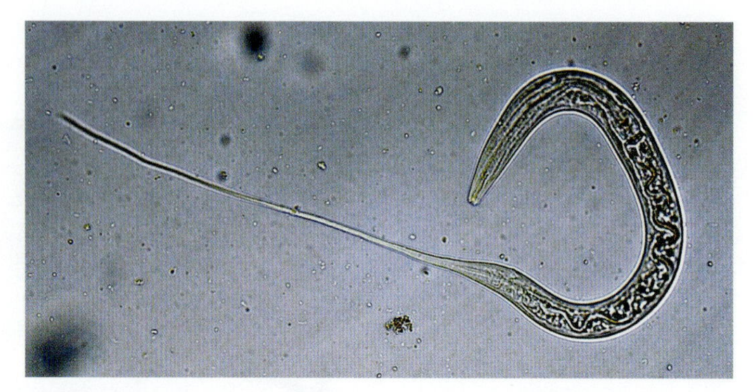

図 9.7　ベルマン法によって採取された L_2
特徴的な鞭毛状の尾部に注目

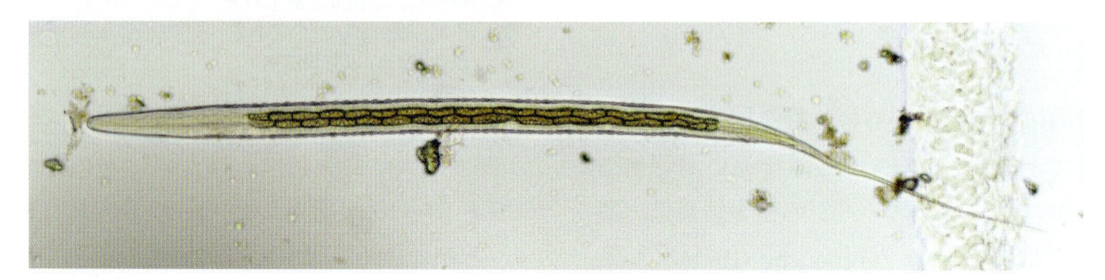

図 9.8　普通円虫の L_3
幼虫にみられる 28〜32 個の特有な腸細胞があるかどうかによって，種を同定することができる
（写真提供：Jennifer L. Bellaw）

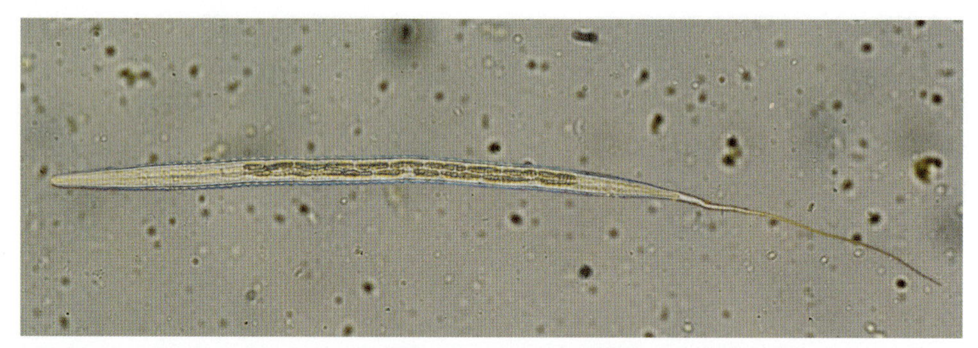

図 9.9　無歯円虫の L_3 の腸細胞は細長く輪郭が不明瞭なので，正確に数を数えることがあまり容易ではない
三歯円虫属の幼虫も腸細胞を 18〜20 個持っているが，輪郭がはっきりしており，より長方形に近い形をしている
（写真提供：Jennifer L. Bellaw）

ために，臨床獣医師は複数の馬の検体を 1 つにまとめて培養する方法を検討しても良い。しかし大部分の牧場では，みつかる円虫卵のうち，普通円虫の卵はきわめて小さな割合しか占めていないので，検体が複数まとめられている場合には，普通円虫感染は見落とされやすい（Bracken et al., 2012）。いかなる幼虫培養も小円虫の幼虫が優勢であることが容易に認められ（図 9.10），検出される幼虫のうち大円虫の仲間はしばしば 1％以下である（Bellaw and Nielsen, 2015）。

大円虫の 2 つの種（普通円虫と無歯円虫）の感染を診断するために用いられる幼虫培養法を評価する目的で，過去のデータを振り返る回顧的調査が最近実施された（Nielsen et al., 2010b）。その

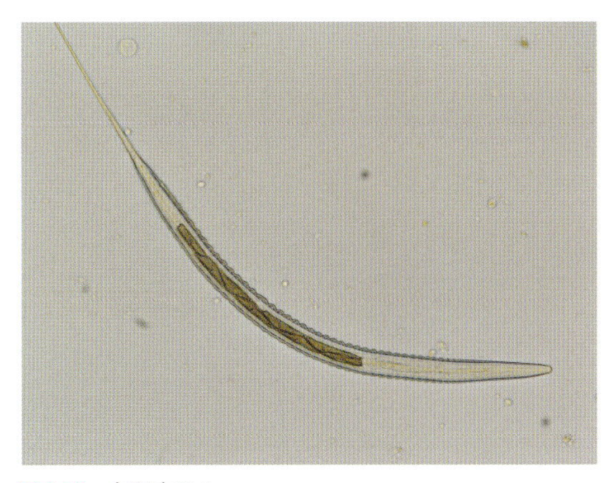

図 9.10　小円虫の L_3
1列に並んだ8個の腸細胞と，このステージの特徴である二重膜構造の鞘に注目
（写真提供：Jennifer L. Bellaw）

結果，共培養は高い PPV を持ち，共培養の結果から剖検時に普通円虫と無歯円虫の成虫が検出されることをあらかじめ知ることができた。しかし，どちらの種においても時折共培養の結果が偽陰性を示し，NPV については中程度であった。糞便1g当たりの幼虫の検出数（LPG：larvae per gram）と成虫の寄生数との間には，直線的な相関関係はみられなかった。

顕微鏡で検査を行う前に，サンプルの幼虫を殺すと同時に腸細胞を視認しやすくするために，通常はルゴール・ヨウ素溶液が用いられる。ルゴール・ヨウ素は幼虫の運動を停止させるが，その後5分ほどすると腸細胞が視認できなくなるため，種や属を同定することは不可能になる。冷たいサーマル・ブロックにのせた顕微鏡スライドによって幼虫を凍らせることによっても，幼虫の動きを抑制することができるが，顕微鏡のランプの熱によって幼虫が温められると，すぐに再び動き始めてしまう。スライドを30秒ほど50℃弱のウォーミング・プレートにのせて熱によって失活させる方法が有用であることが証明されているが，幼虫が温められてその形態が熱変性によって実質的に変化しないように注意する必要がある。

おそらく，幼虫培養の際に最もよくみられる失敗は，自由生活を営む線虫が培地に紛れ込むことである。なぜなら，非寄生性の線虫は培地内で生活環が完結するため，培養中にも繁殖し，培地に存在する寄生虫の幼虫を迅速に圧迫する可能性がある。もし新鮮な便を採取したとしても，地面や馬房の床から採材された検体には，自由生活を営む線虫が紛れ込んでいると考えた方が良い。これらの線虫は，以下の点で簡単に円虫の幼虫と区別することができる。自由生活を営む線虫には，典型的な幼虫鞘と鞭毛状の尾がなく，特有の腸細胞も見当たらない。また，虫体の大きさと成長段階にバラツキがあり，中には虫卵を腹に抱えた成虫もみられる（図 9.11）。そして自由生活を営む線虫と円虫の L_1 および L_2 の食道の形態は，円虫の L_3 のそれとは異なり非常に特徴的である（図 9.12）。

幼虫培養は手技的には簡単であるが，いくつかの注意点があるうえに時間がかかり，検体を採取してから馬の飼い主に検査結果を報告するまでに約2週間を要する。こうした短所があるため，より迅速に結果が得られる分子学的な診断方法（遺伝子検査など）が研究されている。

条虫の診断

アノプロセファラ属（裸頭条虫属）*Anoplocephala*（葉状条虫 *Anoplocephala perfoliata* など）の条虫感染症の診断にはいくつかの有用な方法があるが，いまだに完全ではない。幸い条虫の診断方法は検証が進んでおり，その長所や短所について正確な評価が可能である。

条虫卵のための糞中虫卵検査

馬の糞便検体中に条虫の片節を容易にみつけることができるというのは，よくある誤解である。葉状条虫の片節は排泄前に崩壊しているのが普通で，無傷のまま残って出てくることはほとんどなく，肉眼でみつけることは非常に困難である。厚さはわずか数 mm しかなく，灰色または茶色が

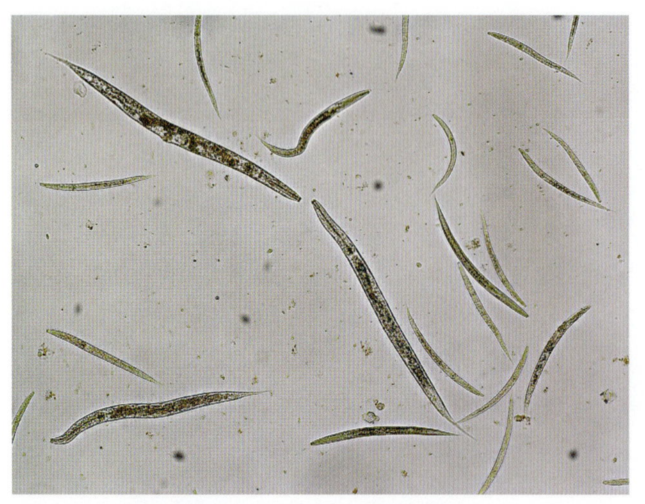

図 9.11　幼虫の培地に混入した自由生活を営む線虫
成長段階や体の大きさにバラツキがあり，また円虫に特徴的な長い尾部がないことに注目
（写真提供：Jennifer L. Bellaw）

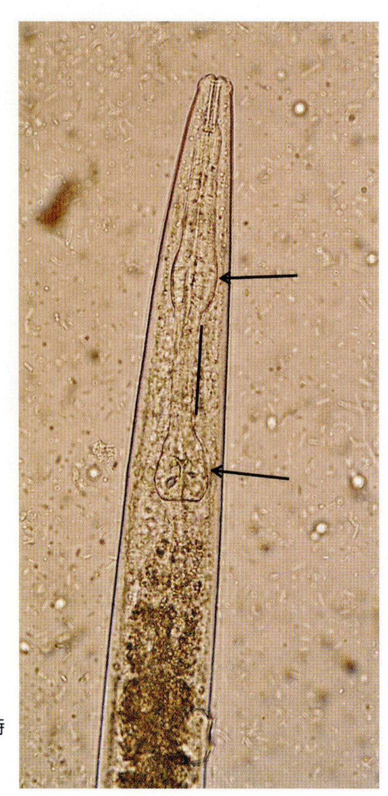

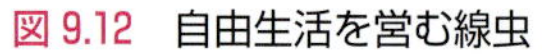

図 9.12　自由生活を営む線虫
食道の形態で鑑別できる。狭窄部（直線）によって隔てられた2つの膨大部（矢印）が特徴である
（写真提供：Tina Roust and Maria Rhod）

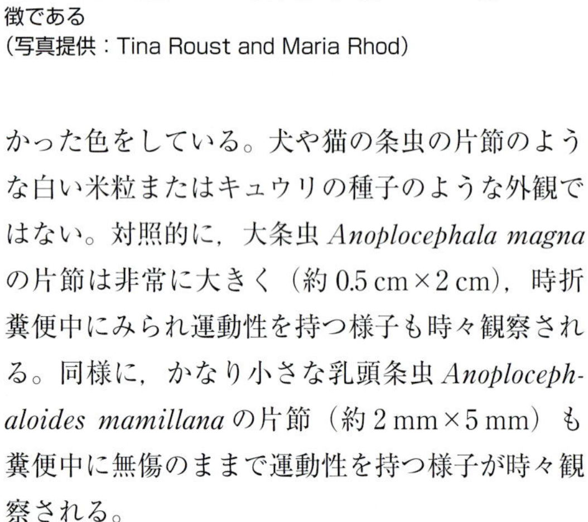

かった色をしている。犬や猫の条虫の片節のような白い米粒またはキュウリの種子のような外観ではない。対照的に，大条虫 *Anoplocephala magna* の片節は非常に大きく（約 0.5 cm × 2 cm），時折糞便中にみられ運動性を持つ様子も時々観察される。同様に，かなり小さな乳頭条虫 *Anoplocephaloides mamillana* の片節（約 2 mm × 5 mm）も糞便中に無傷のままで運動性を持つ様子が時々観察される。

糞中の条虫卵を検出することに依存した全ての診断的な検査は，共通したある要因の影響を受けている。条虫は寄生性の線虫とは異なり，虫卵の排泄量が常に一定ではない（条虫は雌雄同体であるため，性別の分化もない）。むしろ条虫の排卵は，本質的には虫卵を収めた袋である体節もしくは片節ごと行われる。片節は通常宿主の体内で崩壊するが，こうして時折生じる濃縮された虫卵の放出のために，糞中における虫卵の分布はきわめて不均一になっている。

条虫卵の検出は質的判定，量的判定のいずれの糞中虫卵検査法でも行うことができる（図 9.13）。しかし信頼できる診断を行うには，どの検査方法も感度があまりに低い。例えば，マックマスター法の条虫に対する診断的な感度は 10% 未満である（Nielsen, 2016）。よって，もし虫卵がみつかった場合にはそれは氷山の一角であるとみなされるべきであり，より高感度で正確度の高い検査によってさらに多くの虫卵がみつかるだろう。

条虫卵の検出率を上げるために採用される工夫の基本は，検査する糞便の量を増やすことである。一般的に実施されるマックマスター法で典型的に使用する糞便は 4 g であるが，30～40 g の糞便を検査することによって条虫卵の診断的な感度を約 60% にまで引き上げることができる（Nielsen, 2016）。さらにより高感度な条虫の検査には，10 または 15 mL の遠沈管にカバーグラスをのせて行うストール法やウィスコンシン法を用い

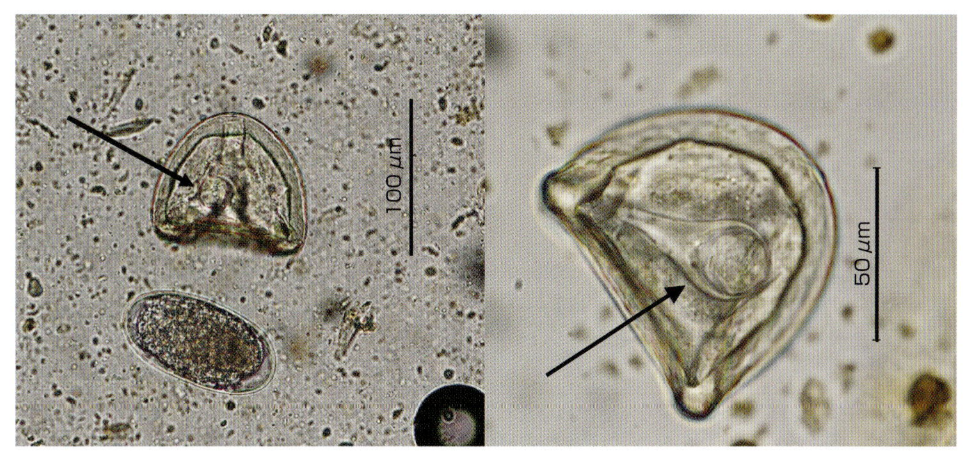

図 9.13　葉状条虫の卵
虫卵はしばしばD型をしており，内部に特有のオンコスフィア（梨状体〈矢印〉）がみられる。左の写真には大きさの比較のために円虫卵を並べている

て，虫卵の浮遊を促進する。この方法を行うにはカバーグラスがはずれるのを防ぐためにスイングバケット・ローターが付属した遠心分離機が必要である。Sidebar4 に条虫検出のために改変したFEC測定法の一例を示す（Proudman and Edwards, 1992）。しかし，感度が約60％であるということは，裏を返せば偽陰性の結果が出る確率がまだ40％残っているということである。こうした診断の結果を解釈する際にはこの点に留意しなくてはならない。この傾向は感染している条虫の虫体がたった1隻の場合でも陽性判定される確率に基づいている。もし，条虫寄生の陽性判定のカットオフ値を20隻以上とした場合には，感度は90％にまで上昇する（Kjær et al., 2007；Proudman and Edwards, 1992）。条虫の陽性判定のカットオフ値を20隻に設定する根拠は，条虫寄生が20隻未満の場合には，粘膜への病原性はないという事実に基づいている（Bain and Kelly, 1977；Pearson et al., 1993）。

ある研究では，虫卵検査に使用する浮遊液には，飽和食塩水や硫酸亜鉛溶液よりも濃縮ショ糖液（比重1.26）を用いた方が良い結果が得られ（Rehbein et al., 2011），また同様の違いはほかの浮遊液にもみられる可能性が高いと報告されている。いくつかの研究により，条虫の駆虫を行ってから24時間後の糞便検体を検査することで，検出される葉状条虫の虫卵数は上昇し，陽性検体数の割合も増えることが報告されている（Sanada et al., 2009；Elsener and Villeneuve, 2011）。おそらく，条虫が死滅することでより多くの片節が宿主の消化管内で崩壊し，より多くの虫卵が糞便中に放出されるからであろう。

ポーランドで行われたある研究では，葉状条虫の成虫の寄生数は1～3月に最大となり，さらに条虫卵のFEC測定結果の増加ならびに，FEC測定の変法の診断的な感度の上昇と統計的に関連があった（Tomczuk et al., 2015）。これらのデータは，ポーランドのような温暖な気候の地域においては，条虫卵の検出は冬季から初春に行うことが最適であることを示唆している。

最近のある研究で，形態的な計測によって葉状条虫と大条虫の虫卵を見分けることが可能であることが示唆された。虫卵のオンコスフィア（図9.13）の直径を計測したところ，葉状条虫のものは全て15 μmより大きく，一方の大条虫のものはその97％が15 μmよりも小さかった（Bohorquez et al., 2014）。大条虫は臨床疾患に関与しないため，こうした識別方法は臨床的に意義があるかもしれない。

まとめると，FEC測定の変法は軽度の条虫寄

Sidebar4　条虫卵検出のためのFEC測定の変法

この方法は，遠心分離することで虫卵の浮遊を促進することから，ウィスコンシン法の変法である。この方法のポイントは，感度を上昇させるために大量の糞便検体を検査に用いる点である。そのため，条虫ではない寄生虫の卵も同時に検出されるであろう。

●用意するもの

使い捨てのカップ2つ，水道水，木製の舌圧子（ヘラ），チーズ用さらし布（17 thread），使い捨てピペット2本，15 mLの試験管4本，虫卵を浮遊させるための比重1.18～1.25の範囲の液体（$ZnSO_4$，飽和食塩水，$MgSO_4$，飽和ショ糖-食塩水，Sheather'sショ糖溶液），0.1 gを正確に測量できる実験用の秤，遠心分離機，顕微鏡用スライド，カバーグラス（18 mm×18 mm）

1. カップに糞便30 gを量り取る。
2. 水道水60 mLを加える。ヘラで糞便を混ぜ合わせ，30分間静置する。
3. 混合液を撹拌してから，チーズ用さらし布を1枚のせた別のカップに注いでこす。ヘラを使ってチーズ用さらし布を絞り，液体を全てカップに移す。
4. 濾過液を4本の試験管に注ぐ。
5. 遠心分離機に1,000 Gで10分間かける。
6. 上澄み液をデカントして捨て，沈渣を残す。沈渣の残った試験管をボルテックスミキサーにかけて撹拌し（もしくは木製のかき混ぜ棒を使って），残った液体と再び混ぜ合わせる。
7. 虫卵を浮遊させるための液体を，試験管の縁から3～5 mm下に水面がくる程度まで加え，木製のかき混ぜ棒でよく混ぜる。
8. 試験管を遠心分離機に210 Gで5分間かける。
9. 試験管を試験管立てに移して垂直に立てる。
10. 浮遊させるための液体を，静かに表面張力が張るぎりぎりまで試験管に加える。
11. それぞれの試験管の上にカバーグラスをのせて5分静置する。
12. 浮遊させるための液体で試験管を満たしたあと，カバーグラスを試験管の上にのせてから遠心分離機にかけることもできる。しかしこの場合には，遠心分離している間にカバーグラスがなくならないように，スイングバケット・ローターが必要になる。
13. カバーグラスを試験管から持ち上げて，それぞれの馬の名前を記入したスライドグラスに4枚まとめて，または適当に分けてのせる。
14. ×4または×10の対物レンズで，カバーグラスの下の条虫卵を全て数える。
15. 4本の試験管からみつかった条虫卵の合計数は，係数をかけずに，そのまま結果として報告されることが多い。

生に対しては検出できない場合がある一方，中程度から重度の条虫感染の診断には有用である。この方法は，遠心分離機さえあればどんな検査室でも比較的簡単に実施できる。

条虫の血清ELISA

現在，葉状条虫の12/13 kDaの排泄分泌（ES：excretory-secretory）抗原に対する抗体を検出するために血清ELISAが利用されている。これまでに発表されている複数の研究で，診断的な感度は68～78%，特異度は71～95%と報告されている（Nielsen, 2016）。さらに，血清ELISAの結果と虫体の寄生数には有意な相関関係が認められると報告されており，相関係数は0.54～0.63だった（Nielsen, 2016）。しかし，結果の解釈については思ったほど簡単ではない。デンマークのと畜場で行われた血清ELISAの実証実験から，葉状条虫の寄生が陰性の馬においてもバックグラウンドの抗体価が高く，かなりの割合が偽陽性になることがわかった（Kjær et al., 2007）。もう1つの条虫駆虫後の抗体価の調査によって（Abbott et al., 2008），駆虫をしてから最大5カ月間は抗体が陽性のままであることがわかった。さらに，葉状条虫と大条虫に混合感染している馬の最近の調査データから，血清ELISAの特異度は低いということが示唆された（Bohorquez, Meana, and Luzon, 2012）。

こうした欠点はELISAの検査に典型的にみられるものであり，条虫の検査に限った問題ではない。ELISAで示される抗体価は，その時点の感染よりもむしろ，単に過去の曝露の有無を反映している。血清ELISAは，その群れの裸頭条虫属による感染歴の有無を調べるのには非常に有用な手段ではあるが，個体ごとの陽性判定については，その時点の感染に対する信頼性のある検査結果は出せない。

条虫の唾液ELISA

最近，唾液検体中の葉状条虫に対する抗体を検出するELISAが開発，検証されている。ヨーロッパでは市販されており，検査の感度は83%，特異度は85%と報告されている（Lightbody, Davis, and Austin, 2016）。予備的なデータによると測定される抗体の半減期が，上述した血清ELISAで測定されるIgG（T）抗体よりも短いことが示唆されている。これは条虫の駆虫後にその馬に再感染がなければ，血清ELISAよりも唾液ELISAの方がより早く判定結果が陰性に転じるということを意味している。この検査は，獣医師を呼ばずに馬の飼い主が自ら検体を採取できるので，血清ELISAよりも検査代を安くできるという利点がある。しかしながら，抗条虫抗体を測定した際の結果は，実際に感染しているかどうかよりも，最近の曝露の有無をより強く反映しているということは，唾液ELISAの場合でも血清ELISAと同様である。

馬蟯虫の診断

馬蟯虫の雌の成虫の産卵行動の特徴により，通常は虫卵が糞便中からみつかることはない。肛門周囲に淡黄色から薄緑色，時に橙色に色が変化する不規則な形をした卵塊のパッチが認められることがある。この中にはたくさんの虫卵が含まれているが，目にみえる排卵の痕跡が明らかでなくとも蟯虫卵はしばしば感染馬に付着している。

顕微鏡検査のための一般的な虫卵採取方法には2つのやり方がある。1つはスコッチ・テープ法と呼ばれているもので，透明なセロファンテープを適当な長さにして肛門周囲に（粘着面を下にして）貼りつけ，剥がしてからラベルをつけたスライドグラスに移して貼る方法である。理論的には，蟯虫卵が含まれているかもしれない肛門周囲の屑をテープに付着させることで，検査用に採取することができる（訳者注：好適産卵部位は肛門の右下あるいは左下2〜4 cmにあるため，肛門を挟むように肛門両側の上から下に向かってテープを貼ると良い）。もう1つは，潤滑剤を軽く塗布した木製の舌圧子を肛門の周りの皮膚に擦りつける方法である。潤滑剤に付着して採取された材料をスライドグラスに移し，塗り広げて観察する。蟯虫卵はごくわずかしか存在しないかもしれないので，どちらの方法を用いるにしろ慎重な顕微鏡検査が求められる。卵を産みつける位置が肛門周囲という解剖学的に引っ込んだ部位にあり，環境中からの汚染が起こりにくいことから，試験のPPVはかなり高いはずである。

ミクロフィラリアの検出

オンコセルカ属 *Onchocerca* と *Parafilaria*（糸状虫）のミクロフィラリアの検出は，一般的には行われない。しかし病理解剖検査では，病変部から皮膚検体を採取し，きわめて小さくミンチにしてぬるい生理食塩水の中に沈め，インキュベートすることで検出を行うことができる。液体の中を泳ぐミクロフィラリアを顕微鏡で観察することができる（Klei et al., 1984）。

免疫学的診断

過去20〜30年に，馬の蠕虫感染症を診断するための様々な免疫学的な検査方法の開発が試みられたが，成功したのはごくわずかであった。先述した条虫のELISAはその一例であるが，寄生蠕虫を目的にした検査方法の開発は成功しづらいものである。

円虫の混合感染では，α-グロブリンとβ-グロブリンの分画の上昇ならびに，低アルブミン血症が頻繁に観察された（Schultze, Bergfeld, and Wall, 1983；Bailey et al., 1984）。しかし円虫の潜伏感染においては，ほとんどのタンパク質の指標は非特異的で誤差が大きいことがわかった（Bailey et al., 1984；Abbott, Mellor, and Love, 2007）。これまでに，獣医学臨床におけるタンパク質を指標にした馬の寄生虫を検出する診断的検査方法はみつかっていない。

馬の円虫感染におけるグロブリン分画の上昇の主な要因は，普通円虫の感染に関係したIgG（T）サブグループの抗体に起因している（Patton et al., 1978；Kent, 1987）。この発見がAglutinade® Strongyle Test（Virbac社）と呼ばれる市販の検査キットの開発につながった。この検査キットは馬の血清中IgG（T）の値をラテックス凝集によって測定するものである（Kent and Blackmore, 1985）。円虫感染との関連は認められたが，抗体の特異性が評価されていなかったため，IgG（T）の値が上昇するほかの要因を除外することはできなかった。そのため，この検査方法には限定的な価値しかないことがわかり（Klei, 1986），市場から消えた。その後は，普通円虫に対して特異的なIgG（T）抗体を用いた血清学的な検査方法の開発が試みられた。相当な努力にも関わらず，ほかの種の線虫との交叉反応が臨床応用への主な障害として立ちはだかった（Klei et al., 1983；Weiland et al., 1991）。

つい最近血清ELISAの開発が成功し，普通円虫の移行幼虫の検出が可能かどうかの検証が行われた（Andersen et al., 2013）。この検査では，移行幼虫が産生する特有のタンパク質rSvSXPに対するIgG（T）抗体を測定する。検査の感度は73％，特異度は81％で，腸間膜動脈からみつかった普通円虫の幼虫の数との間に明らかな正の相関関係が認められた。そのうえ，検査の結果は小円虫や馬の回虫などのほかの寄生虫の同時感染の影響を受けないようであった（Andersen et al., 2013）。この検査を用いた近年の研究では，感染馬は感染後60～90日で血清反応がみられるようになり，その馬に有効な駆虫を実施してから最大5カ月間はELISAの結果は陽性のままであるということが示されている（Nielsen et al., 2014, 2015）。したがって，この検査もほかのELISAと同様に陽性判定が出たとしてもそれは実際の感染を反映しているのではなく，むしろ過去5カ月間に寄生虫による曝露があったと解釈すべきである。検査方法は現在，獣医療の臨床現場には適用されていない。

肝蛭のELISA

馬の肝蛭に対する抗体を検出する血清ELISAが最近開発された（Nelis et al., 2009）。血清ELISAの結果と，胆管の病理的な指標として信頼されているγ-グルタミル転移酵素（GGT）の上昇には正の相関関係が認められた。しかし，著者の1人であるMartin K. Nielsenが行った未発表の調査では，検査におけるGGTの上昇と抗体価の間に同様の関係は見出せなかった。便利な検査方法が肝蛭の蔓延している地域の臨床獣医師に対して市販されるようになるには，さらなる調査が必要である。

最近行われたある研究で，肝蛭に感染した馬，牛，羊を診断する糞便内抗原の商業的なELISAの適合性が評価された。その結果，牛と羊では診断的な感度は85％を超えたが，馬では最高値でも28％しかなかった（Palmer et al., 2014）。したがって，検査法はさらに改良が加えられない限り，馬で有用になることはないだろう。

分子学的診断法

分子学的な技術は診断への応用に大きな可能性

を示したが，日常的に利用されるまでになったものは非常に限られている。しかし，ポリメラーゼ・チェーン・リアクション（PCR）機器とDNA増幅のためのその他のプラットフォームの開発が進んだことにより，こうした手段が近い将来，より安価で手軽になると示唆されている。まだ開発途中だが，分子学的診断法の一部を述べる。

リボソームをコードしている遺伝子配列を診断に応用する可能性が広く報告され（Campbell, Gasser, and Chilton, 1995；Hung et al., 1999），いくつかのrDNAでPCR検査ができるようになった。例えば，糞便検体中の葉状条虫のDNAを検出するPCR検査が開発された（Drögemüller et al., 2004）。しかしフィールドで調査してみると，マックマスター変法を用いた虫卵の検出より，ほんの少し検出率が良くなるだけだった（Traversa et al., 2008）。馬の裸頭条虫科の3種全ての条虫（葉状条虫，大条虫，乳頭条虫）のDNAを同時に検出できるマルチプレックスPCR法も同様に開発された。検出限界値は1検体当たり虫卵50個である（Bohorquez et al., 2015）。やはり，この検査法がフィールドで汎用されるようになるためには，診断的な感度の向上が求められるだろう。

PCR-ELISAは6つの種の小円虫を正確に鑑別することができ，糞便中にこれらの種が存在しているかどうかを調べるのに有用であることがわかった（Hodgkinson et al., 2005）。同様に，小円虫21種と大円虫全3種（普通円虫，無歯円虫，馬円虫）を同定することができるリバースラインブロット法が開発され，有用性が確認された（Traversa et al., 2007；Cwiklinski et al., 2012）。これらの検査法はどちらも定性的な検査結果（寄生虫の存在の有無）を出すことはできるが，問題の寄生虫がどの程度存在しているのかという，定量的な情報を提供することはできない。糞便検体中の普通円虫のDNAを検出し半定量するためには，リアルタイムPCR法が適用されている（Nielsen et al., 2008）。

超音波検査

馬の回虫のFEC測定の結果と虫体の寄生数との間に十分な相関関係がみられないことから，子馬の小腸内の回虫の虫体の存在を評価し，寄生の程度を半定量的なスコアで判定するための経腹部超音波検査法が開発された（Nielsen et al., 2016）。検査にはポータブル超音波検査機と2.8 MHzのコンベックスプローブを使用した。検査部位は子馬の腹部正中線上の3カ所で行った。回虫は画面上に白く高輝度に映り，虫体の縦断像はその体表が二重平行線にみえる特徴的な像を持つ（図9.14）。回虫の寄生数のスコア（1～4）と超音波画像の画質スコア（A～F）が評価された。その結果，大半（81％）の画像は許容範囲内の画質で，回虫の寄生数スコアは統計的に小腸内の虫体の寄生数と相関していた。この検査方法は鎮静処置をほとんど，あるいは一切行わずに約5分間で実施することが可能である。そのうえ，（冬毛の生えていない）夏季であれば毛刈りも必要なく，腹部をエタノールかイソプロピルアルコールでぬらすだけで，診断価値の高い良好な画像を容易に得ることができる。

将来的な診断法

被嚢した小円虫のプレパテント診断（幼虫寄生診断）

近年，開発が進められている診断法で成果が出ているものもあり，比較的近い将来に利用できるようになるものがあるかもしれない。

第2章で述べたように，小円虫の生活環において粘膜内に被嚢した幼虫は病原性を持つ主なステージであるが，虫卵検査からではこれらの存在を検出することは不可能である。イギリスの研究者たちが被嚢した小円虫から2種類の抗原を分離したことにより，未成熟な寄生虫の寄生を検出できる可能性が出てきた。抗体価と被嚢した寄生虫

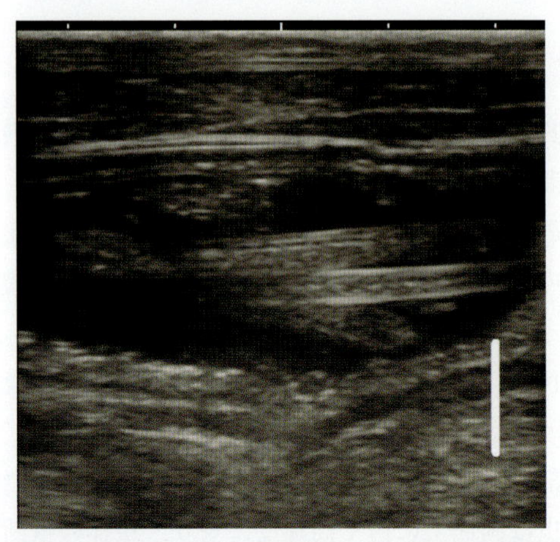

図 9.14　小腸に馬の回虫が寄生している子馬の経腹部超音波画像
size bar=1 cm

の寄生との間には正の相関関係が認められている（Dowdall et al., 2003）。分子学的な研究によってさらにもう1種類の抗原が分離され，それを構成するタンパク質が特定された。その抗原は消化管内に寄生するステージとも，違う種の蠕虫とも交叉反応を示さなかった（McWilliam et al., 2010；Mitchell et al., 2016）。この研究成果は大きいが，診断的な検査として利用できるようになるまでには，さらなる調査が必要である。全ての馬に被嚢した小円虫が寄生しているという事実から，こうした検査は少なくとも，被嚢した幼虫の寄生数が少ない，中程度，多いといったことが判定できるような，半定量的なものであることが重要である。

条虫の糞便内抗原 ELISA

糞便内抗原 ELISA によって，いくつかの寄生蠕虫を検出できる可能性があることが示されている。基本的な前提として，消化管内容物中に寄生虫から放出される抗原は，断続的にまとまって放出される傾向にある虫卵に比べると，より均一に分布する。馬の条虫である葉状条虫の感染を診断するための糞便内抗原 ELISA はすでに開発されており（Kania and Reinemeyer, 2005），感度は74%，特異度は92%であることが確認されている（Skotarek, Colwell, and Goater, 2010）。したがって，この方法は臨床に応用することが可能である。

スマートフォンを利用した自動 FEC 測定

最新のスマートフォンに搭載されている高解像度カメラを活用することで，新しい FEC 測定法を実施することができる。量り取った糞便検体を懸濁，濾過したのちにキチン結合ドメインに結合した蛍光色素（フルオレセインなど）で染色する（図 9.15）。この色素は細かいメッシュのフィルターに残った虫卵を染色する。染色された虫卵標本はデジタル画像として撮影されたのち，その形と大きさによって画像分析アプリを用いて虫卵の認識と虫卵数測定が行われる（Slusarewicz et al., 2016）。開発された専用の自動検査機器を用いれば，顕微鏡検査が必要なく，濾過，染色，同定，計測の全工程が自動化されているので，検査技師による検体の収集や測定の手間が減り，技師が行うのは最初の作業だけで済む。iPhone をベースにしたプロトタイプを用いた研究によって，この技術はマックマスター法よりもはるかに精度が高いことが示された（Scare et al., 2017）。この自動化技術を，より洗練された検査法である Mini-FLOTAC 法と比較すると，正確度は自動化技術の方が低いが精度は同程度であった。さらに，この検査は円虫卵と回虫卵を確実に同定し識別する（Slusarewicz et al., 2016）。この技術の商業化計画は現在進行中である。

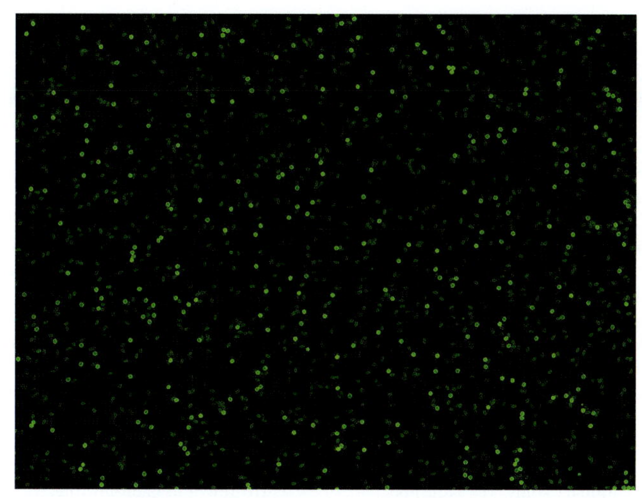

図 9.15　フルオレセインで染色され，画像処理によって視覚化された馬の回虫卵（円形）と円虫卵（楕円形）
形と大きさによって検体中に存在する虫卵を自動的に計測することができる，スマートフォンあるいはタブレットのアプリが開発されている
（写真提供：Dr. Paul Slusarewicz）

参考文献

Abbott, J.B., Mellor, D.J., and Love, S. (2007) Assessment of serum protein electrophoresis for monitoring therapy of naturally acquired equine cyathostomin infections. *Vet. Parasitol.*, 147, 110–117.

Abbott, J.B., Mellor, D.J., Barrett, E.J., *et al.* (2008) Serological changes observed in horses infected with *Anoplocephala perfoliata* after treatment with praziquantel and natural reinfection. *Vet. Rec.*, 162, 50–53.

Andersen, U.V., Howe, D.K., Dangoudoubiyam, S., *et al.* (2013) rSvSXP: A *Strongylus vulgaris* antigen with potential for prepatent diagnosis. *Parasit. Vectors*, 6, 84.

Bailey, M., Kent, J., Martin, S.C., *et al.* (1984) Haematological and biochemical values in horses naturally infected with *Strongylus vulgaris*. *Vet. Rec.*, 115, 144–147.

Bain, S.A. and Kelly, J.D. (1977) Prevalence and pathogenicity of *Anoplocephala perfoliata* in a horse population in South Auckland. *N. Z. Vet. J.* 25, 27–28.

Barda, B.D., Rinaldi, L., Ianniello, D., *et al.* (2013) Mini-FLOTAC, an innovative direct diagnostic technique for intestinal parasitic infections: experience from the field. *PLoS Negl. Trop. Dis.*, 7, 8.

Becher, A., Mahling, M., Nielsen, M.K., and Pfister, K. (2010) Selective anthelmintic therapy of horses in the Federal States of Bavaria (Germany) and Salzburg (Austria): An investigation into strongyle egg shedding consistency. *Vet. Parasitol.*, 171, 116–122.

Bellaw, J.L. and Nielsen, M.K. (2015) Evaluation of Baermann apparatus sedimentation time on recovery of *Strongylus vulgaris* and *S. edentatus* third stage larvae from equine coprocultures. *Vet. Parasitol.*, 211, 99–101.

Bevilaqua, C.M.L., Rodrigues. M. de L., and Concordet, D. (1993) Identification of infective larvae of some common nematode strongylids of horses. *Rev. Med. Vet.* 144, 989–995.

Bohorquez, A., Meana, A., and Luzon, M. (2012) Differential diagnosis of equine cestodosis based on E/S and somatic *Anoplocephala perfoliata* and *Anoplocephala magna* antigens. *Vet. Parasitol.*, 190, 87–94.

Bohorquez, A., Meana, A., Pato, N.F., and Luzon, M. (2014) Coprologically diagnosing *Anoplocephala perfoliata* in the presence of *A. magna*. *Vet. Parasitol.*, 204, 396–401.

Bohorquez, A., Luzon, M., Hernandez, R.M., and Meana, A. (2015) New multiplex PCR method for the simultaneous diagnosis of the three known species of equine tapeworm. *Vet. Parasitol.*, 207, 56–63.

Bracken, M.K., Wøhlk, C.B.M., Petersen, S.L., and Nielsen, M.K. (2012) Evaluation of conventional PCR for detection of *Strongylus vulgaris* on horse farms. *Vet. Parasitol.*, 184, 387–391.

Campbell, A.J., Gasser, R.B., and Chilton, N.B. (1995) Differences in a ribosomal DNA sequence of *Strongylus* species allows identification of single eggs. *Int. J. Parasitol.*, 25, 359–365.

Carstensen, H., Larsen, L., Ritz, C., and Nielsen, M.K. (2013) Daily variability of strongyle fecal egg counts in horses. *J. Equine Vet. Sci.*, 33, 161–164.

Cox, D.D. and Todd, A.C. (1962) Survey of gastrointestinal parasitism in Wisconsin dairy cattle. *J. Am. Vet. Med. Assoc.*, 141, 706–709.

Cringoli, G., Rinaldi, L., Maurelli, M.P., and Utzinger, J. (2010) FLOTAC: new multivalent techniques for qualitative and quantitative copromicroscopic diagnosis of parasites in animals and humans. *Nat. Protoc.*, 5, 503–515.

Cwiklinski, K., Kooyman, F.N.J., Van Doorn, D.C.K., *et al.* (2012) New insights into sequence variation in the IGS region of 21 cyathostomin species and the implication for molecular identification. *J. Parasitol.*, 1–11.

Dowdall, S.M., Proudman, C.J., Love, S., *et al.* (2003) Purification and analyses of the specificity of two putative diagnostic antigens for larval cyathostomin infection in horses. *Res. Vet Sci.*, 75, 223–229.

Drögemüller, M., Beelitz, P., Pfister, K., *et al.* (2004) Amplification of ribosomal DNA of Anoplocephalidae: *Anoplocephala perfoliata* diagnosis by PCR as a possible alternative to coprological methods. *Vet. Parasitol.*, 124, 205–215.

Duncan, J.L. (1974) Field studies on the epidemiology of mixed strongyle infections in the horse. *Vet. Rec.*, 94, 337–345.

Elsener, J. and Villeneuve, A. (2011) Does examination of fecal samples 24 hours after cestocide treatment increase the sensitivity of *Anoplocephala* spp. detection in naturally infected horses? *Can. Vet. J.*, 52, 158–161.

Gordon, H.M. and Whitlock, H.V. (1939) A new technique for counting nematode eggs in sheep faeces. *J. Counc. Scient. Ind. Res.*, 12, 50–52.

Greatorex, J.C. (1977) Diagnosis and treatment of "verminous aneurysm" formation in the horse. *Vet. Rec.*, 101, 184–187.

Hodgkinson, J.E., Freeman, K.L., Lichtenfels, J.R., *et al.* (2005) Identification of strongyle eggs from anthelmintic-treated horses using a PCR-ELISA based on intergenic DNA sequences. *Parasitol. Res.*, 95, 287–292.

Hung, G.-C., Gasser, R.B., Beveridge, I., and Chilton, N.B. (1999) Species-specific amplification by PCR of ribosomal DNA from some equine strongyles. *Parasitol.*, 119, 69–80.

Kania, S.A. and Reinemeyer, C.R. (2005) *Anoplocephala perfoliata* coproantigen detection: A preliminary study. *Vet. Parasitol.*, 127, 115–119.

Kaplan, R.M. and Nielsen, M.K. (2010) An evidence-based approach to equine parasite control: It ain't the 60s anymore. *Equine Vet. Educ.*, 22, 306–316.

Kent, J.E. (1987) Specific serum protein changes associated with primary and secondary *Strongylus vulgaris* infections in pony yearlings. *Equine Vet. J.*, 19, 133–137.

Kent, J.E. and Blackmore, D.J. (1985) Measurement of IgG in equine blood by immunoturbidimetry and latex agglutination. *Equine Vet. J.*, 17, 125–129.

Kjær, L.N., Lungholt, M.M., Nielsen, M.K., *et al.* (2007) Interpretation of serum antibody response to *Anoplocephala perfoliata* in relation to parasite burden and faecal egg count. *Equine Vet. J.*, 39, 529–533.

Klei, T.R. (1986) Laboratory diagnosis. *Vet. Clin. N. Am. Equine*, 2, 381–393.

Klei, T.R., Chapman, M.R., Torbert, B.J., and McClure, J.R. (1983) Antibody responses of ponies to initial and challenge infections of *Strongylus vulgaris. Vet. Parasitol.*, 12, 187–198.

Klei, T.R., Torbert, B., Chapman, M.R., and Foil, L.D. (1984) Prevalence of *Onchocerca cervicalis* in ponies. *J. Parasitol.*, 66, 859–861.

Kornas, S., Gawor, J., Cabaret, J., *et al.* (2009) Morphometric identification of equid cyathostome (Nematoda: Cyathostominae) infective larvae. *Vet. Parasitol.*, 162, 290–294.

Lester, H.E. and Matthews, J.B. (2014) Faecal worm egg count analysis for targeting anthelmintic treatment in horses: Points to consider. *Equine Vet. J.*, 46, 139–145.

Lester, H.E., Spanton, J., Stratford, C.H., et al. (2013) Anthelmintic efficacy against cyathostomins in horses in Southern England. *Vet. Parasitol.*, 197, 189–196.

Lightbody, K.L., Davis, P.J., and Austin, C.J. (2016) Validation of a novel saliva-based ELISA test for diagnosing tapeworm burden in horses. *Vet. Clin. Path.*, 45, 335–346.

McWilliam, H.E.G., Nisbet, A.J., Dowdall, S.M.J., *et al.* (2010) Identification and characterisation of an immunodiagnostic marker for cyathostomin developing stage larvae. *Int. J. Parasitol.*, 40, 265–275.

Mitchell, M.C., Tzelos, T., Handel, I., *et al.* (2016) Development of a recombinant protein-based ELISA for diagnosis of larval cyathostomin infection. *Parasitology*, 143, 1055–1066.

Nelis, H., Geurden, T.E., Charlier, J., *et al.* (2009) Development of a serum antibody elisa to detect *Fasciola hepatica* infections in horses. World Association for the Advancement of Veterinary Parasitology, Calgary, Canada, August 9-13, 2009, p. 185.

Nielsen, M.K. (2016) Equine tapeworm infections – disease, diagnosis, and control. *Equine Vet. Educ.*, 28, 388–395.

Nielsen, M.K., Haaning, N., and Olsen, S.N. (2006) Strongyle egg shedding consistency in horses on farms using selective therapy in Denmark. *Vet. Parasitol.*, 135, 333–335.

Nielsen, M.K., Peterson, D.S., Monrad, J., *et al.* (2008) Detection and semi-quantification of *Strongylus vulgaris* DNA in equine faeces by real-time PCR. *Int. J. Parasitol.*, 38, 443–453.

Nielsen, M.K., Vidyashankar, A., Andersen, U.V., *et al.* (2010a) Effects of fecal collection and storage factors on strongylid egg counts in horses. *Vet. Parasitol.*, 167, 55–61.

Nielsen, M.K., Baptiste, K.E., Tolliver, S.C., *et al.* (2010b) Analysis of multiyear studies in horses in Kentucky to ascertain whether counts of eggs and larvae per gram of feces are reliable indicators of numbers of strongyles and ascarids present. *Vet. Parasitol.*, 174, 77–84.

Nielsen, M.K., Vidyashankar, A.N., Bellaw, J., *et al.* (2014) Serum *Strongylus vulgaris*-specific antibody responses to anthelmintic treatment in naturally infected horses. *Parasitol. Res.*, 114, 445–451.

Nielsen, M.K., Scare, J.A., Gravatte, H.S., *et al.* (2015) Changes in serum *Strongylus vulgaris*-specific antibody concentrations in response to anthelmintic treatment of experimentally infected foals. *Front. Vet. Sci.*, 2, 17.

Nielsen, M.K., Donoghue, E.M., Stephens, M.L., *et al.* (2016) An ultrasonographic scoring method for transabdominal monitoring of ascarid burdens in foals. *Equine Vet. J.*, 48, 380–386.

Noel, M.L., Scare, J.A., Bellaw, J.L., and Nielsen, M.K. (2017) Accuracy and precision of Mini-FLOTAC and McMaster techniques for determining equine strongyle egg counts. *J. Equine Vet. Sci.* 48, 182–187.

Norris, J.K., Steuer, A., Scare, J.A., *et al.* (2017) The propensity of density: determining specific gravity of equine parasite eggs. *American Association for Veterinary Parasitologists Conference*, Indianapolis, Indiana, July 22–25, 2017.

Ogbourne, C.P. (1971) On the morphology, growth and identification of the pre-infective larvae of some horse strongylids. *Parasitol.*, 63, 455–472.

Olsen, S.N., Schumann, T., Pedersen, A., and Eriksen, L. (2003) Recovery of live immature cyathostome larvae from the faeces of horses by Baermann technique. *Vet. Parasitol.*, 116, 259–263.

Palmer, D.G., Lyon, J., Palmer, M.A., and Forshaw, D. (2014) Evaluation of a copro-antigen ELISA to detect *Fasciola hepatica* infection in sheep, cattle and horses. *Aust. Vet. J.*, 92, 357–361.

Patton, S., Mock, R.E., Drudge, J.H., and Morgan, D. (1978) Increase of immunoglobulin T concentration in ponies as a response to experimental infection with the nematode *Strongylus vulgaris. Am. J. Vet. Res.*, 39, 19–23.

Pearson, G.R., Davies, L.W., White, A.L., and O'Brien, J.K. (1993) Pathological lesions associated with *Anoplocephala perfoliata* at the ileo-caecal junction of horses. *Vet. Rec.*, 132, 179–182.

Poynter, D. (1954) Seasonal fluctuations in the number of strongyle eggs passed in horses. *Vet. Rec.*, 66, 74–78.

Presland, S.L., Morgan, E.R., and Coles, G.C. (2005) Counting nematode eggs in equine faecal samples. *Vet. Rec.*, 156, 208–210.

Proudman, C.J. and Edwards, G.B. (1992) Validation of a centrifugation/flotation technique for the diagnosis of equine cestodiasis. *Vet. Rec.*, 131, 71–72.

Rehbein, S., Lindner, T., Visser, M., and Winter, R. (2011) Evaluation of a double centrifugation technique for the

detection of *Anoplocephala* eggs in horse faeces. *J. Helminthol.*, 85, 409–414.
Relf, V.E., Morgan, E.R., Hodgkinson, J.E., and Matthews, J.B. (2013) Helminth egg excretion with regard to age, gender and management practices on UK Thoroughbred studs. *Parasitology*, 140, 641–652.
Roepstorff, A. and Nansen, P. (1998) Epidemiology, diagnosis and control of helminth parasites of swine, in *FAO Animal Health Manual*, Rome, pp. 51–55.
Russell, A.F. (1948) The development of helminthiasis in Thoroughbred foals. *J. Comp. Path. Therap.*, 58, 107–127.
Sanada, Y., Senba, H., Mochizuki, R., *et al.* (2009) Evaluation of marked rise in fecal egg output after bithionol administration to horse and its application as a diagnostic marker for equine *Anoplocephala perfoliata* infection. *J. Med. Vet. Sci.*, 71, 617–620.
Scare, J.A., Slusarewicz, P., Noel, M.L., *et al.* (2017) Evaluation of accuracy and precision of a smartphone based automated parasite egg counting system in comparison to the McMaster and Mini-FLOTAC methods. *Vet. Parasitol.*, 247, 85–92.
Schultze, J.L., Bergfeld, W.A., and Wall, R.T. (1983) Serum protein electrophoresis as an aid in diagnosis of equine verminous arteritis. *Vet. Med. Sm. Anim. Clin.*, 78, 1279–1282.
Skotarek, S.L., Colwell, D.D., and Goater, C.P. (2010) Evaluation of diagnostic techniques for *Anoplocephala perfoliata* in horses from Alberta, Canada. *Vet. Parasitol.*, 172, 249–255.
Slusarewicz, P., Pagano, S., Mills, C., *et al.* (2016) Automated parasite fecal egg counting using fluorescence labeling, smartphone image capture and computational image analysis. *Int. J. Parasitol.*, 46, 485–493.
Stoll, N.R. (1923) Investigations on the control of hookworm disease. XV. An effective method of counting hookworm eggs in feces. *Am. J. Hyg.*, 3, 59–70.
Tomczuk, K., Kostro, K., Grzybek, M., *et al.* (2015) Seasonal changes of diagnostic potential in the detection of *Anoplocephala perfoliata* equine infections in the climate of Central Europe. *Parasitol. Res.*, 114, 767–772.
Traversa, D., Iorio, R., Klei, T.R., *et al.* (2007) New method for simultaneous species-specific identification of equine Strongyles (Nematoda, Strongylida) by reverse line blot hybridization. *J. Clin. Microbiol.*, 45, 2937–2942.
Traversa, D., Fichi, G., Campigli, M., *et al.* (2008) A comparison of coprological, serological and molecular methods for the diagnosis of horse infection with *Anoplocephala perfoliata* (Cestoda, Cyclophyllidea). *Vet. Parasitol.*, 152, 271–277.
Uhlinger, C. (1993) Uses of fecal egg count data in equine practice. *Comp. Cont. Educ. Vet. Pract.*, 15, 742–749.
Wallace, K.D., Selcer, B.A., Tyler, D.E., and Brown, J. (1989) Transrectal ultrasonography of the cranial mesenteric artery of the horse. *Am. J. Vet. Res.*, 50, 1699–1703.
Weiland, G., Hasslinger, M.A., Mezger, S., and Pollein, W. (1991) Possibilities and limits of immunodiagnosis of strongyle infections in horses. *Berl Munch. Tierarztl. Wochenschr.*, 104, 149–153.

第10章　駆虫薬耐性の検出

ほかの家畜を宿主とする様々な寄生虫については，研究の結果，駆虫薬耐性を検出するための分子学的な *in vitro* の検査が開発され利用可能となったが，馬の寄生虫については，まだそのような検査方法がみつかっていない。おそらく馬の円虫とほかの家畜の毛様線虫との主な違いは，典型的な感染時に同時に存在する毛線虫亜科（小円虫）の種の数が圧倒的に多いということである。1頭の馬において異なる15〜20種の感染がわかることは珍しいことではなく，このことが検査における指標の評価に大きな誤差が生じることに確実に関連している。

以下に，駆虫薬耐性を検出することができるいくつかの技術について短くまとめて述べるが，これらは現在のところ，ウマ科動物に適用されている技術ではない。ベンズイミダゾール（BZ）系薬剤が持つ，線虫卵の中で発育中の幼虫を殺滅する能力は，虫卵孵化抑制試験（EHT：egg hatch inhibition test）に利用されている。未分化な虫卵を新鮮便から分離して，ベンズイミダゾール系薬剤を様々な濃度に希釈した溶液中に入れてインキュベートする。耐性を持つ株の寄生虫の卵であれば，コントロール群としてあらかじめ駆虫薬感受性であることがわかっている株の寄生虫の卵よりも，よりベンズイミダゾール系薬剤の濃度の高い溶液内で孵化することができる。

EHTは最近，反芻動物に寄生する線虫のベンズイミダゾールに対する耐性を検出するための標準的な方法となった（von Samson-Himmelstjerna et al., 2009）。馬に対しても応用可能かもしれない。しかし，EHTは馬ではまだ応用可能かどうか評価されていない。とはいえ，小円虫の個体群におけるベンズイミダゾール系に対する耐性の広がりは遍在化し，耐性の有無を調べることがもはや無意味である段階にまで達している。

幼虫発育試験（LDA：larval development assay）は，反芻動物の毛様線虫における駆虫薬耐性を検出するために行われている。その原理は，発育中の円虫の幼虫を一定の範囲の濃度にした薬剤にさらし，薬の有効性を，用量反応曲線を用いて評価する。小円虫の耐性を診断するためにLDAが適用できるか確かめる試みが行われたが，データ上の誤差があまりに大きいために寄生虫の感受性と耐性の株を見分けることができず，混乱を招いて試みは失敗した。そのため，この技術は使えないとみなされている（Tandon and Kaplan 2004；Lind et al., 2005）。最近行われた別の *in vitro* の検査方法に，幼虫移行抑制試験（LMIA：larval migration inhibition assay）がある。これは小円虫のイベルメクチン（IVM）とモキシデクチンに対する耐性を検出できることが期待されており，将来的に利用できるようになるかもしれない（Matthews et al., 2012；McArthur et al., 2015）。

耐性を検出するために複数の分子学的な方法が試されてきたが，遺伝的な決定要素がほとんど認められないという事実により，それらは成功していない。ベンズイミダゾール系薬剤に対する耐性には，1つのヌクレオチド多型（SNPs）が耐性の形質を与えているということがわかった。そして，これらを検出するためのリアルタイムPCR検査が開発されている（von Samson-Himmelstjerna et al., 2003）。しかし，ベンズイミダゾール系薬剤に対する耐性が頻繁に発生してしまっては，この単なる鑑別にはほとんど価値がない。イベルメクチンやモキシデクチンのような駆虫薬に対する耐性の発生を早期に検出するための分子学的な手技が利用可能になることにはより高い価値があるが，いまだに開発されていない。第 8 章で述べたように，駆虫薬耐性の遺伝的なメカニズムはまだ解明されていないため，耐性を検出するための分子学的な方法も開発することができない。

以上のような研究における様々な動向に反し，馬で駆虫薬耐性を検出するために臨床現場で用いることのできる方法は，1 つしかない。それが糞中虫卵数減少試験（FECRT：fecal egg-count reduction test）である。

糞中虫卵数減少試験（FECRT）

効果的な駆虫は，糞中に虫卵を排泄する雌の成虫の大多数を殺滅する。そのため虫卵数の量的な変化は，成虫に対する駆虫効果の代替的な尺度となる。

FECRT の原則はとても単純である。駆虫薬の効果を，馬群の糞中虫卵数（FEC）を駆虫後にどれだけ減らす能力があるかによって評価し，定量化する。FEC 測定を駆虫の直前（または，駆虫時）に行い（駆虫前 FEC），駆虫後 14 日目にも FEC 測定（駆虫後 FEC）を行って，以下の公式を用いてその群れでどれだけ FEC が減少したかを算出する。

$$\text{糞中虫卵数減少率(FECR, \%)} = \left(\frac{\text{駆虫前 FEC} - \text{駆虫後 FEC}}{\text{駆虫前 FEC}}\right) \times 100$$

これはとても直接的なようだが，馬における駆虫薬耐性を検出するための FECRT の活用をさらに検証するために，家畜の寄生虫の専門家らは詳細なガイドラインを作成しようと，活発に議論を重ねている。最近，世界獣医寄生虫学会議（WAAVP）で専門委員会が立ち上がった。しかし，新しいガイドラインはまだ公表されていない。

これより先は，現在までにわかっている最新の情報をもとにした推奨方法について述べる。

FEC 測定法の選択

実質的にどのような FEC 測定法であっても FECRT に用いることができるが，検出限界値が 25 EPG 以下の方法が推奨される。新しい耐性が生じて間もないときには，駆虫後の FEC は比較的低いだろう。もしも検出限界値の高い FEC 測定法を用いていた場合，こうした少ない虫卵が見逃されて糞中虫卵数減少率（FECR）が（不正確に）100％として算出されてしまう。第 9 章で述べたとおり，検出限界値の低い FEC 測定法は検査により時間がかかる傾向があるので，いかなる方法も状況に応じて長所と短所を考慮しなくてはならない。言うまでもなく，駆虫前と駆虫後に行う検査の方法を統一しておくことは重要である。

駆虫前の FEC は，FECRT の結果に非常に大きく影響する。例えば，駆虫前の FEC が約 100 EPG だったある馬群について考えてみよう。このときの FEC 測定方法は，検出限界値が 25 EPG だったとする。もし試験対象の薬剤が 85％の駆虫効果を持っているならば，これらの馬の「真に」みられる駆虫後の FEC は理論的には約 15 EPG になるはずである。しかし，15 EPG というのは量的な検査方法の検出限界値よりも低いので，馬群の大多数において駆虫後の FEC はほぼ（不正確に）0 EPG になるだろう。その結果，薬剤の駆虫効果は 100％近い値に算出されてしまう。もしも，ほかの馬群で駆虫前に行った FEC 測定の結果が 1,000 EPG であったなら，同じ薬剤を用いて駆虫した場合，駆虫後の FEC は約 150 EPG になるだろう。これならば検出限界値よりも十分に高いので，この群れにおける FECR の平均は実質的に 100％を下回るだろう。したがって，FECRT を行う際には，排泄する虫卵数が中程度から多い馬を選んで実施すべきである。特に，検出限界値がそれほど低くない FEC 測定法で行うときには馬の選定は重要となる。表 10.1 に FEC の範囲と FEC の検出限界値の関係を示すので，FECRT を実施する際の馬と FEC 測定法を選ぶときの参

表 10.1　FECRT を実施する際の検出限界値に対する望ましい馬の駆虫前の FEC
使用する FEC 測定法の検出限界値によっては，駆虫の効果によって減少した FEC のレベルが低すぎて FEC を測定できないことがある

検出限界値	駆虫前虫卵数（EPG）			
	0～200	200～500	500～1,000	＞1,000
1 EPG	＋＋	＋＋＋	＋＋＋	＋＋＋
10 EPG	＋	＋＋	＋＋＋	＋＋＋
25 EPG	－	＋（＋）	＋＋＋	＋＋＋
50 EPG	－	＋	＋＋	＋＋＋

＋＋＋非常に望ましい，＋＋望ましい，＋できるだけ避ける，－避ける

考にしてほしい。適切な FEC 測定法を選択する際に考慮すべきもう1つの重要な指標は，測定法の精度（再現性，第9章参照）である。繰り返し実施される FEC 測定間にみられる，ランダムな誤差の多くが縮小されるので，精度は高い方が望ましい。精度は偶然生じた誤差と真の虫卵数減少を区別する際にも役に立つ。精度の高い FEC 測定法については，第9章に例示した。良好な FECRT を実施するための最も簡単なアドバイスは，FEC 測定法の選択が大きな影響を及ぼさないようにするため，検査対象馬が全頭，高い駆虫前 FEC（＞1,000 EPG）を持つようにすると良い。しかしながら，成馬の大多数は低濃度もしくは中程度の虫卵排泄馬であるので，「言うは易く行うは難し」である。

耐性を診断するためのガイドライン

駆虫薬耐性は寄生虫の個体群レベルで生じ，個々の馬の間での耐性レベルには大きなバラツキがある場合がある。したがって FECRT は何頭かの個別の馬の FECR を測定したあと，駆虫馬群全体の FECR の平均値を算出して，牧場単位で評価しなくてはならない。できれば牧場ごとに，EPG が 200 以上の馬を少なくとも 6 頭検査することが推奨される。5頭以下の馬群における検査結果は，検査した馬全ての駆虫効果が，一致して非常に高い（＞95％），もしくは非常に低い（＜80％）場合を除いて，とても慎重に解釈しなくてはならない。駆虫前の FEC が 0 の馬は FECRT の検査対象に入れてはならない。

駆虫薬耐性を診断するためには，その薬剤に期待されている有効性について考慮するべきである。有効性は駆虫薬の種類ごとで異なり，参考となる標準値は，製品が市場に初めて導入される際に出される添付文書に示されている。駆虫効果に関するデータが製品のパッケージに記載されていなくても，関係する規制当局のウェブサイト上で検索すれば要約が自由に閲覧できるようになっている。例を挙げると，発売時のピランテル化合物は典型的に 95～100％の有効性があるのに対し，イベルメクチンやモキシデクチンには＞99％の有効性がみられた。したがって，耐性を示唆する有効性のカットオフ値は，評価された薬剤の種類と試験を受けた馬の頭数にもよる。少なくとも 6 頭の馬群の場合であれば，馬の円虫には以下のガイドラインに示す，効果があると最低限認める有効性の値を適用すべきである。

ベンズイミダゾール	95％
ピランテル	90％
イベルメクチン	95％
モキシデクチン	95％

上記と同じ値のカットオフ値は馬の回虫 *Parascaris* spp. の耐性についてもおそらく適用可能であるが，まだそれを断定するための検証は行われていない。馬の条虫については，駆虫薬耐性を

検出する手段がない。駆虫後，数カ月たっても高いまま維持されている血清抗体価をもって診断する方法と駆虫後に条虫卵数を測定する方法の感度は，診断には不十分である（第9章参照）。

特に子馬や若馬においては，馬群から抽出した代表馬のグループでFEC測定を2回行うことは手間がかかり，現実的でない場合がある。このようなシチュエーションの場合，駆虫後の検査だけを実施するのがより現実的なアプローチだろう。この方法では正確な有効性の評価はできないが，効果的な駆虫後にはFECは減る，または虫卵がみられなくなるので，大まかな駆虫効果の判定はできる。もしも駆虫後のFECが予想よりも多い場合は，完全なFECRTを追加実施して調査を行う。

FECRTの解釈

FECRTの仕組みは比較的単純だが，その解釈はしばしば難しくなることがある。FECの測定結果にはおそろしく大きな誤差があり，それをふまえたうえでFECRTの結果を解釈するというのは，ある意味で挑戦ともいえる。第9章で述べたとおり，個々のFEC測定の結果は50%の幅で変化する。言い換えると，それぞれのFEC測定の結果は，ある一定の平均と標準誤差を持つ分布の中から抜き出された，1つの定点としてみなされなくてはならない。同じ個体の馬でFEC測定を無限に実施しない限り，ある1回のFEC測定結果が正確な平均値と同じなのか，もしくはその分布における上限に近いのか，下限に近いのかを知ることは不可能である。図10.1に異なる4頭の馬のFEC測定結果の分布図を示す。

それぞれの馬のFEC測定結果をより正確に推測するための1つの方法は，同一の糞便検体を用いて2〜3回のFEC測定を実施し，平均値を算出することである。もちろんこの方法は手間がかかるので，多忙な臨床現場では実施しにくいだろう。より現実的なアプローチは，FLOTAC法やMini-FLOTAC法のような高い精度を持つ検査方法を用いることである。

同じ馬でもFECを繰り返し測定すると，その結果に幅がみられるのに加えて，同一牧場内の異なる馬間においては，さらなるレベルの幅が生じる。耐性があった場合，個々のFECRTの結果に必ず大きなバラツキがみられるだろう。一部の馬では100%の駆虫効果がみられるのに対し，ほかの馬では70%以下となる。常に複数の馬でFECRTを実施して，平均値を算出することによって，このようなバラツキを減らすことができる。経験からいうと，その牧場の2頭以上の馬で低いFECRの値が観察されない限り，むやみに駆虫効果が低いと判断してはならない。もしも検査対象となったほかの全ての馬で駆虫後に予想どおりのFECの減少（すなわち，駆虫の成功）が認められたのであれば，その群れで平均した駆虫効果の低下はそのたった1頭のエラーで生じた値に由来するものになってしまう。

科学的な調査では，FECRTの結果のバラツキの程度を知るために平均の95%信頼区間がしばしば計算される（Coles et al., 2006）。あらかじめ定められたカットオフ値と信頼区間が重ならない場合，統計的に駆虫効果はみられないと示唆される（バラツキの程度が単なる偶然の期待値を上回っている）。単一の牧場のFECRTからより正確に駆虫効果を推定するためには，検査対象は少ないよりもむしろ，多くの馬で試験を行った方が良いことは明らかである。

牧場のFECRTの平均値がカットオフ値より低い場合，駆虫薬耐性を疑うべきである。先述したようなバラツキがみられるならば，FECRの平均値がカットオフ値に近いグレーゾーンを想定すべきである。このような場合は，耐性があると結論を出す前にFECRTを繰り返し実施することが望ましい。信頼区間を計算せずにグレーゾーン外に結果が落ち着くのかどうか知ることは不可能である。さらに経験上，カットオフ値からの差が5%以内の結果については，グレーゾーンとして常に

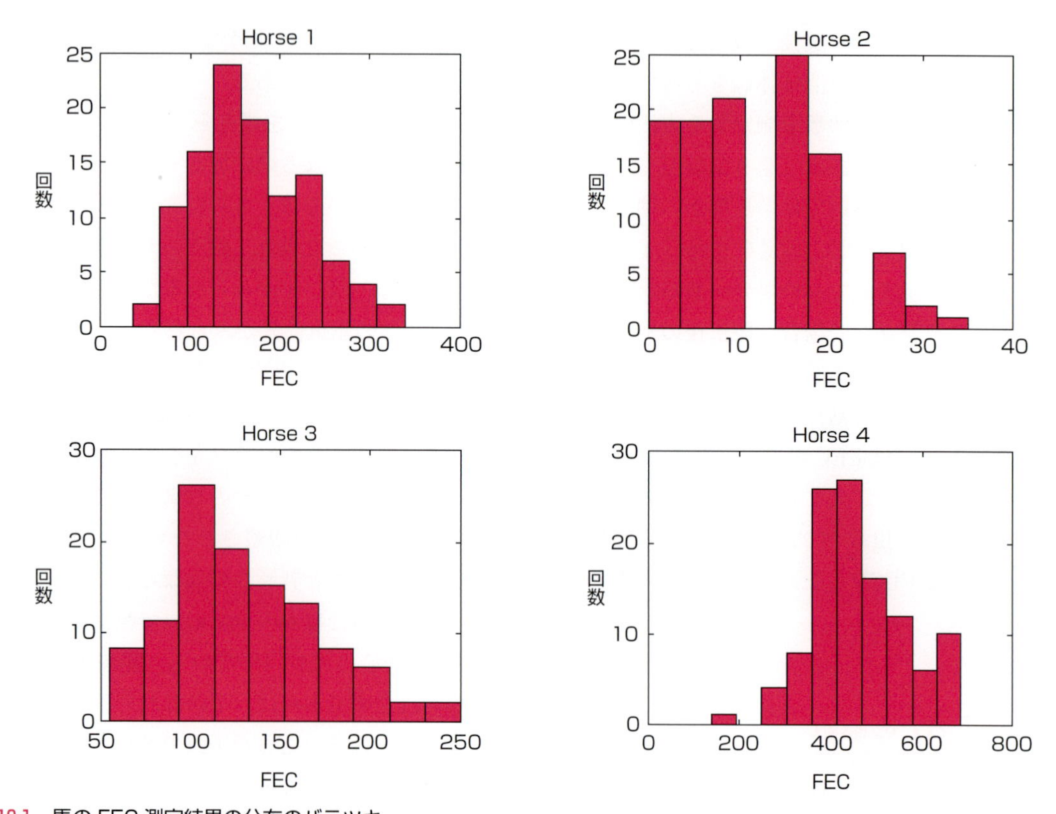

図 10.1　馬の FEC 測定結果の分布のバラツキ
グラフは，4 頭の馬で，同一個体の馬につき 110 回の FEC 測定を実施したときのものである。4 頭の馬それぞれで，1 検体当たり 5 回 FEC 測定を実施し，11 日間約 12 時間ごとに検体を採取した。X 軸の目盛りの値が異なる点に注意すること
引用：Reprinted from Veterinary Parasitology, 185, Vidyashankar, A.N., Hanlon, B.M., and Kaplan, R.M., Statistical and biological considerations in evaluating drug efficacy in equine strongyle parasites using fecal egg-count data, 45-57, Copyright (2012), with permission from Elsevier

慎重に解釈しなければならない。もしも 1 牧場当たりの検体が 6 頭未満の馬の場合，グレーゾーンは 10％で想定すべきである。例えば，ピランテルのグレーゾーンは 85〜90％だが，6 頭未満の馬の検体を用いる場合のグレーゾーンは 80〜90％とする。一般的に，カットオフ値よりも低い FECRT には，再現性がなくてはならない。もしも FECRT の結果に再現性がない場合，耐性があるとはいえない。

駆虫効果が低下するほかの要因，例えば，意図的な駆虫薬の投与量の削減，投与失敗による用量不足，使用期限切れや不適切な保管による薬剤の品質低下などを除外することは重要である。中でも正確に体重を測定することは最重要である。もしも，家畜用の体重計を使用することができないならば，胴回りをメジャーで測定して体重を推定することを推奨する（訳者注：この場合，体重＝胸囲×胸囲×体長／11,877〈Carroll C.L and Huntington P.J, 1988〉で計算できる）。現在使用されている駆虫薬は全て経口投与なので，用量どおりに服用し全て飲み込んだことを確実に確かめることが重要である。たとえ駆虫が多くの牧場で定着した日常的な一般業務として実施されていたとしても，それはあくまで重要な（獣医学的な）治療的処置としてみなされるべきである。投与した薬の一部が馬房の床に落ちるような場合，その後の結果には問題が生じる。また，そうした不注意な駆虫態度がその牧場の風紀に受け入れられてしまうようならば，長期的な影響はさらに深刻なものとなる。

虫卵再出現期間（ERP）

虫卵再出現期間（ERP：egg reappearance periods）は馬の寄生虫学では広く使われる用語で，「駆虫実施から糞便中に再び寄生虫卵があらわれるまでの期間」と定義される（別の定義は下記を参照）。ERP はもともと，制圧的な駆虫方法を策定するための手段として使われてきたが，現在では小円虫に対する駆虫効果の低下の科学的な証拠を検出するための手段としても利用されている。イベルメクチンやモキシデクチンでの駆虫後の ERP は非常に短くなっており，消化管内の第 4 期幼虫（L_4）ステージが耐性を獲得したことに起因していると報告されている。

特定の駆虫薬の ERP は，その薬剤が商業的に認可されたときに認められた最大間隔から，耐性分離株でみられる 2〜3 週間までの幅がある。表 10.2 は駆虫薬耐性の徴候がみられない個体群における，異なる駆虫薬の種類に対する小円虫の ERP についての報告をまとめたものである。一般的には，感受性を持つ個体群の ERP はフェンベンダゾールやピランテルを用いた場合 4 週間以上，イベルメクチンを用いた場合 9 週間以上，モキシデクチンを用いた場合 16 週間以上となるはずである。

表 10.2　耐性がないときの，駆虫薬による駆虫後の小円虫の虫卵再出現期間（ERP）

駆虫薬耐性が獲得され始めた場合，ERP は短縮すると考えられる

駆虫薬の種類	ERP
フェンベンダゾール	6 週間[a]
ピランテル塩類	5〜6 週間[b]
イベルメクチン	9〜13 週間[c]
モキシデクチン	16〜22 週間[d]

a：McBeath et al., 1978
b：Boersema et al., 1995；1996
c：Borgsteede et al., 1993；Boersema et al., 1996；Demeulenaere et al., 1997
d：Jacobs et al., 1995；DiPietro et al., 1997；Demeulenaere et al., 1997

ERP の定義

ERP の一般的な概念は比較的単純であるが，定義やそれを測定するための基準は複数提案されている。一部の研究者らは，駆虫後の FEC 測定で虫卵が陽性となった最初の週を基準とすると定義した（Dudeney, Campbell, and Coles, 2008；Lyons et al., 2008）。違う研究者らは，FEC の平均値に 100 EPG や 200 EPG といったカットオフ値を設定して基準に用いた（Boersema et al., 1996；Mercier et al., 2001）。ERP の 3 つ目の定義は，FECRT を駆虫後毎週実施して導く。算出した FECR があらかじめ設定したカットオフ値以下になるまでの期間を ERP として定義するものである（Tarigo-Martinie, Wyatt, and Kaplan, 2001；Boersema et al., 1995；von Samson-Himmelstjerna et al., 2007）。

駆虫後最初の陽性判定によって定義する方法は，前提として駆虫後最初の FECR が 100％であるとしており，そのときに採用された FEC 測定方法による測定結果の誤差を考慮していない。駆虫薬が完全な効果を持つとみなすためには，FEC の減少率は 100％でなくてはならない。また，100 EPG や 200 EPG などのカットオフ値を設定する方法は，群れを構成する馬が虫卵の低い汚染源なのか，高い汚染源なのかによってバイアスがかかることがある。低い汚染源の馬であった場合，高い汚染源の馬に比べて，同じ条件であっても駆虫後にカットオフ値に到達するまでにかかる期間が長くなるだろう。したがって，（3 つ目の）FECR の算出に基づく ERP の定義が理にかなったアプローチということになる。FECRT を用いる方法では，駆虫前の FEC の大きさと，現在使用している駆虫薬の種類に合わせたカットオフ値を考慮する。カットオフ値はすでに評価されている駆虫薬ごとに期待される駆虫効果に合わせるべきであり，ERP のカットオフ値は，保守的には，本章の前半で述べた耐性を診断するためのカットオフ値よりも約 10％低く設定する。よっ

て，これに対応した値は以下のとおりである。

ベンズイミダゾール　85%
ピランテル　80%
イベルメクチン　85%
モキシデクチン　85%

一例を挙げると，モキシデクチンで駆虫を行ってから週単位でFECを測定し，群れの平均FECRが85%を下回るまでの期間がその集団のERPである。

ERPの情報をどのように得るか

FECRTによってERPを推定するとき，（検査対象馬の頭数，駆虫前のFECの程度，FEC測定方法の感度など，とは別に）以下についても標準的に考慮する。ERPは慣例で，「駆虫後の週単位」であらわす。理想的には，FECRTは（駆虫実施の2週間後から）カットオフ値に到達するまで毎週実施すべきである。しかし，このプロセスは臨床現場での実施には手間がかかる。より実際的なアプローチを行うには，対象の薬剤に関連する期間に焦点を絞ると良い。例えば，ピランテルとフェンベンダゾールのERPは4週間を超えることはないであろうから，ERPの測定は3週間（すなわち，3回）だけで良い。イベルメクチンとモキシデクチンのERPはもっと長いが，予想されるERPの50%弱から試験を開始するのが合理的である。よって，イベルメクチンであれば駆虫後3～4週間（予想されるERPは短くても9週間），モキシデクチンであれば駆虫後4～6週間（予想されるERPは短くても16週間）で検査を開始すれば良い。

虫卵の再出現を調べるにあたっては，虫卵はまずいったん消失する必要があるため，ERPを測定する場合には耐性が検出されていない（駆虫に一定の効果がみられる）ことが重要である。したがって，現時点でのERPの監視は，モキシデクチンやイベルメクチンの小円虫に対する駆虫効果を追うことに適している。ほかの薬剤では耐性がより蔓延しており，より大きな強さで働いている。

参考文献

Boersema, J.H., Borgsteede, F.H.M., Eysker, M., and Saedt, I. (1995) The reappearance of strongyle eggs in feces of horses treated with pyrantel embonate. *Vet. Quart.*, 17, 18–20.
Boersema, J.H., Eysker, M., Maas, J., and van der Aar, W.M. (1996) Comparison of the reappearance of strongyle eggs in foals, yearlings, and adult horses after treatment with ivermectin or pyrantel. *Vet. Quart.*, 18, 7–9.
Borgsteede, F.H.M., Boersma, J.H., Gaasenbeek, C.P.H., and Vanderburg, W.P.J. (1993) The reappearance of eggs in feces of horses after treatment with ivermectin. *Vet. Quart.*, 15, 24–26.
Coles, G.C., Jackson, F., Pomroy, W.E., *et al.* (2006) The detection of anthelmintic resistance in nematodes of veterinary importance. *Vet. Parasitol.*, 136, 167–185.
Demeulenaere, D., Vercruysse, J., Dorny, P., and Claerebout, E. (1997) Comparative studies of ivermectin and moxidectin in the control of naturally acquired cyathostome infections in horses. *Vet. Rec.*, 15, 383–386.
DiPietro, J.A., Hutchens, D.E., Lock, T.F., *et al.* (1997) Clinical trial of moxidectin oral gel in horses. *Vet. Parasitol.*, 72, 167–177.
Dudeney, A., Campbell, C., and Coles, G. (2008) Macrocyclic lactone resistance in cyathostomins. *Vet. Rec.*, 163, 163–164.
Jacobs, D.E., Hutchinson, M.J., Parker, L., and Gibbons, L.M. (1995) Equine cyathostome infection – suppression of faecal egg output with moxidectin. *Vet. Rec.*, 137, 545.
Lind, E.O., Uggla, A., Waller, P., and Hoglund, J. (2005) Larval development assay for detection of anthelmintic resistance in cyathostomins of Swedish horses. *Vet. Parasitol.*, 128, 261–269.
Lyons, E.T., Tolliver, S.C., Ionita, M., *et al.* (2008) Field studies indicating reduced activity of ivermectin on small strongyles in horses on a farm in Central Kentucky. *Parasitol. Res.*, 103, 209–215.
Matthews, J.B., McArthur, C., Robinson, A., and Jackson, F. (2012) The *in vitro* diagnosis of anthelmintic resistance in cyathostomins. *Vet. Parasitol.*, 185, 25–31.
McArthur, C.L., Handel, I.G., Robinson, A., *et al.* (2015) Development of the larval migration inhibition test for comparative analysis of ivermectin sensitivity in cyathostomin populations. *Vet. Parasitol.*, 212, 292–298.
McBeath, D.G., Best, J.M., Preston, N.K., and Duncan, J.L. (1978) Studies on the faecal egg output of horses after treatment with fenbendazole. *Equine Vet. J.*, 10, 5–8.
Mercier, P., Chick, B., Alves-Branco, F., and White, C.R. (2001) Comparative efficacy, persistent effect, and treatment intervals of anthelmintic pastes in naturally infected horses. *Vet. Parasitol.*, 99, 29–39.
Tandon, R. and Kaplan, R.M. (2004) Evaluation of a larval development assay (DrenchRite®) for the detection of anthelmintic resistance in cyathostomin nematodes of horses. *Vet. Parasitol.*, 121, 125–142.
Tarigo-Martinie, J.L., Wyatt, A.R., and Kaplan, R.M. (2001) Prevalence and clinical implications of anthelmintic resistance in cyathostomes of horses. *J. Am. Vet. Med. Assoc.*, 218, 1957–1960.
Vidyashankar, A.N., Hanlon, B.M., and Kaplan, R.M. (2012) Statistical and biological considerations in evaluating drug efficacy in equine strongyle parasites using fecal egg-count

data, in *Veterinary Parasitology*, Elsevier, pp. 45–57.
von Samson-Himmelstjerna, G., Buschbaum, S., Wirtherle, N., *et al.* (2003) TaqMan minor groove binder real-time PCR analysis of beta-tubulin codon 200 polymorphism in small strongyles (Cyathostomin) indicates that the TAC allele is only moderately selected in benzimidazole-resistant populations. *Parasitology*, 127, 489–496.
von Samson-Himmelstjerna, G., Fritzen, B., Demeler, J., *et al.* (2007) Cases of reduced cyathostomin egg-reappearance period and failure of *Parascaris equorum* egg count reduction following ivermectin treatment as well as survey on pyrantel efficacy on German horse farms. *Vet. Parasitol.*, 144, 74–80.
von Samson-Himmelstjerna, G., Coles, G.C., Jackson, F., *et al.* (2009) Standardization of the egg hatch test for the detection of benzimidazole resistance in parasitic nematodes. *Parasitol. Res.*, 105, 825–834.

第11章 経過に関する情報の評価

寄生虫感染は，馬の様々な臨床症状に対する一般的な鑑別診断の選択肢の1つである。しかし，馬の飼い主から経過を聞き出すための普通の問診では，寄生虫感染を診断もしくは除外診断するには不十分であることがよくある。臨床獣医師は寄生虫感染が，「宿主」「病原生物」「環境」を頂点とする古典的な疫学の三角形によって成立していることを知っている。これらのカギとなる要因のうち，気候，生息地（施設），管理による人的干渉が含まれる「環境」が，最も複雑な要因となっている。寄生虫感染症であるかどうかを調べるにあたっては，寄生虫の伝播に影響を及ぼす「環境」要因を含んだ過去の状況を広くさかのぼることが，調査の質を大いに高める。

馬の寄生虫学的な経過についての情報を収集するために，いくつかの方法が実行される。しかも，そのプロセスは臨床獣医師の個々の経験に一任されている。このときの質問項目には，獣医師の個人的な好みに関わらず，ジャーナリズムを学ぶ学生が必ず覚える6つの古典的な質問，5W1H（誰が，何を，いつ，どこで，なぜ，どのように）が含まれていなくてはならない。

誰が（Who）？

「誰が」という質問項目に対する答えは，宿主となる馬である。経過を調べたい特定の対象が個々の馬のこともあれば，特定の管理下に置かれた個別の群れのこともあり，時には管理方法の異なる複数の群れを飼養している牧場全体のこともある。

馬の寄生虫感染の分布に大きな影響を与える宿主の特徴はたった1つ，年齢である。しかし，宿主の年齢は当然のことながら，通常は宿主と寄生虫の関係性に関するその他の現象を単に代理しているだけの指標である。つまり，馬糞線虫 *Strongyloides westeri* がほぼ哺乳子馬と離乳したての子馬にしかみられないのは，これらの個体が幼若だからではなく，馬糞線虫が母馬の乳を介して子馬へと垂直感染するからである（第1章参照）。個体群におけるほかの寄生虫感染の特徴的な分布は，後天的免疫による防御機能の獲得を如実に反映している。その良い例は馬の回虫 *Parascaris* spp. である。馬の回虫は典型的に4～5カ月齢で感染がピークに達し，その後は徐々に減少する。年齢の高い馬であっても，感染能を持つ回虫卵を継続的に摂取し続けていることは疑うべくもないが，様々な免疫機構がこれらに曝露した寄生虫が成熟するのをさまたげている。歴史的には，蟯虫も成馬にはあまりみられない寄生虫であったが，このパターンは変わりつつある（Reinemeyer and Nielsen, 2014）。

宿主の年齢は，寄生が疑われる病原性寄生虫の，あらかじめわかっているプレパテント・ピリオド（PPP）と比較することによって，鑑別診断の手助けにもなり得る。例えば，生後2週齢の子馬の糞便で観察される円虫卵は，子馬の消化管内に成虫の存在があることを示すものではあり得ない。なぜなら，毛線虫亜科（小円虫）のプレパテント・ピリオドは最短でも約5.5週間だからである（第1章参照）。食糞行動は子馬の正常な行動であるが，これによって糞中虫卵数（FEC）測定の結果が偽陽性になる可能性がある。対照的に，ある研究から2歳齢以下の若い馬における馬の回虫の虫卵検出の結果が偽陽性である確率はわずか5%しかないことがわかった（Nielsen et al., 2010）。したがって，回虫についての偽陽性の結果は，特に感染率が非常に高い2歳齢以下の若い世代の馬においては大きな問題にはならない。同様に，4カ月齢の子馬の糞便の円虫卵は円虫亜科（大円虫）のものではなく，小円虫の個体群が繁殖していることを意味している。なぜなら，大円虫のプレパテント・ピリオドは4カ月よりも長いからである。

年齢は，寄生虫感染によるダメージの重症度にも大きな影響を及ぼす。成馬は，免疫の弱い若い個体に比べ，寄生虫感染に強い。そのため，成馬では臨床症状も重症にはなりにくい傾向にある。もちろん，この傾向はストレスや免疫抑制，または併発疾患に起因する個々の要因によって変わり得る。

寿命が近い高齢馬は，一般の成馬に比べて円虫卵数が多いと報告されている（Adams et al., 2015）。この事実は健康被害が生じるリスクとは必ずしも関連していないが，高齢馬には成馬よりもしっかりとした寄生虫対策が必要だろう。

性差については寄生虫感染の感受性に影響を及ぼす重要な要因である。一般に去勢されていない雄の羊，山羊，牛では寄生虫の成虫感染数，FECは明らかに多く，雌に比べて寄生虫感染による健康被害が強くあらわれやすい（Herd, Queen, and Majewski, 1992）。このパターンと一致して，去勢された雄では寄生虫感染の感受性はしばしば雄と雌の中間である。子馬でも同様のパターンが観察されており，雌の子馬よりも雄の子馬の方が小円虫の被嚢幼虫の感染が明らかに多かった（Nielsen and Lyons, 2017）。興味深いことに，子馬を対象とした馬の回虫が寄生する虫体数の大規模調査では逆の傾向がみられ，雌の消化管内に寄生する虫体数の方が雄よりも明らかに多かった（Fabiani, Lyons, and Nielsen, 2016）。寄生虫感染に対する宿主の感受性の性差は，馬ではより徹底的に調査する必要がある。

寄生虫感染に関して馬では品種による影響は知られていないが，ウマ科動物の中での種によるわずかな違いは存在する。例えば，ロバとバロス（訳者注：小型のロバ。馬とポニーの関係と同等）は馬肺虫 *Dictyocaulus arnfieldi* の一般的な終宿主であるのに対し，馬肺虫は馬（学名 *Equus caballus*）の体内ではあまり成熟せず，うまく繁殖できない。同様に，臨床症状にはあらわれないが，いくつかの小円虫の種はロバの排泄物からはみつかるのに対し，同じ放牧地で草を食んでいる馬には明らかに感染しない（Tolliver, 2000）。

最後に，ある群れがこれまでに一度も経験したことのない新たな寄生虫の問題に直面したときには，「誰が」という問いが個々の馬に適用されることもあるだろう。このような場合には，臨床獣医師は群れに新しい馬の導入がなかったかを調査し，そしてその馬がどこから来たのか，駆虫歴はどうだったのか，さらにその牧場に来てからどのような管理がされていたかについて，可能な限り多くの情報を得られるよう努めるべきである。

何を（What）？

この議論の目的のために，ウマ科動物に寄生する可能性のある蠕虫の中から歴史的に「何の」寄生が認められているのかを挙げる。特定の寄生虫が臨床的な問題を引き起こすかどうかは，感染率，病原性，宿主相互作用，生活環の詳細によって変わる。これらの要因については第1，2章に述べたが，馬の主な内部寄生虫を表11.1にまとめた。

いつ（When）？

「いつ」というのは質問項目の中で最も重要であり，この質問に答えるためには寄生虫の生活環と疫学，調査されている前提となる気候条件についての詳細な知識が必要である。ほとんどの馬の寄生虫の生活環はかなり長く，これは感染した馬に対して影響を与える重要なポイントである。ウマバエ *Gasterophilus intestinalis* は春になると糞から出てくるようにみえるが，実際には何カ月も前に馬の被毛に卵が産みつけられたときから寄生

表 11.1　馬の主な内部寄生虫の感染率，病原性，宿主相互作用，生活環の詳細

寄生虫	感染率	病原性	宿主相互作用	生活環の詳細
小円虫	どこにでもみられる	典型的には高病原性ではない	幼虫の大量脱嚢が起こらない限り，発症はほぼない	獲得免疫によって症状や排泄される虫卵数は減少するが，感染を防ぐことはできない
大円虫	多くの馬群において，近年はみられない，またはごくわずか	非常に高い病原性を持ち得る	疝痛から腹膜炎まで様々な臨床症状を呈する	免疫によって症状は緩和されるが，感染を防ぐことはできない
馬回虫	どこにでもみられる。ほぼ若馬にのみ感染する	無症状から致死まで様々である	体重減少，下痢，成長不良，腸閉塞	獲得免疫によって最終的に全く感染しなくなる
馬蟯虫	どこにでもみられる。幼若馬でより多くみられる	無視できるほど低い	肛門の掻痒	おそらく成馬では免疫が発達している
馬糞線虫	多くの馬群において低い	あまり高くない	ほとんどは無症状。水様性下痢を引き起こす可能性がある	獲得免疫によって最終的に感染しなくなる
ウマバエ（馬バエ幼虫）	どこにでもみられる	ごくわずか	成虫が産卵する際に，馬にまとわりつきうるさい	毎年季節性に繰り返し感染する
葉状条虫	放牧されている馬であれば，どこにでもみられる	無症状から致死まで様々である	一般的な影響は不明。重症例では外科手術が必要になる	免疫が獲得されるエビデンスはない

は始まっている。そして，中核となる既知の生活環の特徴でさえも，環境中における生存期間と成長抑制期間の変化によって，認識されている期間よりも長くなる可能性がある。そのため，牧場に1，2年の間子馬がいなかったとしても新しく産まれてくる子馬には馬の回虫が感染するであろうし，数カ月の隔離と優れた衛生管理をもってしても個々の馬には糞中に卵を産卵する小円虫が寄生するのである。

円虫をはじめとする多くの馬の寄生虫は季節性のパターン（第3章参照）に従って感染時期が予測できる。そのようなパターンに関する知識はリスクが最大となる季節や状況の予測に役立つだけでなく，化学的方法による対策が不必要な時期における駆虫の間隔を決める助けにもなる。ほぼ全ての気候において寄生虫の感染がほとんどない時期（第3章参照）には間隔を延長し，駆虫をする必要はない。

時間は寄生虫対策の有効性を評価する際に非常に重要な要因であり，本書の中で糞中虫卵数減少率（FECR）を評価するための厳密な時間管理のガイドラインについて紹介している。一例として，駆虫から6週間後のFECがある程度高いからといって，その駆虫薬には効果がないとみなすのはよくある誤りである（第10章参照）。診断結果とこれまでに得られた情報をもとに総合的な判断ができるようになるためには，駆虫によって減少するFECの予測値，効果的な駆虫後に期待される虫卵再出現期間（ERP），駆虫薬耐性の証拠になる量的なFEC減少の値についての知識が必要である。

どこで（Where）？

ほとんど全ての寄生虫は放牧地で感染するが，ごく一部の寄生虫では屋内で完結する生活環がみられる。例えば，硬い卵殻を持つ回虫や蟯虫は自らの力で生存できるので，環境状況に左右される

ことが少ない。円虫は放牧地での感染が多いが，第3期幼虫（L_3）は馬房の敷料からもみつかることがあり（Love et al., 2016），放牧されない馬でも円虫感染がいくらかは起きることは間違いない。条虫は放牧地でしか感染しないが，自由生活を営むササラダニの役割が不可欠である。しかしながら，著者の1人は，舎飼いにされた反芻動物において，屋外に保管されていた大きな乾草のベールを給餌された動物に条虫が感染するのをみたことがある。地面に直接置かれた乾草のベールに土壌に生息するダニが侵入することはあり得ることであり，そのためにダニが屋内の舎飼いにされた動物のところへ持ち込まれたのだろう。人為的な飼養管理はしばしば生態を乱すことがあるので，臨床獣医師は常に例外の存在を意識しておかねばならない。

「どこで」という質問は，馬たちが過去に経験していない寄生虫の問題に直面するたびに出てくる，しごく妥当な疑問である。変な虫の出現を説明する最もシンプルな答えは，その宿主が異なる外部環境からその虫を持ち込んだに違いないというものである。例えば，馬肺虫の感染と肺炎とを鑑別診断するために行われる調査には，同居するロバとの接触の有無についての聞き取りが含まれていなくてはならない。

例は少ないが，特定のささいな環境要因がある寄生虫にとっては大きなリスク因子になることがわかっている。馬糞線虫の感染に関連する臨床症状の皮膚炎（frenzy，錯乱状態と呼ばれる激しい掻痒）の発症には，湿ったオガクズの敷料が関係し，肝蛭 *Fasciola hepatica* に感染した馬が放牧されていた放牧地には必ず湿地帯（ぬかるみ）がある。子を産んだ母馬の乳房は，哺乳中の子馬にとってはなおも，感染性の回虫の虫卵を摂取する，もう1つの特定の場所である。

なぜ（Why）？どのように（How）？

寄生虫感染についての「なぜ」や「どのように」は，基本的に同じことを繰り返す生活環や病原性に対する疑問と類似している。しかし，単純な寄生虫の感染が時に臨床症状を呈する疾患に変わる理由を説明しようとすると，様々な宿主と環境に関する膨大な数の要因が重要な要素になる。宿主の要因の構成要素は，本章と第4章で取り上げている。

まだ取り上げていない環境要因に，特有の管理による特徴が含まれる。我々は寄生虫による疾病が定量的な現象であることを知っているので，濃厚感染を引き起こす環境についてもあらゆる要素を考慮せねばならない。よくある悪い例では，毎年同じ放牧地に成馬よりもFECが多いことの多い若馬ばかりを放牧し続けることで，環境が濃厚汚染されることが挙げられる。完熟していない堆肥を撒くという悪習もまた，異常な濃厚汚染の原因である。

別の関係要因として，なんらかの理由で環境の虫卵による汚染を軽減させる効果がない駆虫薬の投与も挙げられる。駆虫の失敗要因としては，投薬量の不足または駆虫薬耐性である。ほかに考えられるシナリオはさらに複雑で，小円虫の個体群の大半の成長が抑制されて（被嚢して）いる時期における，幼虫には効かない駆虫薬の投与などがある。

ほかに考えるべきこと

古典的なジャーナリズムの質問は寄生虫に関する稟告の科学的な理解の助けになるが，より理解が難しいものに関しては芸術分野の手法が役に立つ。

存在しないことの証明

以下に，コナン・ドイルが書いた消えた競走馬についての有名な推理小説「白銀号事件」（訳者注：シャーロック・ホームズシリーズ第13話，原題 Silver Blaze）に出てくる，会話の一節を引用する。

「ほかに，気をつけなければならない点はありますか？」
「あの晩の犬の奇妙な行動だ」
「犬はあの晩何もしませんでしたが」
「それが奇妙な行動なのだ」と，ホームズは言った。

このエピソードは，存在すべき何かが不可解に欠けているということから，価値のある情報を推測することができるということを示している。例えば，小円虫は新生子馬を除く全ての馬にどこにでもみられる寄生虫で，感染濃度の低い成馬ですら糞中に虫卵がある程度はみられる。そのため，馬群全体の糞便検体から円虫の虫卵が全くみつからないということは普通にはあり得ないことで，それが起きた場合に理由として最も考えられることは，最近行われた効果的な駆虫の効果，または検査のミスである。したがって，経過の聴取がとれず，しかし虫卵数が0の検体ばかりだった場合，最近駆虫を実施したというのが現実的な理由となる。

関連した問題で，虫卵がみつからないことが，虫体の存在や寄生虫感染による疾病を否定することにはならない（第9章参照）。実際この状況は条虫の感染においては一般的であり，そのため虫卵検査による診断の感度はきわめて低い（第9章参照）。同じように，虫卵が出ていなくても，0〜3カ月齢の子馬には回虫が潜伏感染していることがあり，また一部では激しい動脈炎を呈する馬もいる。なぜなら，どちらの状況も幼虫の線虫が全身性に移行しているからである。これらの寄生虫は卵を産むほど十分に成熟していない。いま現在成熟した寄生虫に感染していないからといって，1カ月あるいはそれ以内に深刻な寄生虫による問題が起こらないことを保証することにはならない（例えば，全身を移行する回虫の幼虫による問題）。またはものによっては，深刻な問題はすでに起きている場合すらある（小円虫幼虫感染症）。

過大な解釈をしない

表11.1に示した馬の寄生虫のほとんどが，非常に高い感染率を持っているということに留意すべきである。そのため，ある馬においてこれらの寄生虫が感染しているか否かを診断しようと証拠を集めることに臨床的な価値はほとんどない。例えば，馬では糞中に円虫卵がみられるのはごく普通のことなので，疝痛症状を呈する馬の糞便から虫卵がみつかったとしても，簡単に因果関係があると解釈するべきではない。また，同様にある馬の ELISA から葉状条虫 *Anoplocephala perfoliata* の特異抗体が検出されたというだけで，明らかな臨床症状もないのに条虫感染があると診断してはならない。単に寄生虫が存在しているというだけでは，疾病につながる証拠としては不十分であり，駆虫が必要かどうかの判断基準には全くならない。しかしながら，確定診断を行うことが臨床的に現実的でなく，高価である場合には，個々の馬において経験則に従った治療を実施することが合理的なアプローチだといえる。だが，この経験則に従った治療の考え方を馬群全体の管理に決して当てはめてはならない。

寄生虫感染症の臨床診断は，これまでに述べてきた問診によって収集した全ての情報を総合したうえでのみ，下すことができる。診断は，通常，パターンの有無と特定のアプローチの有無からなされる。急性に水様性下痢を発症した馬を例にとると，馬の年齢（5歳齢未満かどうか），発症した季節（冬もしくは早春か），発症前に投与された駆虫薬の種類（最近，幼虫駆除効果のない駆虫薬を投与されていないか）を考慮する。それに加え，白血球数と血中総蛋白（TP）を測定することが適切であろう。もしも上記の問いの答えがほとんど「Yes」で，その馬に好中球増多症と低タンパク血症がみられた場合，これは小円虫幼虫感染症を強く疑うパターンであるということになる。超音波検査は大腸壁の浮腫を視覚化するのに役立つだろうが，糞中の虫卵検査やベルマン法による幼虫の検出は有用な情報を提供しない。しかし，全ての病原体にいえることだが，寄生虫は主要原因になることなく複合的な疾患に寄与し得る。

家畜の消化管内寄生蠕虫は動物の群れに分布する個体群として存在しているにも関わらず，寄生虫感染症の流行が起きることは非常に稀である。群れにおける寄生虫の生息状況は，複数の個々の馬の状況を合計したものに等しいので，1 頭の馬からだけでは群れ全体で起きている状況を正確に知ることはできないかもしれない。こうした観察からいえることとして，臨床症状を呈した一例がいたからといって，それが群れの残りの個体にもこれから同じ症状が出るということを示しているわけではない。しかし，臨床症状を呈する馬が 1 頭でもみられたということは明らかに何かが最適に対処されていないということであり，これこそが牧場の寄生虫対策の方法を見直さなくてはならない大きな理由である。

最後に，駆虫薬の効果は群単位でしか評価することはできず，FECRT を 1 頭の馬だけに適用してはならないことを繰り返し強調しておきたい（第 10 章参照）。

参考文献

Adams, A.A., Betancourt, A., Barker, V.D., *et al.* (2015) Comparison of the immunologic response to anthelmintic treatment in old versus middle-aged horses. *J. Equine Vet. Sci.*, 35, 873–881.

Fabiani, J.V., Lyons, E.T., and Nielsen, M.K. (2016) Dynamics of *Parascaris* and *Strongylus* spp. parasites in untreated juvenile horses. *Vet. Parasitol.*, 30, 62–66.

Herd, R.P., Queen, W.G.,and Majewski, G.A. (1992) Sex-related susceptibility of bulls to gastrointestinal parasites. *Vet. Parasitol.*, 44, 119–125.

Love, S., Burden, F.A., McGirr, E.C., *et al.* (2016) Equine Cyathostominae can develop to infective third-stage larvae on straw bedding. *Parasite Vector*, 9, 478.

Nielsen, M.K. and Lyons, E.T. (2017) Encysted cyathostomin larvae in foals – progression of stages and the effect of seasonality. *Vet. Parasitol.*, 236, 108–112.

Nielsen, M.K., Baptiste, K.E., Tolliver, S.C., *et al.* (2010) Analysis of multiyear studies in horses in Kentucky to ascertain whether counts of eggs and larvae per gram of feces are reliable indicators of numbers of strongyles and ascarids present. *Vet. Parasitol.*, 174, 77–84.

Reinemeyer, C.R. and Nielsen, M.K. (2014) Review of the biology and control of *Oxyuris equi*. *Equine Vet. Educ.*, 26, 584–591.

Tolliver, S.C. (2000) A practical method of identification of the North American cyathostomes (small Strongyles) in equids in Kentucky. Kentucky Agricultural Experiment Station, University of Kentucky, Lexington, KY.

第12章 エビデンスに基づいた寄生虫対策

臨床獣医師や馬の飼い主が寄生虫学の専門家にアドバイスやガイダンスを求めるとき，「新しい奇抜な」推奨法に対しては不満や，不快感または抵抗感を感じることが多いようである。たいていの人々は，馬の管理の実際的な側面において単純でわかりやすい，いわば全ての状況に対応できる，薬の種類とカレンダーさえ押さえていれば大丈夫という，衣服でいえばちょうどフリーサイズのようなアドバイスを求めがちである。馬の寄生虫感染症対策はこれまで長らくこうした方法で行われてきた。しかし残念なことに，こうした方法こそが効果的で持続可能なエビデンスに基づく寄生虫感染症対策を困難にしてきた。本章ではその理由を説明する。

1つとても面白いことを教えよう。あなたを訪ねてきた馬の管理者に「なぜその馬を駆虫するのですか？」と聞いてみる。たいていの答えは健康増進や病気の予防，パフォーマンスの向上に関するものだろう。しかし中には「伝統的に」とか「義務的に」といった根拠のない理由を答える人もいる。こうした考えからは脱け出す必要がある。

エビデンスに基づく寄生虫感染症対策の神髄は，科学的な事実に支持された方法であるということである。つまり駆虫プログラムの策定に最も重要なことは，プログラムに理由と目標が備わっているということである。馬の管理者がいかに寄生虫感染症対策に努力していると主張しようがしまいが，獣医師は彼らをエビデンスに基づいた寄生虫感染症対策（EBPC：evidence-bases parasite control）の実践に導いていかなくてはならない。馬の寄生虫感染症対策の目標は，以下の3つである。

- ●寄生虫感染症のリスクを最小にする。
- ●感染源を減らす。
- ●既存の駆虫薬の効果を維持し延長させる。

寄生虫感染症対策の目標はこの数十年の間に随時更新されてきた。これからも新しい知識が得られ，新しいツールが開発されるたびに変わっていくだろう。しかし，以下の基本的な事実はどのような時代に目標を立てる際にも変わらないということを覚えておいてほしい。①寄生虫の寄生は家畜本来の自然な姿であり，根絶されることはない。②どのような対策を講じたとしても寄生虫感染症，あるいは症状はなくとも健康への最低限の悪影響が完全に避けられることはない。③対策方法は各々の牧場での異なる状況に合ったものでなければならない。

エビデンス（科学的根拠）を考慮する

エビデンスを無視することが何よりも危険なアプローチであることはいうまでもない。しかし，現行の馬の寄生虫対策においては珍しいことではない。本書で示しているような科学的根拠を完全に無視した，駆虫薬の有効性の監視や，寄生虫が存在するか否かの検証なしで実施されるカレンダー主体の駆虫プログラムが多くみられる。

各々の牧場やそこで実施されたこれまでの対策方法に関する詳細な情報なしに，効果的なアドバイスを与えることは不可能である。しかし実用的なプログラム策定の基礎になる，寄生虫対策のカギとなる要素を提示することは可能であり，以下にその要素をいくつか述べる。どんなプログラムでも常にこれらを意識しなくてはならない。

駆虫薬の効果の評価

第9章で述べたとおり，虫卵検査を実施する最も重要な理由は糞中虫卵数減少試験（FECRT）を行うことによって駆虫薬の効果を評価することである。最初に牧場がすべきことは，現在実施している対策の有効性を評価することである。有効性が保証されていない対策の実施は間違った安心感を生み，無駄な出費と労力によって，駆虫薬に耐性を持つ寄生虫が増えるという悲惨な結果を招く。経験からいうと，FECRTは前年に有効であった駆虫薬に対しても原則毎年行うべきである（第10章参照）。

対策指針の基本

駆虫プログラムは都市の郊外によくあるような団地にたとえることができる。それぞれの基本的な形はかなり類似していて，細かい部分に違いがある。駆虫プログラムにおける基本的な形とは，ある牧場にいる全ての馬に当てはめることのできる方法である。そうした方法をとることで病原性寄生虫の流行を最小限にとどめ，感受性の高い子馬や若馬の罹患率を減らすことができるだろう。

獣医師の処方がないと駆虫薬の使用が認められていないデンマークのデータから，牧場の中に完全に無処置で放置された馬が数頭いる場合，（駆逐されたと考えられていた）円虫亜科（大円虫）の感染症が再び発生することが示唆されている（第7章参照）。しかし，これは大円虫の抑制には頻回の駆虫が必要であるといっているのではない。大円虫の長いプレパテント・ピリオド（PPP）を考えれば，年に1，2回駆虫薬によって幼虫を撲滅する（イベルメクチン〈IVM〉もしくはモキシデクチンで駆虫を行う）ことで感染をかなり減らすことができるはずである。ただし，ピランテルや一般的用量のベンズイミダゾール（BZ）系の駆虫薬は移行幼虫には全く効果がないので，そうしたプログラムには向かない。このプログラムの駆虫の実施には馬が放牧地で青草を摂取できる季節の終盤が最適である。つまり温帯気候の地域では秋，さらに暖かい気候の地域では春の間（雨季の終わり）ということになるだろう。基本的には駆虫は多くても6カ月間隔で年2回の実施で良い。

第2章で概説したとおり，寄生虫感染症のリスクは飼育下でよく管理されている馬ほど低いが，それでも若馬では感染が成立しやすいことが文献で明らかにされている。馬の回虫 *Parascaris* spp. の感染は主に当歳馬（0歳馬）と1歳馬にとっては脅威で，毛線虫亜科（小円虫）の幼虫は5歳齢以下の若馬で感染リスクが高まる。さらに，若馬は円虫卵を大量に排泄する馬になりやすい傾向がある。これらの事実から，若馬には成馬よりも強力な処置が必要であることが示唆される。その処置の内容は，その他のあらゆる要因を考慮したうえで各々の牧場ごとに合ったものにしなくてはならない。とはいえ，生産牧場で寄生虫対策を考えるときに守るべき共通の原則がいくつかある。

当歳馬

大雑把なガイドラインとして，子馬は生後15カ月齢までに4～5回は効果的な駆虫を行うべきである。感染のリスクが高いとき，または臨床的な問題が起きているときなどはそれ以上の駆虫が必要になる。15カ月齢までに4回未満しか駆虫が実施されないのであれば，寄生虫対策としては不十分といえる。

生後6カ月齢までの子馬における主要な病原性消化管内寄生虫は馬の回虫である。理想的には，回虫の感染後，生活環が完成したらできるだけ早く駆虫を実施する必要がある。しかし，頻繁にモニタリングを行わない限り最適なタイミングを決定することは不可能である。したがって，子馬の最初の駆虫は生後2.5～3カ月齢頃が推奨される。このとき，神経筋接合部に作用して寄生虫を麻痺させる駆虫薬の使用は虫体による腸閉塞の発症リスクが高まることを考慮して（第7章参照），ベンズイミダゾール系の駆虫薬を用いることが望ましい。2回目の駆虫は離乳時またはその直前の時期に行う。元来離乳は子馬に多くのストレスを与えるが，そこに寄生虫感染が重なるとストレス負荷は倍増する。この時期の主要な寄生虫はまだ馬の回虫であるが，円虫の感染も始まる。したがって，離乳前に糞中虫卵検査を行って回虫と円虫上科（円虫）の寄生の有無を確認することは，獣医師が駆虫薬を選択する際に非常に有用な情報となる。ベンズイミダゾール系の駆虫薬は回虫の対策に今でも用いられているが，小円虫に対してはあまり効果がないので，虫卵検査で円虫が検出された場合はほかの薬剤も検討する必要がある。3回目の駆虫は1歳馬（イヤリング）になった8～10カ月齢（訳者注：馬の年齢は元日を迎えるたびに1歳加えて数える）に実施すべきで，このときの駆虫は条虫対策も同時に行う。薬剤の選択は牧場ごとの毎年のFECRTの結果に基づいて決定するようにするが，主に円虫対策に重点をおくようにする。一部の個体では低いレベルでの回虫の感染がみられることがあるが，駆虫はそのときの状況に応じて実施すべきである。子馬が1歳馬になったあとの寄生虫対策は，成馬の駆虫のタイミングに合わせて春と早秋に行う。放牧地に青草が出る季節がはっきり決まっている地域においては，3回目の駆虫はその季節の中盤で実施する。さらに11月まで放牧する季節が延長する地域においては，4回目の駆虫を年末に実施するべきである。1歳馬は成馬に比べかなり寄生虫に感染しやすいので，もし放牧地で青草を摂取している5～6カ月間に長期にわたり駆虫が実施されなかった場合，重度の寄生虫感染が起きやすくなる。

若馬

1歳齢から約4歳齢までの若馬に対する駆虫方法は牧場間で異なってくる。たいていの駆虫プログラムは，1歳馬に適切なプログラムと成馬に推奨されるプログラムの中間型になる。この年齢層に対しては年3回の駆虫を実施すべき牧場が多いだろう。3回の駆虫は放牧地に青草が出る季節の前，中盤，終盤に実施する。モキシデクチンやフェンベンダゾール（FBZ，その牧場で効果のある薬剤）を用いて小円虫の幼虫に対する駆虫を実施する場合は，その年最後の駆虫をよく考慮するべきである。繰り返し強調するが，条虫を駆除できる駆虫薬を使って放牧期の間に少なくとも一度は条虫対策を実施することが重要である。

その他の注意点

条虫，特に葉状条虫 *Anoplocephala perfoliata* に対する駆虫は，あらゆる地域で検討すべきである。現在の診断技術では条虫の感染の摘発に限界があるので（第9章参照），全群定期検査は現実的ではない。しかし馬群の抽出サンプルを用いて抗体価検査を実施することで，少なくとも条虫への曝露の程度を知ることができ，群内における感染の有無を知る手掛かりが得られる。具体的な対策方法としては，条虫に対する駆虫を基本の駆虫プログラムに組み込む。合剤の駆虫薬（プラジカンテル〈PRZ〉＋イベルメクチンまたはモキシデクチン）を用いると良い。条虫に対する駆虫に最適な時期は放牧地で青草を摂取する季節の終盤で，円虫の幼虫を駆虫するのに推奨されるスケジュールと一致する。条虫に対する抗体価から条虫の濃厚感染が示唆される場合は，年内の駆虫プログラムに追加処置を行うことを検討する。

この診断によって実施される駆虫の追加処置は，一部の馬群では非消化管内寄生虫感染症（例えば皮膚ハブロネマ症〈夏創〉やオンコセルカ症〈夏癬〉）の防除にも効果があるかもしれない。

成馬の牧場での対策

第7章で概説したように，糞中虫卵検査を実施することによって成馬における円虫感染の程度を，低濃度，中濃度，高濃度感染の群に分類することが可能である。今のところ，低濃度感染についてはこれまでに示した基本的な対策以上のことをする必要はないと考えて良い。ほとんどの低濃度および中濃度感染馬に対しては，気候や感染圧にもよるが，年2回の駆虫で十分なはずである。高濃度感染については追加的な駆虫が必要になる（第7章参照）。しかし群管理する全ての馬に普段からそのような処置を適用することは，生物学的また獣医学的にも正当な方法ではないことを覚えておかなくてはならない。寄生虫感染のリスクの高い時期に十分に対策がとられた成馬に対しリスクの低い時期にも同様に駆虫を行うことも，同じように正当ではない。

将来的に期待されていることは何か？

新しく出てくる知識によって常に寄生虫対策の推奨法は見直され続けていくので，具体的なアドバイスには一定の有効期限がある。唯一変わらずいえることは，今持てる知識を総動員し，新しい情報を積極的に取り入れ，それによる寄生虫対策の方針転換をいとわないということである。これがいかに難しいことかは，経験が物語っている。本書は，獣医師，馬の飼い主や管理者に寄生虫対策の方法や知識を授けてくれるだろう。

これから実用化に至るかどうかはわからないが，現在進められている研究の中から，我々の寄生虫対策の推奨法をより良いものにする可能性のあるものについて，いくつかを以下に紹介する。

診断方法の改良は？

より精度の高い診断方法があれば，寄生虫対策についてより良い戦略を組み立てることができる。例えば，生活環がまだ完成していない寄生虫感染（nonpatent infections）の負荷を定量化することができる診断方法があれば，現在行われている糞中虫卵数（FEC）測定や幼虫の培養に比べ，潜在的な寄生虫感染症の危険性を知る優れた指標になる。そのような検査は，被嚢した小円虫の幼虫やプレパテント・ピリオドの期間内にある回虫の感染摘発にとても有用となるだろう。同様に条虫の感染負荷を正確に定量的に測定できれば，アノプロセファラ属（裸頭条虫属）*Anoplocephala*（葉状条虫など）の感染に対するエビデンスに基づいた対策への足掛かりとなるだろう。第9章で概説したように，この分野における近年の研究開発は大きく進んでいる。

最後に忘れてはならないのは，駆虫薬耐性の簡易検出法があれば，現在の二重サンプル法を大幅に簡略化し，「グレーゾーン」（第10章参照）といわれている糞中虫卵数減少率（FECR）算出の不確実性を大幅に補うことができるだろう。第9章で述べた全自動のFEC測定の技術は，手間のかかる作業をせずにより信頼性の高いFECRのデータを得ることができる方法になるかもしれない。しかし，現時点では条虫と蟯虫に関しての駆虫薬耐性をみつけることはできない。

病気のリスクは？

数少ない疫学的な研究が，様々な寄生虫の感染負荷に関連する病気のリスクや，異なる駆虫薬の投与方法に関連する病気のリスクを評価してきた。そのような研究は重要で，我々が推薦すべき寄生虫対策の方法を考える際に役立つ。先述のような移行中または被嚢した寄生虫の幼虫をみつけるために新たに登場しつつある診断方法は，将来そのような研究を実施する場合にとても役立つ。

生態の変化は？

化学物質，すなわち駆虫薬によるこれまでの寄生虫対策プログラムは，駆虫対象となる寄生虫の個体群に対して，駆虫薬耐性のほかにも，生物学的な形質を選択した可能性がおそらく高いと考えられる。そのような変化には，プレパテント・ピリオドや生活環の短縮，異なる年齢層の宿主に対する感染の適応，病原性の変化が含まれるかもしれない。寄生虫学の歴史には，最初は宿主に無害と思われた寄生虫が，その後臨床的に重要である可能性が判明した寄生虫の例が多くある。馬では，小円虫と条虫が挙げられる。そして我々は，寄生虫による「被害」とは基本的に臨床的な疾患の発症に等しかったこともまた，覚えておく必要がある。現代の畜産業界に繰り返し示される戒めは，病原性生物は必ずしも明らかな病害をもって経済的な損失を与えたり，宿主に対し免疫抑制やほかの非特異的な作用によって健康を脅かしたりするわけではないということである。

駆虫薬耐性はさらに進行するか？

駆虫薬耐性の発現は薬剤を用いた治療によって生じた，自然で避けられない結果である。化学物質による管理が寄生虫対策の手段である限り，駆虫対象となる寄生虫の個体群には耐性が発現し続ける。数年で駆虫薬耐性のレベルが上昇することはすでに実証済みである。小円虫や馬の回虫に対する全面的な駆虫の失敗が最初に報告されたのは，ほんの数年前のことだ。このことが周知されれば，馬の飼い主は急進的な変化を要求するようになり，獣医師はプロフェッショナルとしてそれに対応する必要がある。

大円虫や条虫が駆虫薬耐性を獲得しつつあるとした生物学的な証拠は出ていない。その理由として最も説明がしやすいのは，小円虫や馬の回虫より生活環が長く世代間隔が長いことと，駆虫効果が高いことが挙げられる。普通円虫 *Strongylus vulgaris* のような高病原性寄生虫が駆虫薬耐性を獲得した場合，馬の健康にとって非常に深刻な脅威になる。

新しい駆虫薬は？

将来的に，製薬業界は新しい駆虫薬を馬の市場に導入する予定である。ただし，開発中の製品は，いくつもの重要な点でこれまでの製品とは異なる扱いがなされるだろう。第1に，マクロライド（ML）系ほどの高い有効性はありそうにない。通常，マクロライド系のような有効性，安全性，広いスペクトルを併せ持つような薬剤はあっても1つの時代に1種類しか存在しないものである。第2に，新しい駆虫薬は現在流通しているものよりも高い価格になるだろう。製薬会社は駆虫薬のマーケティングについて倫理観念に基づき真剣に検討するべきであり，対面販売の義務化を推し進めるべきである。これらの措置は，寄生虫対策プログラムにおける獣医師の関与をより深め，特に理由がない限り馬の飼い主に駆虫薬の乱用を控えてもらうためにも実施されるべきである（アメリカでは2017年現在，500 kgの成馬の駆虫に必要な量のジェネリック薬のイベルメクチン・ペーストは，3ドル未満で購入できる）。第3に，新しい駆虫薬はより賢明に，持続可能な方法で使われなければならない。新しい駆虫薬がこれまでの製品と同じく乱用されるならば，最終的に耐性が生じることは確実である。このことに留意しつつ，我々は製薬会社が持続可能な利用を促進し，市場における製品の寿命をサポートするために広告戦略を変えることを切に望んでいる。

当然のことながら，新しい駆虫薬をカスタマイズされた寄生虫対策の戦略に組み込むかどうかは，いくつかの要因（例えば寄生虫スペクトル〈寄生虫の種とステージの両方〉，虫卵再出現期間〈ERP〉，有害反応のリスク，および治療にかかる費用）に依存する。新薬が導入されたからといって，本書に示す基本的な使用方法が変わることはないだろう。高い有効性を維持するための責任ある使用は，どんな新規または既存の製品に対しても重要である。

あまり有効ではない薬剤を活用して有効性を改

善しようと，1 回の駆虫時に 2 つまたはそれ以上の複数の駆虫薬を同時に組み合わせて用いたいと思うこともあるだろう。第 7 章で述べたように，この方法には価値があるかもしれないが，成功するかどうかは，成分に含まれるそれぞれの駆虫薬の最初の有効性と，馬群の一部を駆虫しないまま残した馬レフュジアの利用に大きく依存する。

してはいけない 10 のこと

本書で伝えたかったことは，寄生虫のコントロールは，我々自身の組織のマネジメントに置き換えて考えてみればわかるように，決して簡単ではなく，集団の全ての個体が満足できる包括的なガイドラインをつくることは不可能である。これまで，あまりに単純化されすぎたアプローチを信じてきた現場の多くの人々は，本書のメッセージに対し，非常に大きなフラストレーションを感じることであろう。そのため，ただ単に事態は複雑だと述べただけでは，ほとんど何も変わらないだろう。馬の牧場に対して，駆虫薬の選び方や駆虫のタイミングについて包括的なアドバイスを行うことはほぼ不可能だが，「してはいけないこと」についてのルールを設けることは可能である。以下に，馬の寄生虫対策でしてはいけない 10 の禁止事項を示す。

1. **駆虫対象となる寄生虫の個体群に対する駆虫薬の有効性を確かめずに，駆虫薬を使用してはいけない。**

　駆虫薬耐性は広がっておりその強さも大きくなっていることから，どんな状況でも 100％の効果があるような駆虫薬はなくなっている。どんな駆虫プログラムの策定も，必ず最初に使用可能な駆虫薬の有効性を評価することから始める。

2. **1 年を通して一定の間隔で駆虫を行ってはいけない。**

　寄生虫の伝播は生物学的なシステムで，その強度は季節，宿主の個体群の易感染性，その他の無数の細かい条件によって変化する。（ローンの支払いのように）一定の間隔で定期的な予定を組んで寄生虫対策を実施することは覚えやすいが，とんでもなく非論理的である。

3. **やみくもに複数の駆虫薬を順番にローテーションを組んで使ってはいけない。**

　駆虫薬は種類によって効果のある寄生虫が異なるため，ある駆虫薬を簡単にほかの駆虫薬に置き換えることはできない。駆虫薬の選択は，存在する寄生虫の種類と，駆虫のゴールをどのように設定するかによる。伝統的な考え方とは正反対なようだが，ローテーションを組んで複数の駆虫薬を使いまわす方法が耐性の獲得を遅らせるという科学的な証拠は存在しない。

4. （駆虫が必要となるような明らかな臨床症状がないのであれば，）**寄生虫の感染がほとんどない環境条件の季節には，成馬を駆虫してはいけない。**

　寄生虫の感染能獲得までの形態の変化（トランスレーション，translation）が活発な季節に感染がコントロールされているならば，この期間以外の駆虫は必要ない。ほぼ全ての気候の地域で，1 年のうちに寄生虫の伝播に好ましくない環境条件になる時期がある。こうした時期に駆虫を実施することは，むしろ有害になる可能性がある。成馬によくみられる円虫には特にこのルールが当てはまる。

5. **清浄な放牧地へ移動する直前に，群れ全体の一斉駆虫を行ってはいけない。**

　伝統的に行われてきた「駆虫してから移動する（treat-and-move）」という方法は，今や否定されている。なぜなら，寄生虫のレフュジアの重要性に関する現代の知識に逆行するからである。清浄な放牧地にはとても小さなレフュジアしかない。そのため，放牧地を汚染する初めての虫卵が全て，駆虫を生き延びた虫が産んだ卵になってしまう。その結果，駆虫薬耐性を助長する強大な選択圧をつくり出してしまう。

6. 初霜が降りる頃に駆虫を行ってはいけない。

冬になると蝶やタンポポは姿を消すが，円虫の第3期幼虫（L_3）や回虫卵は霜が降りても死滅しない。4で概説したとおり，北半球の温帯気候では冬の駆虫は必要ない。むしろ小円虫幼虫感染症を引き起こすきっかけになる危険性がある。

7. いずれの駆虫薬も，意図的に少ない用量で使用してはいけない。

正しい用量よりも少ない用量で駆虫薬を使用することは，駆虫薬に対する耐性を生み出す要因になることが明らかになっている。製薬会社と販売業者は，製品の安全性と有効性を確実に保証できる用量を添付文書に記載している。少ない用量で使用することは有効性が保証できないばかりでなく，獣医療のプロフェッショナルとして意図的にそのような行為を行うことは，無責任である。

8. 馬用に認可されていない駆虫薬を使用したり，添付文書に記載されていない方法で投与したりしてはいけない。

馬用の薬剤をほかの動物種へ投与した場合や，異なる経路を用いて投与した場合の薬物動態や代謝については，一般的にわかっておらず，そのため正確な用量についてそのまま当てはめることはできない。こうした行為は必要な用量よりも少ない量での投与を招きかねず，さらに食用となる動物に用いられた場合には違法薬物の使用になってしまう可能性もある。

9. 決して馬の体重を目分量で推測してはいけない。

経験を積めば，馬の体重をだいたい正確に推測することができるようになるが，子馬や若馬，ポニーの体重の推測はとても難しい。ベテランの馬の飼い主や獣医師でさえ，予想した体重と実際の体重に100 kg以上の差が出ることもある。そのため，体重は，体重計もしくは体重測定用の巻尺で測定することが重要である。

10. 1頭の馬で寄生虫感染症が発症したからといって，群れの全ての馬に寄生虫が濃厚感染していると考えてはいけない。

馬群における寄生虫の感染は常に不均等に分布しているので，群れの中の大多数の馬での寄生の程度は，軽度もしくは中程度である可能性が高い。そのうえ寄生虫感染症は，典型的にほかの問題を同時に抱えている個体に発症するものである。

セルフアセスメントに役立つ症例集

第4部に掲載した22の症例は，読者の馬の寄生虫についての知識を評価し，第1〜12章に示された概念を例示して，実証するために選ばれたものである。各々の症例にはいくつかの質問があり，それぞれに著者が提案する答えを掲載している。一般的な読者は始めから終わりまで本書を読まないかもしれないし，ちょうど今向き合っている臨床上の課題に関連する部または章しか開かないかもしれない。忙しい臨床獣医師は第4部症例集から読み始めるかもしれない。我々はその全てのアプローチを大いに歓迎する。もしあなたが全ての質問に正解したなら，本書を読む必要はない。もし正解できなかったなら，各々の症例があなたを関連した章へ導いてくれるだろう。とはいえ，この段落を読んでいるあなたはきっと本書をすっかり全部読んでしまったことだろう。何はともあれ，第4部も楽しんでいただきたい。

第4部
症 例 集

- Case 1　謎の薬
- Case 2　ピランテルの有効性評価
- Case 3　イリノイ州の１歳馬（イヤリング）における虫卵検査結果
- Case 4　腹膜炎と寄生虫
- Case 5　駆虫後の舎飼い
- Case 6　子馬の疝痛
- Case 7　検疫に関するアドバイス
- Case 8　下痢と疝痛
- Case 9　子馬の下痢
- Case 10　口腔内疾患
- Case 11　皮膚疾患
- Case 12　訴訟事件
- Case 13　繰り返し行う虫卵検査
- Case 14　繰り返す疝痛
- Case 15　イベルメクチンの有効性
- Case 16　子馬の駆虫
- Case 17　イベルメクチンと虫卵の再出現
- Case 18　その虫の名は
- Case 19　１歳馬（イヤリング）のための寄生虫対策
- Case 20　駆虫に対する反応
- Case 21　駆虫薬に対する中毒？
- Case 22　駆虫プログラムを修正すべき？

※訳者注：第４部は症例集です。ここまで読んでいただいた読者の皆さんは，寄生虫の専門家といっても良いでしょう。ここからあなたは，「獣医師が何名か所属する馬の診療所で働く寄生虫の専門家だ」というつもりで，これから紹介する 22 の症例の質問に答えてみてください。

Case 1
謎の薬

病歴

ある牧場では，セリで販売する予定のサラブレッドの1歳の牡馬を5頭飼養していた。同僚の女性獣医師が約3週間前（3月1日）にこの馬たちの駆虫を行っていた。彼女は，駆虫前の虫卵検査の結果（表 C1.1）をもとにして駆虫薬を選んだ。さらに，彼女は駆虫の翌日に1頭の馬が軽度な疝痛症状を呈したため，牧場へ治療に行ったとのことであった。

駆虫後の虫卵検査の結果（表 C1.1）があなたのメールアドレスに誤って送られてきたので，あなたは好奇心に駆られ，彼女が使った駆虫薬は何だったのか考えてみた。さらに，この群れにおける駆虫薬耐性の状況についても推測した。

表 C1.1　謎の薬を使った馬の駆虫前後の虫卵検査結果（単位：EPG）

馬名	円虫*		回虫*		条虫†	
	駆虫前	駆虫後	駆虫前	駆虫後	駆虫前	駆虫後
A	825	250	175	25	63	0
B	900	350	125	0	47	0
C‡	500	250	325	25	22	0
D	1,275	375	250	0	103	0
E	450	100	250	0	7	0

*マックマスター法：検出限界値 25 EPG
†ウィスコンシン変法：検出限界値 1 EPG
‡提出された糞便検体から2匹のウマバエの幼虫がみつかったと，検査室から記録がついていた

糞中虫卵数減少率（FECR）

＊訳者注：原書にはないが，Answer の補足のために項目を追加した

第10章に示すガイドラインに従って糞中虫卵数減少率（FECR）を算出する。FECR を求めるための簡単な計算式は，まず「駆虫前の虫卵数の合計」と「駆虫後の虫卵数の合計」を算出し，駆虫前後での虫卵数の合計の減少率を計算する。

したがって，FECR は，以下のとおりである。

円虫：(3,950 − 1,325) ÷ 3,950 × 100 = 66.5％
回虫：(1,125 − 50) ÷ 1,125 × 100 = 95.6％
条虫：(242 − 0) ÷ 242 × 100 = 100.0％

第10章に示すガイドラインに従ってFECRを評価する。今回の駆虫は，円虫に対してはあまり効果的な駆虫ではなかった。一方で，回虫と条虫に対しては効果的な駆虫だった。

Question

1　彼女が使った駆虫薬は何だったか？　使用した駆虫薬に対するこの群れの感受性について，推測できることはあるか？

2　ウマバエ *Gasterophilus intestinalis* についてはどのようなことが考えられるか？

Answer

1　選択肢となる色々な駆虫薬が当てはまるかどうか1つずつ確かめていく。

●ベンズイミダゾール（BZ）系

円虫に対して90％以上の駆虫効果が発揮されていないことから，毛線虫亜科（小円虫）はこの謎の駆虫薬に対して耐性を持っていると考えるべきである。小円虫はベンズイミダゾール（BZ）系に対して一般的に耐性を持っているが，ベンズイミダゾール系は回虫の成虫に対して高い駆虫効果を持っている。こうした特徴は今回の駆虫にフェンベンダゾール（FBZ）やオキシベンダゾールなどのベンズイミダゾール系が使用されたことを支持する。しかし，ベンズイミダゾール系は条虫には効果がない。このことから，ベンズイミダゾール系は今回使われていないと推測できる。

●マクロライド（ML）系

駆虫対象にマクロライド（ML）系への耐性がない限り，通常，回虫に対してよく効く。しかし，イベルメクチン（IVM）やモキシデクチンには条虫に対する効果がないので，今回の駆虫で条虫が駆除されている理由を説明することができない。だが，ちょっと待って！　選択肢は，ほかにもあることを思い出していただきたい。

●マクロライド系とプラジカンテル（PRZ）の合剤

プラジカンテル（PRZ）は条虫に対して非常に効果が高い。そして，プラジカンテルはイベルメクチンやモキシデクチンと一緒に配合された合剤も市販されている。このような製品を使用していれば，回虫と条虫に対してみられた駆虫効果に説明がつく。しかし，マクロライド系が円虫に対してこんなにも効果がないということは，いまだかつて聞いたことがない。そんなことは，できればこれからずっと先の未来にも起きてほしくない。

●ピリミジン系

ピランテル塩類は広域スペクトルを持った駆虫薬である。そのため，円虫，回虫によく効く。この牧場で使用された謎の薬は回虫に対しては非常に有効だが，円虫に対しての効果は弱く，薬剤耐性があるようである。世界中でピランテルに耐性を持つ小円虫がみられていることから，これは可能性がありそうである（第8章参照）。しかし，ピランテルは条虫に対する効果はあっただろうか？　実は条虫にも有効なのである。あるピランテルパモ酸塩の製剤のラベルをみると，13.2 mg/kgの用量で投与すると葉状条虫 *Anoplocephala perfoliata* に効果があると記載されている。実験的な効果判定試験では，標準的な線虫に対する投与量（6.6 mg/kg）で条虫の成虫に対して80％以上の駆虫効果が認められている（第7章参照）。

これで，謎の薬が何だったのかがわかっただけでなく，Case 1の馬群にはおそらくピランテル耐性を持った小円虫が寄生していることもわかった。さらに，神経筋接合部に作用する薬剤で駆虫を行うと，駆虫後に回虫による腸閉塞または通過障害による疝痛が起きることもよくみられることである（第7章参照）。つまり，駆虫の翌日に疝痛症状を呈した馬がいたというエピソードも，駆虫薬を推測する手掛かりの1つになる。

2　ウマバエの幼虫は，おそらく普通の季節的な現象としてこの馬から出てきたと思われる。駆虫から3週間も経っているので，駆虫されて出てきたと考えるには遅すぎる。また，駆虫から3週間後にまだウマバエが存在していることは，駆虫にマクロライド系が使用されていなかったことのさらなる証拠といえる（第7章参照）。

Case 2
ピランテルの有効性評価

病歴

あるスタンダードブレッドの牧場主から，牧場のピランテルのペースト製剤に対する薬剤耐性について調査の依頼を受けた。この牧場では過去10年以上ピランテルを定期的に使用し続けていることから，耐性が出ているのか知りたいということであった。そこで糞中虫卵数減少試験（FECRT）を実施し，表 C2.1 に示すデータが得られた。

表 C2.1　スタンダードブレッドの群れでのピランテルパモ酸塩ペーストによる駆虫前と駆虫後 14 日の糞中円虫卵数（単位：EPG）

駆虫前	駆虫後
300	0
300	20
780	0
520	0
340	0
400	60
260	0
280	40
860	140
400	80
300	0
200	120
300	20
640	40

Question

1　この牧場の FECRT の結果はどうなるか，計算しなさい。

A　結果はどのように解釈できるか？

2　今後のピランテル製剤の使用について，どのようなアドバイスができるか？

Answer

1　第10章に示すガイドラインに従って算出したFECRTの結果は，表C2.2のとおりである。糞中虫卵数減少率（FECR）を求めるための簡単な計算式は，まず「駆虫前の虫卵数の合計」と「駆虫後の虫卵数の合計」を算出し，駆虫前後での虫卵数の合計の減少率を計算する。したがって，今回のFECRは(5,880－520)÷5,880×100＝91.16%となる。

表C2.2　この牧場におけるFECRTの結果

	駆虫前	駆虫後
	300	0
	300	20
	780	0
	520	0
	340	0
	400	60
	260	0
	280	40
	860	140
	400	80
	300	0
	200	120
	300	20
	640	40
合計	5,880	520
FECR（%）		91.16

A　この結果の値は決定的なものではない。数字的にはFECRは90%を上回っているが，なんらかの偶然的な要因の影響でこのような結果になった可能性もあるため，今回の結果はグレーゾーンに分類される。そのため，この牧場ではもう一度FECRTの実施が推奨される（第10章参照）。

2　糞中虫卵数（FEC）が90%減少するのであれば，馬にとっての駆虫効果としては有効なので，その駆虫薬を牧場で使っても良いと思われる。しかし，もし本当の駆虫効果が今回の結果よりも低いのであれば，その薬ばかり頻繁に使用し続けることは駆虫薬耐性の助長につながる。先述のとおり，ピランテルの有効性を再度検査し，より効果の高い駆虫薬の使用も視野に入れる必要があるだろう。

Case 3

イリノイ州の1歳馬（イヤリング）における虫卵検査結果

病歴

アメリカのイリノイ州北部のビッグリッジ・ステーブルズで，放牧されている1歳馬（イヤリング）の群れでスクリーニング検査を実施した。この群れは，駆虫薬の臨床試験の実施を検討している群れであった。牧場の従業員らは，最近の駆虫状況を把握していなかった。牧場長が長期休暇から戻ってきたときに，牧場の駆虫状況について聞き取ることができた。スクリーニング検査から，以下の糞中虫卵数（FEC）測定の結果が得られた（表 C3.1）。

表 C3.1　ビッグリッジ・ステーブルズにおける定量的糞中虫卵数（FEC）測定の結果（単位：EPG）

馬名	馬回虫	円虫	葉状条虫
A	456	0	17
B	1,019	0	3
C	0	0	0
D	177	0	25
E	342	0	137
F	556	0	88
G	412	0	76
H	30	0	0
I	601	0	33
J	18	0	60

Question

1　今回の定量的糞便検査でマックマスター法が採用されていないことは，どのような点から知ることができるか？

2　今回の結果にみられた，普通ではみられない2つの特徴はどのようなことか？

3　Q2の2つの特徴のうち，放牧を主体にした飼養管理が明らかに影響しているといえるのはどちらか？

4　もう1つの特徴の理由が唯一説明できるとすれば，それは何か？

5　回虫卵の検出率が高く，数も多い理由は，Q4で明らかになったある特定の飼養管理が影響している。それは何か？

6　この馬群に対するこれからの寄生虫対策について，どのようなアドバイスをすれば良いか？

Answer

1　マックマスター法は，FEC測定時の生データ（鏡検下で実際にみつかった虫卵の数）に標準換算係数をかけて最終的な虫卵数（糞便1g当たりの虫卵数）を割り出す希釈検査手技である。例えば，糞便4gと浮遊液26mLを用いたマックマスター法では標準換算係数は25になる（第9章参照）。そのため，同様のマックマスター法で検出された虫卵数は全て25で割り切れる。今回の検査結果にみられた虫卵数は1より大きな公約数はないことから，マックマスター法が使われていないことがわかる。

2　A　条虫（特に葉状条虫 *Anplocephala perfoliata*）の感染率が異常に高い。
　B　円虫卵が検出されていない。

3　条虫の感染は，そのほとんどが放牧地での牧草の給餌を基本とした管理によって自由生活を営むササラダニを口から摂取することで生じる。そのため，放牧を主体とした飼養管理が影響したのは，条虫の感染である。対照的に，回虫は馬房やパドックで感染する。

4　通常，放牧されている若馬の群れ全体で円虫卵が「0」ということはあり得ない。論理的に説明できる唯一の理由は，円虫に対して高い効果を持つ駆虫薬によって最近駆虫が実施されたということだけである。

5　駆虫の実施が，円虫卵が検出されないことの唯一の理由であるならば，同時に条虫と回虫に対しても駆虫薬は作用したはずである。

合剤として併用される駆虫薬のうち，条虫に対してほぼ100％の駆虫効果を持つプラジカンテル（PRZ）は，使用された薬剤から除外される（しかも，条虫のプレパテント・ピリオドは円虫卵の再出現期間よりもかなり長い）。ピランテル製剤も条虫に対して一定の効果があるので，これも除外できる。また，ピランテルが駆虫された馬の全ての円虫卵数を0にするとは思えない。

これらのことから，ベンズイミダゾール（BZ）系，ピペラジン，マクロライド（ML）系が残る。ピペラジンは回虫に対しては高い効果を持っているが，円虫に対しての有効性は高くない。ベンズイミダゾール系とマクロライド系は，どちらも回虫と円虫に効果がある広域スペクトルを持つ薬剤である。今回のケースで使用された駆虫薬は，明らかに円虫にしか効果を発揮していない。回虫に対して効果がないことを，どうすれば説明できるだろうか？

今回の結果を牧場長に報告したところ，2週間前にイベルメクチンペーストで全ての1歳馬に駆虫を実施していたことが確認できた。しかし，この牧場の円虫はマクロライド系の駆虫薬に対して感受性があったにも関わらず，回虫の個体群は顕著に耐性を示した（駆虫薬の種類や効果の違いは第7，8章参照）。

6　馬群における既知のマクロライド系に対して耐性を持つ回虫の対策方法は，第12章を参照していただきたい。条虫の虫卵検出率が高いことは，定期的な条虫対策の必要性を示している。年２回（春と秋），プラジカンテルまたはピランテルパモ酸塩（13.2 mg/kg）を用いれば十分である（注：著者の経験から，ある馬群における条虫の成虫の感染率が高い場合は，葉状条虫の単独感染よりも，大条虫 *Anoplocephala magna* 感染もしくは両方の混合感染が多い。条虫対策を推奨することが望ましい）。

Case 4
腹膜炎と寄生虫

病歴

あるイベント会場で，繁殖と競技大会に使役されていた8歳のアイスランドの種牡馬が疝痛症状を呈して倒れた。イベント会場にいた獣医師が横臥した馬を診察したところ，可視粘膜はチアノーゼを呈し，心拍数は80回/分だった。獣医師はその種牡馬を大学病院に搬送した。病院到着後も疝痛症状は治まらず，開腹手術が行われた。背側結腸に狭窄があり，腹壁に線維性癒着が認められた。癒着部を剥離して，狭窄部を切除する処置がとられた。その後回復まで時間を要したが，無事に回復した。

馬主には，今回の病変が寄生虫感染のダメージによって引き起こされた可能性があることを伝えた。馬主は過去1年間，全く駆虫を行っていなかったことを認めた。馬主は小さな種馬場を経営しており，ほかの馬にも重篤な寄生虫感染が起きているかもしれないと考えた。そこで，寄生虫感染症の症状はないが，地元の獣医師に頼んで，飼養している馬全頭の糞便を採材し糞中虫卵数（FEC）測定と幼虫培養試験を行うことにした。図C4.1矢印は試験でみつかった毛線虫亜科（小円虫）の幼虫ではない，別の寄生虫の幼虫である。FEC測定と幼虫培養試験の結果を表C4.1に示す。

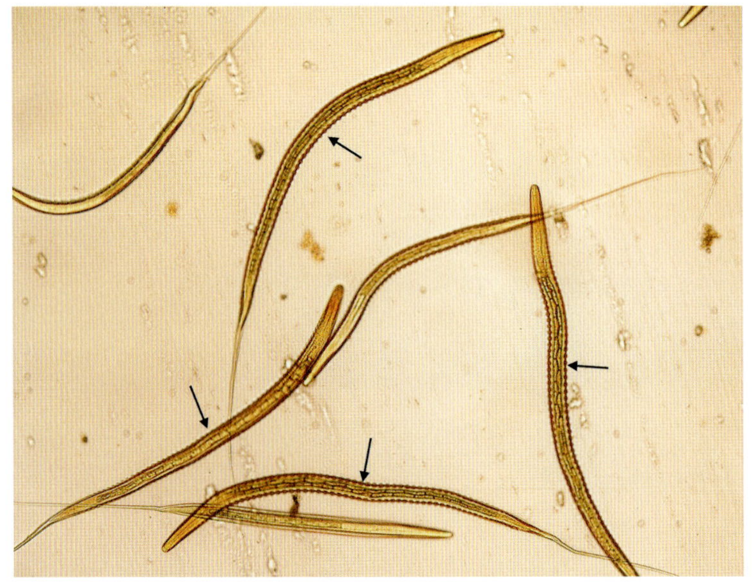

図C4.1　幼虫培地にみられた，小円虫の幼虫ではない寄生虫の幼虫（矢印）

表 C4.1　ある牧場における全馬の FEC 測定と幼虫培養試験の結果

馬の年齢	FEC 測定の結果（EPG）	小円虫ではない幼虫の数
16	40	0
18	0	4
10	20	0
5	240	6
10	380	5
4	1,000	26
21	120	0
1	160	0
1	2,300	121
2	960	37
4	200	2
2	440	6
31	1,340	3
14	640	54
8	180	0
1	1,600	27
10	60	0
10	120	1
7	0	0

幼虫培養試験の結果は，検体中にみつかった全ての小円虫ではない幼虫の隻数をあらわす

Question

1　図 C4.1 でみられたのは，なんという種の円虫か？

2　この寄生虫に対してどのような駆虫薬が効果的だと考えられるか？

3　この牧場に推奨するとしたらどのような駆虫プログラムが良いか？

Answer

1　図 C4.1 の小さい方の幼虫は小円虫で，鞭毛状の尾と 8 つの腸細胞が特徴である。矢印の幼虫は普通円虫 *Strongylus vulgaris* である。これらは小円虫の幼虫よりも大きく，28～32 個の腸細胞を持つことからはっきりと見分けることができる。

2　広域スペクトルを持つ駆虫薬であれば，普通円虫に対して有効である。しかし，移行期のステージの虫に対しては，広域スペクトルを持つ全ての駆虫薬が有効なわけではない。マクロライド（ML）系であれば全てのステージに対して有効である。フェンベンダゾール

（FBZ）も移行期の幼虫を駆除することができるが，そのためには高用量を5日間連続投与しなくてはならない。ピランテルに至っては，消化管内にいるものにしか効果がない。

3　この牧場で実施できる駆虫プログラムには，最終目的をどのように定めるかによって，いくつかの選択肢がある。このケースでの最も重要な目標は，普通円虫の感染率を無視できる程度にまで減らすことである。馬主には，円虫亜科（大円虫）が2～3頭の馬から少ししか認められない程度にまでは減らすことは可能だが，根絶は不可能だということを最初に理解してもらう必要がある。関連したもう1つの目標は，牧場全体で新たに排泄される虫卵数を減らすことである。

馬主には駆虫プログラムについて相談の際に，特に放牧地の質と使い方についても話すべきである。もし馬主に前向きな意思があれば，感染圧を下げるために放牧地を清潔に保つことも提案できる（第6章参照）。

駆虫薬による対策に関しては基本にならい，幼虫も駆除できる方法を用いて，普通円虫の生活環を絶ち切るのに十分な駆虫頻度で行うのが良いだろう。プレパテント・ピリオド（PPP）は6カ月なので，1年間に2回，等間隔で実施すれば十分である。6カ月に一度，マクロライド系の駆虫薬を使用することは非常に効果的で，1,000 EPG以上の虫卵排泄がみられる馬に対しては，イベルメクチンよりも（虫卵再出現期間〈ERP〉が長い）モキシデクチンを使用した方が良いかもしれない。年1回は虫卵検査を行って，どの馬が糞中に高濃度，中濃度，低濃度の虫卵を排泄しているのか評価・分類すべきである。幼虫の培養を放牧の開始時期である春に行うことで，大円虫の感染の有無を調べることができる。

さらに馬の回虫 *Parascaris* spp. に感染するリスクのある子馬たちに対しては，追加的な対策を考えなくてはならない（寄生虫対策の戦略は第12章参照）。

Case 5
駆虫後の舎飼い

病歴

成馬 80 頭とポニーを飼養する乗馬学校のオーナーから連絡があった。そこでは，長年にわたって定期的に全頭の駆虫を行っているという。そして毎回必ず，駆虫後 5 日間は全ての馬を馬房の中で舎飼いにしたあと，放牧に出すようにしている。舎飼い期間中は，全ての糞便を取り除き，敷料も取り替える。しかし，手間もコストもかかるので，オーナーは舎飼い期間を 3 日間に短縮したいと考えていて，それによって生じるリスクがあるのか知りたいと言っている。

Question

1 駆虫後の期間に排泄される糞便から寄生虫に新たに感染するリスクはあるか？ リスクがある場合，なんという種類の寄生虫で，なぜその寄生虫は駆虫後に感染の危険性があるのか？

2 駆虫を受けた馬に起こる可能性のある副作用を挙げなさい。副作用の症状があらわれやすい期間は，駆虫からどの程度の期間（または時間）が経った頃か？

3 Q1，2 の Answer を考慮し，オーナーからの舎飼い期間短縮についての質問には，どのように答えると良いか？

Answer

1 舎飼い期間を設けることの背景にある根拠は不明で，とても理にかなったやり方とはいえない。成馬における主な寄生虫は円虫で，もしかしたら条虫と蟯虫もいるかもしれない。馬の回虫は成馬にはほとんど寄生しない。オーナーには，糞中に排泄される円虫の虫卵はそのまま感染能を持っているわけではなく，卵から孵化して第 3 期幼虫（L_3）にまで成長して初めて感染能を持つことを伝え，理解してもらうことが重要である（第 3 章参照）。虫卵検査の結果が陽性の馬は，寄生虫の卵を毎日何千個も排泄しており，効果的な駆虫が実施された場合にはその後数日間で，排泄される虫卵数は徐々にかなり低いレベルにまで減少する。したがって，駆虫後 2，3 日間の虫卵排泄量は，駆虫前の数週間または数カ月間に放牧地に排泄された虫卵数に比べればわずかだろう。駆虫後に死んだ虫体が排泄されて出てくるが，肉眼では大きなものしかみることができない。もしもそれらのうち一部の虫体がまだ生きていたとしても，成虫は馬への感染能を持っていないので気にする必要はない。

条虫卵は，馬で抗条虫薬により駆虫したあとの方が糞中に多く出てくることがわかっている（第9章参照）。しかし重要なことは，馬が条虫に感染する場合，その前に条虫自身の生活環の中にササラダニの体内で発達する期間が必要だということである。ササラダニが馬房内に生息するかどうかはわからないが，厩舎内で条虫に感染するリスクは小さいと考えて良いはずである。そのほかに考えられる舎飼いにする正当な理由としては，駆虫された雌の寄生虫の子宮内にある虫卵が，感染能を持つまでに発達している可能性があるという理論上のリスクである。円虫に関していえば，円虫卵は未熟で十分に発達していないことがほとんどなので，これはほぼあり得ない。さらに円虫は幼虫が孵化して環境中へ出ていかねばならないため，毎日の糞便除去を行うことで十分にリスクはなくなるだろう。

舎飼いにする最も正当な理由は，子馬の回虫対策だろう。雌の回虫は体内に数十万個の虫卵を持っている。回虫卵は環境にとても強いため，雌の虫体が死んでも，体内にあった虫卵は生き続け新たに感染する。しかし，この乗馬学校には成馬しかいない。

2　駆虫薬投与後の副作用には，非特異的な疝痛，一過性の下痢，小円虫幼虫感染症が挙げられる（第7章参照）。これらは若い馬で起こることが多いが，この乗馬学校では80頭もの馬を飼養しているので，そのうちの何頭かにこのような症状があらわれる可能性はある。しかし，だからといって舎飼いにする必要はない。観察を要する期間も明らかにはなっていない。軽度な副作用のほとんどが駆虫から数日以内に起こるが，小円虫幼虫感染症の発症リスクが高まる時期に関しては，ある研究によって駆虫から2週間以内であることが示されている。

3　以上をまとめると，舎飼い期間を設けることに大した根拠はなく，続ける理由もない。新規感染対策として正当性がなく，一般的に効果はない。アドバイスできることは，このオーナーと従業員が，稀に起こる駆虫による副作用の発症に目を配るようにすることである。

Case 6

子馬の疝痛

病歴

トラケナー種，5カ月齢の牝馬が，出生時に母馬が亡くなり，これまで放牧されずに人工保育で育てられた。出生後に破傷風ワクチンの接種はしたが，補強ワクチンの追加接種と駆虫は行っていない。

8月下旬，子馬は5時間にわたる疝痛症状を呈した。診察した獣医師は痛みの程度を重症と判断し，オピオイド鎮痛薬を投与したが，痛みは一時的に軽減しただけだった。そこで，子馬は二次診療施設へ紹介されて来院した。

臨床所見

腹囲膨満を呈し，可視粘膜は充血し，毛細血管再充満時間（CRT）は3秒，心拍数40回/分，呼吸数20回/分であった。疝痛症状はキシラジンとメタミゾールの投与で治まった。胃内容物逆流（リフラックス）はなし。腹部超音波検査では，膨張した小腸内に高輝度で線状の運動性を持つ物体が認められた（図 C6.1）。

検査所見

●血液像　　正常

●血清生化学　異常なし

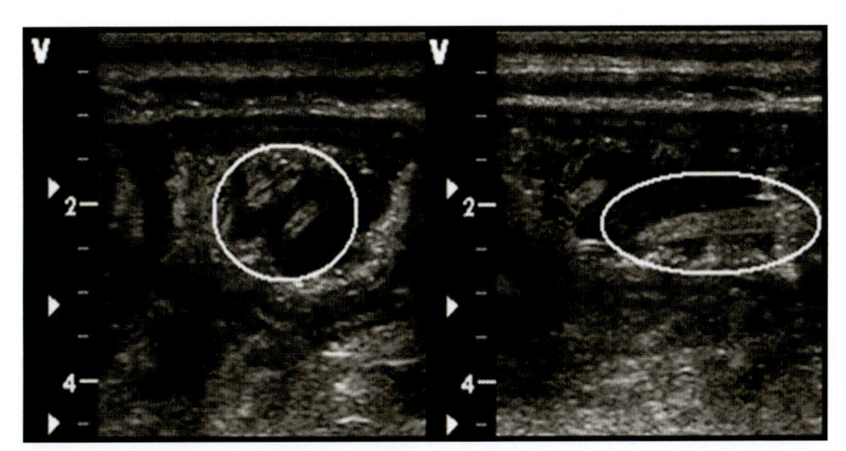

図 C6.1　疝痛症状を呈している子馬の小腸の腹部超音波画像
複数の高輝度な線状物が内腔に認められる（丸で囲んだ部分）。腸管内の物体の横断像（左）と縦断像（右）

●腹腔穿刺液　総蛋白 10 g/L（1.0 g/dL），白血球数 10^9/L 未満（$<1.0\times10^3/\mu$L）

●マックマスター法による定量的糞中虫卵数（FEC）測定　円虫卵 480 EPG，回虫卵 80 EPG

Question

1　最も可能性の高い臨床診断名は何か？

A　ほかに考えられる診断名は何か？

2　子馬に対しては，どのような駆虫方法が推奨されるか？

3　子馬の馬主は，小さなトラケナー種の生産牧場を営んでいる。今後，新たに同じような症状を示す子馬が出ないようにするためには，一般的にどのようなアドバイスをするのが良いか？

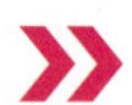

Answer

1　馬の回虫 *Parascaris* spp. による小腸閉塞の可能性が最も高い。

A　腸捻転や腎脾間エントラップメント（結腸左背方変位）などのほかの要因に起因した小腸の通過障害も考えられる。

2　本症例では，子馬にフェンベンダゾール（FBZ）・ペーストを通常の用量（7.5 mg/kg）で投与した。小腸閉塞が生じるリスクを最小限にするためである（麻痺性の作用機序を持つ駆虫薬は第7章参照）。北アメリカでは馬の回虫に対する用量は 10 mg/kg と添付文書に定められているが，ヨーロッパでは 7.5 mg/kg で用いるように定められている。ベンズイミダゾール（BZ）系薬剤の効果はゆっくりと発現するため，小腸閉塞が重症化するリスクを減らすことができる。小腸閉塞のリスク軽減のために投与用量を減らしても，駆虫効果がなければ意味がないので，用量を減らすことに価値はないだろう。

臨床情報の追加

今回はフェンベンダゾールを使用すると同時に，経鼻胃カテーテルを用いてミネラルオイルの投与も実施した。フェンベンダゾール投与後 24 時間は，人が付きっきりで子馬を観察し，3時間ごとに胃内容物を逆流させて，採取した内容物の評価を行った。胃内容物からは約 40 隻の死んだ回虫がみつかり，駆虫後2日目からは糞中にも虫体が認められた。子馬は来院から5日後に退院した。

3　馬の回虫の濃厚感染を防ぐために，子馬は約 2〜3 カ月齢で駆虫を実施するようアドバイスを行う。駆虫薬は，近年のイベルメクチンやモキシデクチンに対する高い耐性の問題や，麻痺性に作用する薬剤の小腸閉塞のリスクを考慮すると，ベンズイミダゾール系が最善の選択肢となるだろう。2回目の回虫対策のための駆虫は一般的に約5カ月齢，できれば離乳前に行うよう推奨する。ほとんどの場合はその後，円虫対策，条虫対策を約6カ月齢で行うべきである。FEC 測定の結果は，生後まだ馬の回虫のプレパテント・ピリオド（PPP，約3カ月）よりも短い期間しか経っていない幼若な子馬に対しては診断価値がない。しかし生後3カ月以上経っている子馬に対しては，FEC 測定を実施することで駆虫効果の評価や，回虫および円虫の感染濃度のモニタリングを行うことができる（診断方法は第9章参照）。

Case 7
検疫に関するアドバイス

病歴

新しく牝の成馬を購入したばかりだという馬主が，あなたにアドバイスを求めてきた。彼女は小さなアラブ種の生産牧場を経営しており，「悪い寄生虫」は自分の牧場に持ち込みたくないと言う。彼女の牧場では，一度も臨床的な寄生虫感染症が問題になったことがないそうで，これからもこの状態を保ちたいと思っている。彼女は最初，新しい馬を群れに入れる前に隔離パドックにおいて検疫期間を設ける予定だったが，ここで以下のような2つの質問があるということだった。①新しい馬にはどの種類の駆虫薬を使うのが良いか？②検疫期間はどのくらい設ければ良いか？

Question

1　馬主の質問に答える前に，まず検疫期間を設ける目的をはっきりさせる必要がある。彼女が避けるべき「悪い寄生虫」とは何のことだろうか？

2　その寄生虫を牧場に持ち込まないようにするためには，どうすれば良いか？

3　必要な対処方法をふまえて，彼女が考えた検疫期間を設けることに同意するか？

Answer

1　いかなる検疫もそのポイントは，単に現在牧場に存在していない寄生虫（または，その遺伝的に選択された個体群）が入ってくることを防ぐということである。虫卵検査を実施せずとも，毛線虫亜科（小円虫）はこの牧場にすでにいると考えられる。馬の回虫 *Parascaris* spp. は敷地内にいる子馬や1歳馬に寄生していると考えられ，主に放牧によって飼養管理しているのなら，葉状条虫 *Anoplocephala perfoliata* の存在も否定することはできない。一般的に，牧場にとって望ましくないとされる寄生虫は，大きく分けて以下の2つで，(a) 円虫亜科（大円虫），特に病原性の強い普通円虫 *Strongylus vulgaris* と，(b) 小円虫や回虫の駆虫薬耐性群である。

2　大円虫は駆虫薬耐性が問題になっていないため，駆虫による駆除は比較的簡単である。効果的な対策のためには，消化管内および体内移行中の両方のステージに対して効果がある薬剤を選択するべきである。そのため，ピペラジン，ピランテル，通常量のフェンベンダゾール（FBZ）は選択肢からはずす。

駆虫薬耐性を持つ寄生虫の駆除は，非常に

大変である。糞中虫卵数減少試験（FECRT）はある時点での1つの駆虫薬の効果しか評価することができないうえ，最も評価しやすいのは，馬がある程度多くの虫卵を排泄しているときである。今回のケースでは，たった1頭の馬でFECRTを実施してもその結果には限られた価値しかなく，解釈の仕方にはかなり注意を払わなくてはならない。検疫における最も現実的なアプローチは，牧場で最もよく使われている薬剤で駆虫を行ってみて，効果を評価することである。ほとんどの場合，その薬剤はイベルメクチン（IVM）だろう。

3　もしも牧場における寄生虫の状況について，しっかりとした情報があるのであれば，検疫はとても効果的だろう。例えば，もしすでに牧場に大円虫がいるのであれば，新しく導入する馬から大円虫を駆除することは，重要事項ではなくなる。同様に，すでに牧場に存在している寄生虫に対する様々な駆虫薬の効果や，耐性獲得の状況がわかっていれば，新しい馬から得られた情報をもとにより正しい判断を下すことができる。

Case 8

下痢と疝痛

病歴

7カ月齢，牡，体重215 kgの子馬は2カ月前に駆虫薬を投与された。そのときに使用された駆虫薬は不明である。子馬はその日から体重が減少して毛ヅヤも悪くなり，「腹のまきあがり」がみられるようになった。糞便の状態は軟便から水様便で，陰茎の包皮には浮腫が認められた。1月1日に入院した当時，すでに4週間にわたって軽度な疝痛を繰り返しているとのことだった。呼び出しを受けた獣医師が何度か検査を行い，鎮痛のためにオピオイドを，抗菌薬としてサルファ剤とトリメトプリムの合剤を，抗炎症薬として非ステロイド製剤を投与していた。

臨床所見

1月1日の入院時，子馬は七転八倒して，激しい痛みを呈していた。心拍数は正常範囲内で，可視粘膜の色調はピンク，毛細血管再充満時間（CRT）は3秒であった。胸骨領域腹側に軽度の浮腫が認められた。腹部超音波検査では盲腸に異常が認められ，通常にはみられない高輝度に映る部分があった。糞便は一貫してゆるいか，普通の範囲内であった。

検査所見

- ●白血球数　20.07×10^9/L（20.07×10^3/μL）（白血球増多症）
- ●好中球数　17.32×10^9/L（17.32×10^3/μL）（白血球百分率86.3％）
- ●血中総蛋白　38.98 g/L（3.898 g/dL）（低タンパク血症）
- ●アルブミン　22.38 g/L（2.238 g/dL）（低アルブミン血症）
- ●腹腔穿刺液　細胞数0.55×10^9/L，総蛋白2 g/L（正常）
- ●血中および糞便中の*Lawsonia intracellularis*　陰性
- ●*Salmonella*と*Clostridium* spp.の細菌培養　陰性
- ●マックマスター法による定量的糞中虫卵数（FEC）測定　円虫卵40 EPG
- ●ベルマン法による毛線虫亜科（小円虫）の幼虫の検出　陰性

治療

獣医師たちは寄生虫感染症を主な病因とは考えず，疝痛の痛みを取り除くことに焦点を当てていた。使える鎮痛剤を色々と試したが，痛みをコントロールすることができなかったため，1月5日に開腹手術を行った。盲腸壁全体の50％近くに及ぶ腸重積がみられた。盲腸の患部は切除され，それ以外の大腸壁には著しい浮腫が認められた。周辺のリンパ節は著しく肥大していた。術後，子馬には輸液とともにリドカイン，メロキシカム，メトロニダゾール，セフキノム，オメプラゾールが投与された。

Question

1　本症例の原因である可能性が最も高い寄生虫感染症は何か？

A　どのような診断方法を用いれば，確定診断することが可能か？

2　この疾病を治療するには，どの種類の駆虫薬が良いか？

3　ほかに，今回のような手術適応となる症状を起こす馬の寄生虫は何か？

Answer

1　小円虫幼虫感染症が疑われる。その根拠となる要素は以下のとおりである。季節，未成熟な宿主，体重とボディコンディションの低下，軟便，腹部の浮腫，低タンパク血症，白血球増多症，臨床症状を呈する前の駆虫歴である。こうした状態の子馬がみつかるのはやや珍しい。子馬は産まれて初めての夏には牧草を多く食べることはないので，被嚢した虫体の寄生数も少ない。しかしながら，小円虫幼虫感染症は離乳子馬でも報告されている。*Lawsonia intracelliularis* による感染症は重要な類症鑑別の対象疾患で，似たような症状を呈す。一部の症例報告では，小円虫幼虫感染症に関連した小腸重積や盲腸重積が報告されている。

A　小円虫幼虫感染症を診断できる信頼性の高い検査方法は存在しない。今回用いられたベルマン法によって，そのときの糞便中に存在した小円虫の幼虫の同定を試みることは可能だが，診断的感度は低い（第9章参照）。

B　本症例では，切除された組織のサンプルを用いて組織病理学検査を行えば，大量の被嚢した幼虫による重篤な炎症反応がみつかったと思われる。

2　小円虫幼虫感染症の治療には，モキシデクチンの投与が良いだろう（第7章参照）。モキシデクチンは炎症反応を最小限に抑え，さらに被嚢した小円虫に対して耐性の問題による駆虫の失敗もない。

3　条虫（葉状条虫 *Anoplocephala perfoliata*）は盲腸周囲における機能的な痙攣疝，および機械的な閉塞疝を引き起こす。後者には，回腸閉塞，盲腸重積，そして盲腸の重積反転もあり得る。条虫の感染は盲腸壁に炎症性の浮腫を引き起こすが，その発症部位は一般的に条虫寄生部位に近接した場所に限局される。しかし，本症例で観察された低タンパク血症および低アルブミン血症は，条虫感染とは関係がない。

A　葉状条虫の診断には，マックマスター法などのFEC測定法の変法を用いることができる。抗体を検出するELISA法も選択肢ではあるが，抗体陽性の検査結果が出た場合，それは現在の感染ではなく過去の曝露を示している可能性がある（第9章参照）。

結果

術後症状は良化したものの，約2週間後に再び疝痛症状を呈し，2月1日に安楽死となった。剖検にて局所的な寄生虫性盲腸結腸炎（小円虫幼虫感染症）と診断された。さらに粘膜基底部には無数の寄生虫性嚢胞の瘢痕が認められ，大腸壁の著しい浮腫と局所リンパ節の腫大を伴っていた。

Case 9
子馬の下痢

病歴

あるモルガン種の生産牧場では，春に12頭の繁殖牝馬が出産した。分娩は個別の馬房で行われ，分娩から約7日後に母子とも共同の放牧地へ放牧された。子馬の状態は良かったが，ほぼ100％の子馬が生後2週間目から発情下痢（FHD：foal heat diarrhea）を呈した。全ての子馬は続く1〜2週間のうちに回復した。そのうち，Ajaxと名付けられた1頭の牡馬（前年に購入した未経産の繁殖牝馬の初子）が，31日齢から水様性の下痢を呈し始めた。

臨床所見

Ajaxと名付けられた子馬はあまり頻繁に乳を飲もうとせず，やや倦怠感があるようであった。身体検査の結果，わずかに脱水が認められ，尻と後肢は下痢によってただれていた。直腸に挿入した体温計に反応して水様性でカーキ色（枯草色）の便が出てきたので，診断のための検査用に採材した。このときの直腸温は39.1℃だった。

検査所見

採材した糞便は，浮遊法と細菌培養検査を行った。

細菌培養検査では，子馬に病気を引き起こす典型的な菌（*Salmonella*や*Clostridium*）は検出されなかった。しかし，（同日に実施された）虫卵検査からは，図C9.1に示すような寄生虫の卵が多数みつかった。

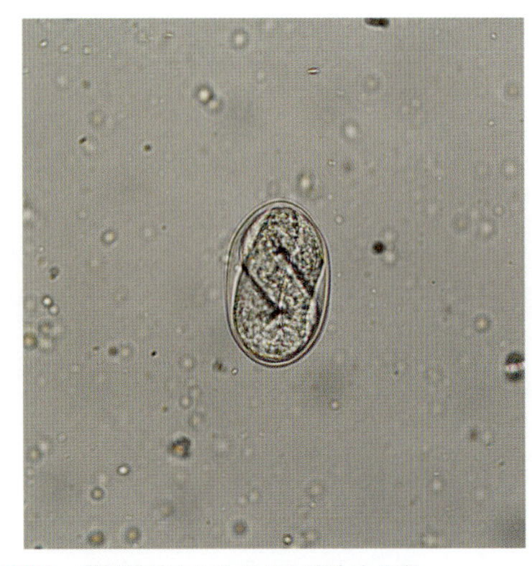

図 C9.1　糞便検体中にみられた寄生虫の卵

Question

1 検査結果は「円虫の幼虫包蔵卵」とのことだった。この診断結果は誤りである可能性が高い。その理由を，2つ以上答えよ。

2 正しい診断名は何か？

3 どのように治療すれば良いか？　またその予後は？

4 ほかの健常な子馬の糞便も検査するべきか？個体ごとの診断なしで群れの子馬をまとめて駆虫しても良いか？

5 この群れの成馬に対してはどのような管理方法が推奨されるか？　また，飼養施設や放牧地の管理に関してはどのようにすべきか？

Answer

1
A 馬の円虫のプレパテント・ピリオド（PPP）は，最短のもので5.5～6週間であることから，円虫の感染が成立して糞便中に虫卵が排泄されるにしては子馬の月齢が若すぎる。
B 円虫卵の中で幼虫が発達するには，好気的条件と7.5℃以上の温度がそろった環境が必要である。この検体は新鮮便から採取され，速やかに検査が行われており，もしも円虫卵が存在していたとしても，幼虫に発達するまでには時間が足りなかったと思われる。
C 可能性として，この子馬の食糞行動によって幼虫包蔵卵が摂取されて消化管を通過し，偽陽性として検出されたことも考えられる。しかしながら，もしこの虫卵が計測されるか，より綿密に検査されたならば，典型的な円虫卵よりも小さく，楕円形よりも円形に近く，薄い殻であることがわかるだろう。

2 馬糞線虫 *Strongyloides westeri* 感染症である。

3 イベルメクチン（0.2 mg/kg）またはオキシベンダゾール（15 mg/kg）による治療を行う（モキシデクチンもおそらく有効だが，アメリカでは6カ月齢未満の子馬への使用は認可されていない）。予後は非常に良好で，臨床症状は通常48時間以内に消失する。

4 追加の糞便検査が必要かどうかはわからない。もし，別の陽性馬がみつかったとしても，臨床症状がない限りは治療する必要はない。同様の理由から，一斉駆虫も推奨はしない。さらに不必要な駆虫は，目的としていない線虫の個体群（今回の場合は馬の回虫 *Parascaris* spp.）に対して耐性を助長させる可能性もある。

5 馬糞線虫は，獲得免疫によって最終的に100％感染しなくなるという点で，珍しい線虫である。免疫は約12カ月齢までには完全に働くようになるので，成馬では，馬糞線虫を恐れる必要は全くない。過去には，産まれてくる子馬が馬糞線虫に乳汁感染しないよう，臨月の妊娠馬にマクロライド（ML）系の駆虫薬投与が一般的に行われていた。この方法は，子馬における馬糞線虫感染症の発症率が低いことを考えると，正当性があるのか疑わしいものである。

母子が1週間以上その中で過ごしたのでない限りは，馬糞線虫の感染予防のために分娩施設を必要以上に清潔に保つ必要はない。感染は，汚れた寝藁，特に湿ったオガクズによって伝播される。こうした状況は，2週齢以上の子馬（成熟した馬糞線虫が感染している）が馬房やパドックを汚染したあとに，ほかの子馬がその場所に入ったときに生じる。

放牧地に生息する馬糞線虫を根絶するというのは，事実上不可能である。馬糞線虫は馬が全くいない状況でも，自由生活をする個体群として数世代を環境中で過ごすことができる。根絶することはできないだろう。

Case 10
口腔内疾患

病歴

ある馬が数日間涎を垂らす症状（流涎症状）を呈していたため，鎮静下で口腔内の精密検査を実施した。口腔内を内視鏡を用いて検査したところ，図 C10.1 のような画像がみられた。

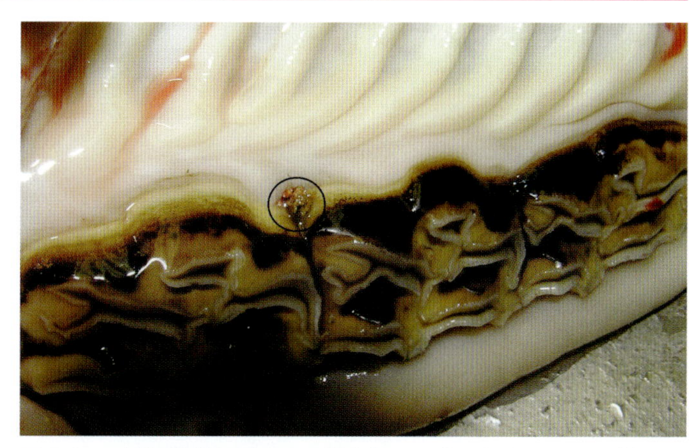

図 C10.1　上顎舌側縁の歯間との接合部に，1 隻の幼虫がみえる（丸で囲まれた部分）

Question

1　最も可能性の高い寄生虫は何か？

2　この寄生虫の病原性はどのようなものか？

3　馬主に対して，どのような治療を推薦するか？

Answer

1　みつかった場所と見た目は，ウマバエ *Gasterophilus intestinalis* の幼虫に一致している。ウマバエの 1 齢と 2 齢の幼虫は胃へ侵入する前に口腔内で過ごす（第 1 章参照）。ウマバエの感染率は非常に高く，温暖な季節に行われる口腔内検査では，よくみられる。

2　口腔内に寄生するウマバエの幼虫の病原性はよくわかっていないが，過度な唾液分泌，舌への刺激，および咀嚼障害を引き起こすことが報告されている（第 2 章参照）。現在の知見は，生活環のうち胃粘膜に付着するステージが，ごく稀に臨床症状を引き起こすことがあるということである。

3　イベルメクチン（IVM）は口腔内にいるウ

マバエの幼虫に対しても効果を発揮する（第7章参照）。モキシデクチンも口腔内のステージに対して一定程度有効である可能性は高いが，胃内にいるステージに対しての有効性にはバラツキがあることがわかっており，モキシデクチンの選択は確実な対処にはならない。（臨床症状のみられない）馬にウマバエに対する駆虫を実施しても，おそらくほとんど利益はない。もし利益があるとしたら，その後の放牧期において産卵するウマバエの成虫の数が少なくなるかもしれないというくらいだろう。しかしそれにしたところで，個人がウマバエの対策を講じても近隣周辺のウマバエをわずかに減らしたくらいにしかならない。

Case 11
皮膚疾患

病歴

アメリカのインディアナ州北部から来たアラブ種の4歳の種牡馬は，昨年の夏，左前肢の繋の内側に小さな裂傷をつくり，2回の治療を受けた。裂傷は受傷から数日間気づかれずに放置され，縫合されていなかった。それから数週間で肉芽組織が増生し，昨年の8月中旬に常法により1回目の肉芽の切除が実施され，2回目の切除は9月下旬に実施された。2回目の治療は1回目よりもうまくいき，患部は冬の間に最小サイズ（4 mm×14 mm）にまで収縮した。今年の6月初旬，この馬の馬主から，病変が再発し以前より大きくなったと診療依頼を受けた。

臨床所見

皮膚の病変部は3 cm×5 cmあり，周囲の皮膚表面から5〜7 mmの高さに膨隆している。病変は潰瘍化し，漿液性の滲出液がみられる。その部位にはハエがたかり，種牡馬は1時間に数分間は鼻先で病変部をこすっている。

同じ群れのほかの馬に同様の症状のある馬はいない。この種牡馬は過去2年半，毎日ピランテル酒石酸塩を投与されていた。

検査所見

●マックマスター法による糞中虫卵数（FEC）測定
　円虫卵　75 EPG
●全血算（CBC）　白血球数　13.87×10^9/L（$13.87 \times 10^3/\mu$L）（やや白血球増多症）
●好酸球数　2.93×10^9/L（$2.93 \times 10^3/\mu$L）（著しい好酸球増多症）

Question I

1　最も可能性の高い寄生虫感染症は何か？

2　確定診断は，どのように行えば良いか？

3　どのような治療計画を立てれば良いか？

4　ほかの馬がこの寄生虫のキャリアーになっていないかどうかを調べるために，ほかの馬の虫卵検査を行う必要はあるか？

Answer Ⅰ

1　皮膚ハブロネマ症である。馬には3種類の旋尾線虫がみられ，これらの成虫は胃の中に寄生する。中でもハエ馬胃虫 *Habronema muscae* が最も一般的にみられる。小口馬胃虫 *Habronema microstoma* はあまりみられない。大口馬胃虫 *Draschia megastoma* はマクロライド（ML）系の駆虫薬が出てきて以来，次第にみられなくなった（第1章参照）。これらの線虫は双翅目昆虫を中間宿主とし，それらの口吻を通して幼虫が新鮮創や皮膚粘膜移行部に感染する。幼虫が真皮に侵入し，今回のような局所病変を引き起こす（第2章参照）。

2　滲出液を伴った病変の見た目，痒み，著しい好酸球増多症，冬季における病変の退行のいずれもが，典型的な皮膚ハブロネマ症の症状である（第2章参照）。確定診断を行うためには病変部を生検し，組織内に線虫の幼虫が存在していることを病理組織学的に確かめなくてはならない。

3　マクロライド系薬剤の全身投与による幼虫の駆除は，しばしば十分に臨床的な治療効果を発揮する。全身的なコルチコステロイドの使用も効果的である。さらに毎日包帯を巻き替えつつ，抗菌薬，コルチコステロイド，有機リン酸塩，ジメチルスルホキシド（DMSO）のいずれかを組み合わせて併用することも有用である。病変が大きい場合は，内科的治療に加えて外科的な肉芽の切除が必要になることもある。

4　追加で虫卵検査を実施する必要はないだろう。ハブロネマ属 *Habronema* とドラスキア属 *Draschia* の虫卵は非常に小さく，浮遊法では検査できない。旋尾線虫の幼虫の感染源になっているかもしれないほかの馬を（一時的にではあるが）排除する方法として最も簡単な方法は，それらの馬を，胃内にいるステージの虫にも効果があるイベルメクチン（IVM）で駆虫することである。

違う結末

あなたは本症例について，のちにある同僚と話し合った。彼女は何カ月間も似たような症状の馬の治療を行った経験があり，その治療成績は良いものではなかったと言っていた。

Question Ⅱ

5　駆虫薬に対する耐性はあるのか？

6　この難しい症例に対処するための，別の推奨方法はあるか？

Answer Ⅱ

5　多くの臨床獣医師が，一部の皮膚ハブロネマ症では駆虫薬による治療に10年前のような効果がないと報告している（第8章参照）。

馬の旋尾線虫においては，マクロライド系に対する耐性は知られていないが，生物学的にはきわめてあり得る話である。胃のハブロネマ属感染症は非常によくみられるので，イベルメクチンやモキシデクチンが投与された際に，この属の個体群も選択圧を受けている可能性がある。残念なことに，剖検以外でこれらの寄生虫の耐性を実証する方法はない。コントロール群を設けた古典的な効果判定試験を行い，剖検による虫体数の測定を実施する必要があるだろうが，これまでにこうした実験は行われていない。

6　マクロライド系薬剤が効かない場合は，かなり昔（マクロライド系薬剤が市販される以前）の治療方法に戻って試す必要があるだろう。以前には，有機リン酸塩の局所塗布または全身投与が用いられ，成功を収めていた（訳者注：フェノチアジン系薬剤は有機リン系殺虫剤の抗コリンエステラーゼ作用を増強する相互作用を持つので，全身投与時の併用に注意が必要である）。

Case 12
訴訟事件

病歴

10 月 1 日に 1 頭のポニーがデンマークで売買された。新しい飼い主になった女性は，その馬を元いた牧場にそのまま 6 カ月間置かせてもらい，翌年 4 月 1 日に自分の牧場に移動させることにした。4 月 4 日，彼女の牧場に到着したポニーが激しい水様性下痢を発症し，明らかに強い疝痛症状を起こした。可視粘膜はチアノーゼを呈し，心拍数は 80～100 回/分だった。積極的な輸液治療と疝痛への対処を行ったが，ポニーは回復することなく，安楽死となった。主治医の獣医師が剖検したところ，盲腸および腹側結腸の粘膜に著しい浮腫を認め，そこには毛線虫亜科（小円虫）の幼虫が粘膜の中から新しく這って出た跡と考えられる無数の点状出血があった。粘膜表面には複数の壊死した部位があり，出血と炎症を起こしていた。獣医師は本症例を急性小円虫幼虫感染症と診断した。飼い主の女性は主治医と相談し，ポニーは前年の 10 月 1 日時点ですでに寄生虫に感染していたと主張して，売り主を相手に民事訴訟を起こすことを決断した。

馬の寄生虫感染に関する専門家として，あなたに裁判所から証人要請があり，安楽死までの経過について情報提供を受け，それについて質問を受けた。しかし，駆虫についての情報は一切含まれていなかった。

Question

1　ポニーは 10 月 1 日時点ですでに小円虫に感染していたと考えられるか？
　A　「はい」と答える場合は，どうしてそう思うのか説明しなさい。
　B　「いいえ」と答える場合は，10 月 1 日から 4 月 1 日の間にどのようにして寄生虫が感染したのか説明しなさい。

2　9 月の購買前検査期間に寄生虫感染の有無を確かめることは可能だったか？
　4 月 4 日の発症前に，この状況をなんらかの診断方法によってみつけることはできたか？

3　10 月 1 日以降に駆虫した場合，4 月 4 日の発症を予防もしくは症状の軽減はできたか？

4　違う牧場への移動および飼養施設と餌の変化が，小円虫幼虫感染症を発症させやすくした要因として考えられるが，それはなぜか？

Answer

1　はい。ポニーは10月1日以前に小円虫に感染していた可能性が非常に高い。

A　小円虫感染はどこにでもよくみられ，放牧地で草を食む時期がまさに感染期である。デンマークでは，一般的に5～10月が放牧期にあたる。

B　ポニーが10月1日以降も放牧されていた場合，4月1日までの間にさらに追加で幼虫の感染を受けていた可能性がある。しかし，放牧期間および一斉駆虫については提供された情報に含まれていないため，実際に追加感染があったかどうかは知ることができない。

2　糞中虫卵数（FEC）測定の結果は，被嚢した寄生虫の感染を反映しないため，本症例では虫卵検査は意味がない。血中総蛋白（TP）の低下は理論上，被嚢した小円虫の大量感染を疑う根拠にはなるが，被嚢した小円虫の感染を診断する絶対的な手段は存在しない。

3　ポニーのこれまでの駆虫歴については，情報が全くない。一般的に，大量の幼虫が被嚢している時期である10月から5月の間の駆虫は，小円虫幼虫感染症の発症のリスク要因となる。しかし，幼虫を駆除できる駆虫薬をこの期間内に投与していれば，被嚢した幼虫を大幅に減少させ，小円虫幼虫感染症の発症リスクを低減することができたはずである。

4　科学的な文献に，飼養施設のタイプや餌の変化が小円虫幼虫感染症の発症のリスク要因であるとしたものはない。しかし輸送や飼養環境の変化はストレスの原因になる可能性が高く，理論的には小円虫幼虫感染症の発症要因になり得る（第4章参照）。

Case 13
繰り返し行う虫卵検査

病歴

春にある乗馬学校のオーナーから連絡があり，寄生虫対策プログラムについてアドバイスを求められた。乗馬学校で飼養されている馬は6～24歳の成馬で，いくつかの品種の馬がいる。最近まで，年間を通して一定の間隔で一斉駆虫を行っていた。オーナーはインターネットで，糞中虫卵数（FEC）測定の結果に基づいた駆虫プログラムを知り，自分の牧場の寄生虫対策をそのプログラムに変えてみようと考えたということであった。しかし，FECの測定結果というものは，同じ馬で繰り返し検査しても「非常にバラツキが出る」ということもインターネットで読んで知っていたため，FEC測定の結果をどう信じれば良いのかわからないと言っていた。そこであなたは，より理解を深めてもらうために，それぞれの馬でFEC測定を3回実施することを提案し，そのバラツキ方をオーナーにみてもらうことにした。その検査結果を表C13.1に示す。

表C13.1　各馬における3回のFEC測定検査でみつかった円虫卵数の結果（単位：EPG）

馬名	糞便1	糞便2	糞便3
A	60	20	20
B	0	0	0
C	200	260	260
D	540	420	400
E	0	20	20
F	0	0	0
G	760	1,060	680
H	0	0	0
I	0	0	60
J	80	0	60
K	0	20	0
L	100	160	20
M	100	80	40
N	0	0	0
O	0	0	0

馬名	糞便1	糞便2	糞便3
P	40	60	40
Q	0	0	0
R	0	0	0
S	40	60	40
T	0	0	0
U	0	0	0
V	0	20	20
W	0	40	20
X	60	20	0
Y	640	520	500
Z	1,020	820	760
AA	0	0	0
BB	40	20	40
CC	20	0	20
DD	420	380	260
EE	620	500	600

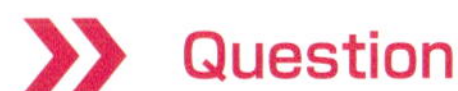

Question

1 乗馬学校のオーナーは，FEC 測定の信頼性についてまだ疑いを捨てられず，特定の馬が治療対象かどうかに関わらず，今回のどの馬の検査結果も全て同じにみえると言っている。検査結果を評価して，オーナーに FEC 測定の結果の見方と，今回の結果の評価について説明しなさい。

2 これらの結果をもとにして，乗馬学校に適した1年を通しての寄生虫対策プログラムを推奨しなさい。

Answer

1 FEC のバラツキは予想される範囲内（±50%）であり，極端にはずれたバラツキを示す馬はいなかった。FEC の全体的な分布は成馬に典型的にみられるもので，大多数は 200 EPG 以下だった。高濃度汚染馬に分類されたのは4頭のみ（G，Y，Z，EE）だった（第9章参照）。

乗馬学校のオーナーは納得しないかもしれないが，いくつかの論点を明確にしておくべきである。① FEC の解釈とは，常に幅のある範囲の中で行われるもので，成馬の FEC は駆虫後もこの範囲に再び戻る。②結果の変動には予想される範囲があり，繰り返し計測してもその結果には一貫性がある。③もし 200 EPG を治療対象のカットオフ値とするならば，繰り返し行った FEC 測定の結果によって分類の結果（治療対象か，治療非対象か）が変わることはなかった。④カットオフ値の設定によっては，繰り返し行った FEC 測定の結果がその値の上下に変動することも起こり得るが，低濃度から中程度の感染であれば成馬は駆虫しなくてもたいてい問題ない。もしも，オーナーがまだ疑っているのであれば，カットオフ値を変更することはいつでも可能である。

2 今回の FEC 測定結果から，この群れは寄生虫感染に関して危険な状態にはないことがわかる。しかし，乗馬学校というのはしばしば馬の入れ替わりが激しいものなので，寄生虫の感染レベルもすぐに変わってしまう可能性があることは留意しておく必要がある。基本的な考え方として，この群れにはプラジカンテル（PRZ）とイベルメクチン（IVM），またはモキシデクチンの合剤を，条虫対策および円虫亜科（大円虫）感染予防のために年1回投与すれば良い。駆虫は秋に実施するべきである。FEC の測定結果に基づいて，春にも駆虫を追加する。具体的には，カットオフ値を 100〜300 EPG の範囲内に設定し，この値を超える馬にはイベルメクチンを使って春にも駆虫する。今回の検査で高い FEC を示した6頭の馬には，年1回の糞中虫卵数減少試験（FECRT）を実施し，イベルメクチン耐性をモニターすべきである。これらの成馬にはそれ以上の追加駆虫（秋と春以外の時期の駆虫）は必要ないと思われる。

Case 14
繰り返す疝痛

病歴

デンマーク温血種，11歳，471 kgのせん馬が軽度の疝痛症状を何度か繰り返したため，9月に入院した。画像診断により，盲腸に砂がつまったことによる砂疝と診断された。同時に行った定量的な糞中虫卵数（FEC）測定での円虫卵数は0 EPGで，血液にも異常所見はみられなかった。本馬には鎮痛剤の投与と輸液治療による対症療法が施され，砂のつまりを改善するためサイリウム（訳者注：オオバコの種皮由来の水溶性食物繊維）を毎日経口投与して，数日後に退院した。翌年1月下旬，本馬は軽度の疝痛を2回発症し，地元の臨床獣医師の診療を受けた。それから5日以内に3回目の疝痛を起こし，より詳しい検査と治療のために再び入院した。この時点で，本馬は過去8カ月間1回も駆虫されていなかった。

臨床所見

再入院時，本馬は軽度から中程度の疝痛症状を伴って沈うつ状態だった。心拍数，呼吸数，直腸温は正常範囲内だった。糞便はゆるく，軽度の脱水を呈していた。直腸検査によって盲腸に硬い便秘塊が触知された。糞中に砂は認められなかった。

検査所見

- 血中好酸球数　$0.76 \times 10^3/mm^3$（著しい好酸球増多症）
- マックマスター法
  円虫卵 40 EPG,
  条虫卵 280 EPG
  FEC測定法を条虫卵検出用に改変した変法により，糞便30 g中563個の条虫卵が検出された。
- 腹腔穿刺液　総蛋白35 g/L，白血球数 $20 \times 10^9/L$（白血球増多）
  白血球比：好酸球27.5%，好中球21 %，マクロファージ44%，リンパ球7.5%

Question

1　類症鑑別リストに挙がる診断名は何か？

2　どのような治療が推奨されるか？

結果

本馬には疝痛に対する様々な治療が施されたにも関わらず，疝痛症状は改善しなかった。馬主はこれ以上治療を続けることを諦め，本馬は2月4日に安楽死となった。

剖検

ゆるい盲腸内容物中から300隻以上の条虫がみつかった。回盲部の粘膜には異常なリンパ系の隆起が内腔に突出していた。回収された条虫は形態学的に全て葉状条虫 *Anoplocephala perfoliata* と同定された。さらに，腹腔からは馬糸状虫 *Setaria equina* が3隻みつかった（馬糸状虫は，血液中および腹腔穿刺液中にみられた好酸球増多の原因であった可能性が高い）。

3　馬主は，9月に疝痛を発症したときに本馬はすでに寄生虫に感染していたかどうかを知りたがっている。あなたの意見を述べよ。

残る群れの管理

本症例の性質上，牧場のオーナーは残りの群れの条虫感染率の調査を希望した。この牧場には8頭の乗用馬が飼養されており，条虫の検査のためにそれぞれから血清と糞便の検体を採材した。条虫の血清抗体の吸光度（OD 値）を表 C14.1 に示す。

表 C14.1　残りの群れの馬の血清 ELISA の結果

馬名	OD 値
A	1.709
B	2.000
C	2.000
D	1.990
E	0.235
F	0.482
G	0.117
H	1.627

4　この結果についてのあなたの解釈を述べよ。残りの馬たちに同じような臨床症状が起きる危険性はあるか？

5　この群れの管理について推奨される対処方法はどのようなものか？

Answer

1　●臨床診断
　盲腸便秘を伴う条虫感染症
　腹膜炎
●類症鑑別
　盲腸重積もしくはその他の外科手術が必要となる機械的通過障害
　小円虫幼虫感染症

2　本症例で行われた実際の治療には，対症療法として，輸液と鎮痛剤であるメタミゾール，ブトルファノール，フルニキシンが投与された。抗菌薬としてはベンジルペニシリン，ゲンタマイシン，メトロニダゾールが投与された。最終的に，プラジカンテル（PRZ）とイベルメクチン（IVM）の合剤の投与によって駆虫が行われた。

3　条虫は消化管運動を局所的に阻害して盲腸便秘を引き起こした可能性があり，さらに回腸の通過障害も引き起こしていたのかもしれない。この馬は最初に入院した9月の時点ですでに条虫の成虫に寄生されていたと思われる。ほとんどの条虫感染症は放牧期に伝播し，秋から初冬にかけて寄生数のピークとなる。通常のFEC測定に用いられるマックマスター法は，条虫卵に対して検出感度が鋭敏ではないため（第9章参照），条虫感染が見逃される可能性がある。

4　総合的に考えると，これらの検査結果はこの群れが条虫感染に広くさらされていることを示唆している。しかし，今回の症例の実際の残りの馬たちの検査では，検出可能な虫卵の排泄は1頭だけにしか認められなかった。このことは条虫に最近曝露した馬は複数いるが，致命的な濃厚感染は起きていなかったことを示唆している。そのため，今回発症がみられた本症例の馬については，なんらかのほかの要因によって条虫に感染しやすくなっていたと結論付けられた。

5　残りの群れに実際に行われた処置として，放牧が始まる春になる前にプラジカンテルでの駆虫を行った。さらに，マクロライド（ML）系とプラジカンテルの合剤によって群れ全体の一斉駆虫を毎年秋に行うよう推奨した。円虫の対策のため春に糞便を採取して糞中虫卵数減少試験（FECRT）を実施し，その後，選択的駆虫法（セレクティブセラピー）を実施するようすすめた。

Case 15
イベルメクチンの有効性

病歴

ある牧場からあなたに，温血種の障害飛越競技馬の群れにおけるイベルメクチン（IVM）の有効性評価の依頼があった。そこで，全部で9頭の成馬の駆虫前後の糞中虫卵数（FEC）測定を実施した。駆虫にはイベルメクチンのペーストを用い，駆虫後の糞便検体は駆虫から14日後に採材した。駆虫前後のどちらの検査も，検出限界値が20 EPGであるマックマスター法によって行われた。それぞれの円虫卵数を表C15.1に示す。

表C15.1　イベルメクチンによる駆虫が実施された馬群の駆虫前後の円虫卵数（単位：EPG）

馬名	駆虫前	駆虫後
A	800	20
B	360	0
C	280	0
D	200	0
E	340	0
F	220	0
G	200	0
H	200	0
J	1,320	1,280

Question

1　この群れの糞中虫卵数減少率（FECR）を計算せよ。

2　糞中虫卵数減少試験（FECRT）の結果は，どう解釈すれば良いか？

3　この群れの今後のイベルメクチンの使用に関して，牧場にどのようなアドバイスをするか？

Answer

1　表C15.1の「J」の馬を含めると，この馬群のFECRは66.8%である。データから「J」をはずすと，FECRは99.2%になる（計算式は第10章参照）。

2　ほかの馬に比べて「J」の馬の値は明らかに違うので，FECRの計算に含めてはならない。おそらく「J」は誤って駆虫されなかったか，気がつかないうちに投与されたペーストを吐き出していたのだろう。なぜなら，ほかの馬では1頭も有効性が低下していることを示す徴候が観察されていないからである。しかし，FECRが100%だった馬は全て駆虫前の虫卵数が少ない，もしくは中程度の馬だったことから，これらの結果は慎重に解釈しなくてはならない。今回のマックマスター法の検出限界値は20 EPGとそれほど小さくなかったので，わずかなFECRの低下は検出されなかった可能性がある。しかしながら，駆虫後の結果が20 EPG未満で，検出限界値より少なかったために，「0」EPGとなってしまった馬が2，3頭ならば，馬群のFECRが劇的に下がることはないだろう。同様に，駆虫後にも虫卵が陽性であった2頭の馬はいずれも駆虫前の虫卵数が多かったことについて留意するべきである（FECRTは第10章参照）。

総合的にみて，今回のFECRTの実施によってイベルメクチン耐性があるという証拠はみつからなかったが，より信頼性の高い結果を得るためには，(a) 検査対象に虫卵数の多い馬をもっと増やす，また (b) FEC測定には，より検出限界値の低いFLOTAC法，Mini-FLOTAC法，FECPAK法，ストール法，ウィスコンシン法などの検査方法を用いると良いだろう（第10章参照）。

3　「J」の馬にもう一度イベルメクチンで（注意深く）駆虫を行い，有効性を評価するため再び駆虫後の糞便検体を採取して提出するようアドバイスするべきである。年1回は再評価を行って確認するものだが，一般論からいうと，エバーメクチン系とミルベマイシン系はこの群れではまだよく効くと思われる（第7章参照）。

Case 16
子馬の駆虫

病歴

あるサラブレッドの牧場では，全ての子馬を生後2カ月齢で通常量のフェンベンダゾール（FBZ）を投与して駆虫し，その後4カ月齢で糞中虫卵数（FEC）測定を行っている。4カ月齢時のFECを表C16.1に示す。牧場の牧場長から，あなたにいくつか質問があった。

表C16.1　4カ月齢の子馬の群れでの糞中虫卵数（FEC）測定結果（単位：EPG）

子馬名	円虫卵	回虫卵	その他
1	12	16	0
2	17	1	0
3	0	0	0
4	0	0	0
5	0	0	0
6	32	7	0
7	2	0	0
8	0	0	0
9	0	3	0
10	0	11	0
11	0	10	0
12	96	0	0
13	0	0	0
14	0	0	31（馬糞線虫）
15	0	0	0
16	22	8	0
17	0	0	0
18	0	0	0
19	19	4	0
20	0	0	0

子馬名	円虫卵	回虫卵	その他
21	0	0	0
22	3	0	0
23	0	0	0
24	0	0	1（葉状条虫）
25	0	0	0
26	0	0	0
27	3	29	0
28	0	0	0
29	8	12	0
30	0	0	0
31	9	0	0
32	0	0	0
33	0	0	0
34	4	0	0
35	0	0	0
36	11	0	0
37	8	91	0

Question

1　牧場長はこの月齢で条虫が出ている子馬（24番）がいることを心配しており，アドバイスを求めている。どのように答えるのが良いか？

2　牧場長はこの馬群に馬糞線虫 *Strongyloides westeri* の虫卵が散発的に検出されていることについても触れ，推奨される対策方法を教えてほしいと言っている。どのように答えるのが良いか？

3　最後に，牧場長は5カ月齢で離乳前に全ての子馬を駆虫しようと考えているが，あなたが推薦する最もふさわしい駆虫薬を知りたいようである。どのように答えるのが良いか？

Answer

1　条虫のプレパテント・ピリオド（PPP）は4カ月よりも長いので（第1章参照），約6～7カ月齢の子馬もしくは離乳馬で虫卵を排泄するような成熟した葉状条虫 *Anoplocephala perfoliata* の感染が成立することはない。今回の結果に対する最も可能性の高い説明としては，これらの月齢の子馬に普通にみられる食糞行動によるもの（単なる通過卵）だということである。

2　5カ月齢の子馬は馬糞線虫の散発的な感染が起こる。これらの感染は乳汁感染ではなく，幼虫を放牧地で経口的もしくは経皮的に摂取したことによるものと思われる。こうした散発的に虫卵を排泄している個体は通常，駆虫しなくても馬糞線虫の感染が起こらなくなる。もし対策を望むのであれば，イベルメクチン（0.2 mg/kg）とオキシベンダゾール（15 mg/kg）の添付文書には馬糞線虫に対する有効性が記載されている（第7章参照）ので，その用量で駆虫することを提案すると良いだろう。

3　4～5カ月齢時には回虫の感染対策を優先しなければならないため，ベンズイミダゾール（BZ）系の駆虫薬で再度駆虫することを推奨する。駆虫後2週間で虫卵数を追跡調査し，離乳前に円虫対策のための駆虫を検討すべきかどうか評価する。円虫を対策する薬剤の選択にはイベルメクチン（IVM）が最も適切だろう（第12章参照）。

Case 17
イベルメクチンと虫卵の再出現

病歴

あなたは親しい友人と一緒に所有している複数のクォーターホース種の繁殖牝馬に，これまで10年以上イベルメクチン（IVM）のみを投与し続けてきた。あなたたちはオンラインセミナーで，イベルメクチン投与後の虫卵再出現期間（ERP）が短くなることはイベルメクチン耐性が獲得されたことのエビデンスとも解釈され得ることを最近知った。そのため，自分たちの馬におけるイベルメクチンの有効性についても，調べておきたいと思い，2人でこの群れでのERPを体系的に測定し，イベルメクチンの効果を評価することにした。

事前の虫卵検査が陽性だった9頭の牝馬を選び，イベルメクチンのペーストで駆虫した。駆虫から2〜8週間後まで7日おきに糞便検体を採取し，定量的虫卵検査を行った。糞中虫卵数（FEC）測定の結果を表 C17.1 に示す。

表 C17.1　イベルメクチンによる駆虫前から駆虫後毎週採材した糞便検体の円虫卵数（単位：EPG，マックマスター法：検出限界値 25 EPG）

駆虫前	2週目	3週目	4週目	5週目	6週目	7週目	8週目
225	0	0	0	0	25	25	25
875	0	0	25	50	25	100	175
700	0	0	0	0	50	150	250
200	0	0	0	0	0	0	25
650	0	0	0	25	75	50	100
975	0	0	0	25	50	200	150
400	0	0	0	0	0	25	0
350	0	0	0	0	25	50	100
1,025	0	25	0	75	125	250	250

Question

1　この群れの週ごとの糞中虫卵数減少率（FECR）を計算しなさい。

2　この群れの牝馬のイベルメクチンの有効性について，どのように評価するか？

3　今後のイベルメクチンの使用について，どうすることが推奨されるか？

Answer

1　FECRの結果は表C17.2のとおりである。

2　群れのFECRの平均は，7週目で85%のカットオフ値（第10章参照）を下回った。しかし，7週目の結果はボーダーラインにあるといえる。総合すると，群れのイベルメクチンを使用したときのERPは6〜7週で，有効性は十分にある。また，今回のデータにイベルメクチン耐性の徴候はみられない（第10章参照）。

3　円虫の駆虫にイベルメクチンを使い続けても大丈夫である。次回の駆虫時期以降にもイベルメクチンの効果をモニターするつもりがあるならば，駆虫後5週目か6週目に一度FEC測定を行うと良い。

表C17.2　イベルメクチンによる駆虫後の群れの週ごとの糞中虫卵数減少率（FECR）
駆虫後の各週の群れのFECの合計を中段に，群れのFECRを下段に示している

駆虫前	2週目	3週目	4週目	5週目	6週目	7週目	8週目
5,400	0	25	25	175	375	850	1,075
	100%	99.5%	99.5%	96.8%	93.1%	84.3%	80.1%

Case 18
その虫の名は

病歴

ある獣医師が，7歳のスタンダードブレッド種の繁殖牝馬の繁殖検診を行っていた。経直腸超音波検査を行おうと直腸内の糞便をかき出している最中に，1隻のわりと大きな（約3.5 cm）クリーム色の線虫が糞便とともに出てきたことに気がついた（図C18.1）。検査後の直検手袋にも，似たような虫体が2隻付着していた。

この繁殖牝馬は過去6カ月間駆虫を受けていなかったが，特に異常な臨床症状は示していなかった。この馬の馬主は，診断と治療や飼養管理についてのアドバイスを求めている。

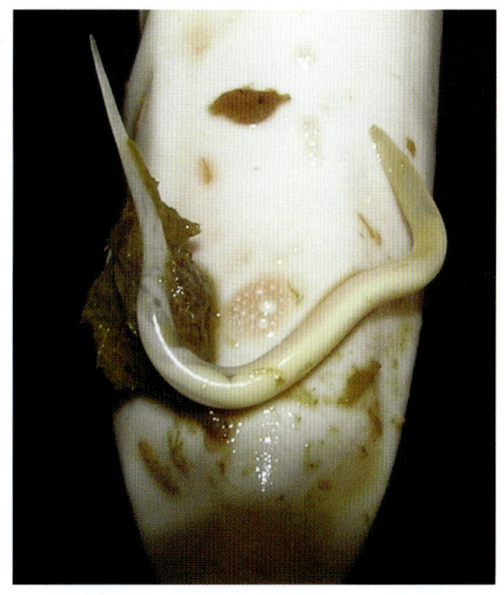

図C18.1　糞便とともに出てきた線虫

Question

1　寄生虫学的な診断名は何か？

2　同じ群れのほかの馬もスクリーニング検査を行うべきか？

3　推奨される駆虫薬は何か？

4　馬主から，直腸に浣腸して駆虫薬を投与しても蟯虫に効果はあるのかと尋ねられた。この駆虫方法を推奨できるか？　もし推奨するとしたら，どの駆虫薬をどのような処方で用いるのが良いか？

Answer

1　馬蟯虫 *Oxyuris equi* 感染症である。みつかった虫体は成熟した雌だと思われる。雄ははるかに小さく，一般的にそれほど多くはみられない。馬蟯虫は通常，成虫が背側結腸に生息する。雌は排泄されたばかりの糞便によくみられる。これまで，ほとんどの馬蟯虫感染は若馬で認められていたが，現在では成馬にも一般的にみられるようになってきている。

2　診断的なスクリーニング検査を行っても，あまりはっきりしたことはわからないと思われる。もし1頭の馬が感染していれば，その群れはおそらくすでに曝露されている。馬蟯虫は成馬よりも未熟な馬に感染しやすいが，この傾向は多くの牧場で変わりつつあるようである。蟯虫は糞中には産卵しない。そのため，浮遊法や定量的検査方法での糞便のスクリーニング検査は意味がない。蟯虫卵の検出に有効な検査方法は，スコッチ・テープ法または肛門周囲掻把法である（第9章参照）。

3　最近の報告では，馬蟯虫にイベルメクチン（IVM）耐性があることと（第8章参照），ピランテル製剤は常に馬蟯虫に対して有効性にバラツキがみられることが示唆されている。このことから，ベンズイミダゾール（BZ）系の駆虫薬が最善の選択肢である。

馬房の衛生的管理は，感染予防には限定的な利益しかもたらさないだろう。論理的に駆虫は臨床症状のある馬にのみ実施し，肛門周囲を頻繁に洗ってやることが痒みの緩和に役立つと思われる。

4　馬蟯虫の成虫は背側結腸に生息し，直腸に雌があらわれるのは産卵のために肛門周囲へ移動しているときだけである（第1章参照）。そのため，直腸への浣腸では馬蟯虫の感染を減少させることはできない。直腸にあらわれた雌は産卵が済むとただちに死亡することから，浣腸による駆虫は有効でないことに留意すべきである。

Case 19

1歳馬（イヤリング）のための寄生虫対策

病歴

ある地方の調教師は，預かっている馬に対して放牧地に青草が生える季節の前に，駆虫しようと考えていた。冬の終わり頃，あなたはこの調教師から駆虫について質問を受けた。管理している馬は全て若馬で，離乳子馬から3歳馬までを放牧地で飼養している。最近実施した定量的糞中虫卵数（FEC）測定の結果を表 C19.1 に示す。

表 C19.1　調教されている若馬の糞中の回虫と円虫の糞中虫卵数（単位：EPG）

馬名	年齢（歳）	円虫	回虫
A	1.5	350	0
B	1.5	500	0
C	1.5	500	0
D	0.5	300	0
E	0.5	150	150
F	0.5	0	100
G	1	200	50
H	3	0	0

Question

1　FEC 測定の結果をもとに，駆虫するべき馬はいるか？
　A　もしいるのなら，どの馬か？

2　使用を検討する駆虫薬は何が考えられるか？
　A　その駆虫薬が推奨される理由を述べよ。

Answer

1　現時点で非常に虫卵数の多い馬はいない。実際これらの馬の年齢を考慮すると，虫卵数は比較的少ない。しかし，冬季の虫卵数は少なくなりやすいことに留意する必要がある。この年齢層の馬において回虫卵がみられるのは普通のことである。駆虫の実施を検討しても良いが，実施するかどうかは最後の駆虫をいつ行ったのかで考える必要がある（訳者注：

虫卵再出現期間〈ERP〉を考慮して，最後の駆虫に効果があったのかどうかを判断する。第10章参照)。

A 現時点で駆虫を検討すべき馬は，特に小腸閉塞を引き起こす可能性のある回虫がみられた，子馬3頭（E，F，G）である。この馬たちが秋に円虫の駆虫を受けており，現在健康であるならば，次の円虫の駆虫は，放牧地でのリスクが高くなる春までは実施しなくても良い。

2 回虫の駆虫にはベンズイミダゾール（BZ）系が推奨される。調教師が円虫の駆虫を希望した場合には，イベルメクチンやモキシデクチンを用いて春に駆虫することが合理的な選択になるが，有効性がわかっている場合にはピランテルを使用することもできる。

A 小腸閉塞の発症リスクは，ベンズイミダゾール系の駆虫薬を使用したときの方が，麻痺性の作用機序を持つ駆虫薬よりもかなり低く抑えられる（第7章参照)。健康な馬において円虫を駆虫する主な目的は，排泄される虫卵数を減らすことで放牧地の汚染を軽減することである。毛線虫亜科（小円虫）のベンズイミダゾール耐性は非常によくみられるので，糞中虫卵数減少試験（FECRT）を実施して耐性がないことが確認されない限り，駆虫効果は期待できない。ピランテルが駆虫効果を持つ牧場は一定程度あるが，その土地で効くのかどうか再度検証する必要がある。モキシデクチンは特に幼虫の駆除や，臨床症状のある寄生虫感染症，および寄生虫の濃厚感染に対する治療に有効である。小円虫におけるイベルメクチン，モキシデクチンに対する耐性が新たに発現する可能性があるので，定期的に有効性をモニターすることが推奨される。

Case 20
駆虫に対する反応

病歴

アメリカのルイジアナ州に住むある馬主は，5月に開催される競技会の準備中に，所有する10歳のペイント種のせん馬に対してイベルメクチン（IVM）のジェネリック製剤を投与して駆虫を行った。その2日後，馬の腹部の正中に明らかな浮腫がみられた。また，馬房の扉に胸前を擦りつけたり，放牧地の木にき甲を擦りつけたりしていた。このような行動は，彼女の所有するほかの馬にはみられなかった。

臨床所見

精密検査の結果，腹部の正中にみられる浮腫にはわずかな外傷を伴う不連続性の脱毛域が認められた。無数の小さな病変が顔面，頸部，き甲にもみられたが，これらの部位にはわずかな脱毛と，灰色の点状鱗屑が認められるのみだった。放牧地で一緒に放牧されているほかの馬もおおまかに検査してみると，同じような病変を持つ馬が何頭かいたが，重度の掻痒を示す馬はほかに1頭もいなかった。

この馬の競技会出場予定は急遽取り消された。さらに馬主は，今回のイベルメクチンに対して生じた明らかなアレルギー反応に対して，この駆虫薬の製薬会社に法的責任はないのかと考えている。

Question

1　今回認められた反応に対して，寄生虫学的に適切な説明を行うことは可能か？

2　確定診断はどのように行うか？

3　治療および今後の管理方法として推奨される方法は何か？

Answer

1　放牧されている馬にみられたこれらの病変は，オンコセルカ属 *Onchocerca* spp. の感染症にみられる症状と一致している。宿主の局所反応は，真皮におけるミクロフィラリアに対して生じるものである。ミクロフィラリアはマクロライド（ML）系の駆虫薬によって死滅し，その死骸に対して掻痒や浮腫，真皮の局所的な炎症といった反応が一般的にみられる。この反応は駆虫薬そのものに対して起きたものではない（第7章参照，訳者注：そのため結論からいって，この駆虫薬の製薬会社に法的責任はない）。全ての同居馬は，同じようにオンコセルカ感染症に曝露されていると考えられる。この感染症は，節足動物のベクター（ヌカカ *Culicoides* spp.）に刺されることによって伝播される。

2　診断は皮膚生検を実施し，生きて動くミクロフィラリアの存在を確認することで行われる（第9章参照）。駆虫された馬にみられるミクロフィラリアはおそらく死滅しているため，駆虫をまだ受けていない同居馬がいれば，その馬の皮膚生検サンプルの方が診断的価値は高い。

3　マクロライド系による駆虫は通常，ミクロフィラリアを殺滅し，皮膚病変の症状を緩和させるには十分である（訳者注：本症例のような病変は，死んだミクロフィラリアに対する一時的なアレルギー反応なので，抗炎症剤もしくは抗ヒスタミン薬による対症療法を行う）。イベルメクチンは深部の結合織に寄生する成虫を殺すことはできないが，数カ月間は成虫の繁殖能力を抑制することができる。最終的にはミクロフィラリアの生産は再開されてしまうため，繰り返し生じる皮膚病を予防するためには，断続的なマクロライド系による駆虫が必要になるかもしれない。ヌカカを忌避する工夫（例えば，夜間の収牧，網戸，頭上扇風機の設置）が新規感染の予防には有効である（第2章参照）。

Case 21
駆虫薬に対する中毒？

病歴

クォーターホースの大規模生産牧場で，3頭の2～3カ月齢の子馬に突然の神経症状がみられた。臨床症状として，運動失調，呼吸困難，沈うつ，振戦，元気消失を呈した。3頭のうち2頭は倫理的な観点から安楽死せざるを得なかった。3頭目の子馬は症状が軽度で，入院し対症療法により回復した。牧場長が獣医師に報告したところによると，牧場の繁殖牝馬にモキシデクチンのゲルタイプの経口薬を投与して駆虫を行ったばかりであった。このときに子馬の駆虫は実施していないが，牧場のスタッフの1人は，子馬が母親と同じ水桶から水を飲んでいたのをみたので，モキシデクチンのゲルが飲み水を介して子馬にも摂取されたのだろうと言っていた。検査センターで，安楽死となった2頭の子馬の脳組織中のモキシデクチン濃度を測定すると，正規の用量で馬に投与した場合の24時間後にみられる値と比較して，約10倍の濃度だった。

Question

1 上記の症状はモキシデクチン中毒のものと一致しているか？

2 牧場のスタッフの説明は妥当か？　そう思う理由，または思わない理由は何か？

Answer

1 これらの症状はモキシデクチン中毒の子馬にみられるものである（第7章参照）。そのうえ，脳組織中のモキシデクチン濃度が上昇していたことも，この診断を強く支持する。

2 いいえ。脳組織中のモキシデクチン濃度が高くなっていたことは，相当な過剰投与を示唆しており，水に混じっただけとは考えられない。これが起こるためには，母馬が与えられた薬の全量を水桶の中に吐き出さねばならず，さらに子馬が水桶の水を全て飲み干さなくてはならない。このようなことが1頭の子馬で起きることすらないと思われるのに，3頭もの子馬に起きることはあり得ない。本症例では，獣医師は牧場長に対し，説明できる何か別の原因を探すように伝えた。

牧場のスタッフに再度聞くと，繁殖牝馬へのモキシデクチンの投与は，口腔内への投与ではなく，餌にモキシデクチンのゲルを全量混ぜて与えていたことがわかった。このとき，子馬らは母馬と一緒にいて濃厚飼料の味に慣れ始めていたので，母馬よりも先に餌に口をつけてしまい，今回の不幸な事故が起こってしまったようだ。

Case 22
駆虫プログラムを修正すべき？

病歴

あるスタンダードブレッドの牧場では，毎年約30頭の子馬を生産している。子馬は1.5カ月齢にフェンベンダゾール（10 mg/kg）で駆虫され，5週間後にイベルメクチン（0.2 mg/kg）でもう一度駆虫されている。繁殖牝馬の駆虫は8週ごとに使用する駆虫薬をローテーションしながら行っている。この牧場では過去に子馬の発育不全や成長不良がみられたことはない。外傷性の整形外科疾患で安楽死になった4カ月齢の子馬の剖検時に，小腸から何百隻もの回虫の成虫がみつかった。この子馬のボディコンディションスコアは良好で，順調に成長しており，安楽死する以前に寄生虫感染の徴候はみられなかった。

Question

1　牧場のかかりつけの獣医師は駆虫プログラムを修正すべきかどうか悩んでいる。もし修正するとしたら，どのように改善すれば良いか？

Answer

1　4カ月齢は回虫感染のピークの時期のため，子馬に回虫がみられたからといって，大して驚くことはない。馬主に対しては，全ての子馬は臨床的に健康で，今回問題となった子馬は全く別の理由で安楽死されたことを丁寧に説明しておくことが重要である。したがって，今回の剖検で得られた情報から回虫のことを過剰に心配する必要はない。しかし，考慮しなければならない改善点がいくつかある。

A　フェンベンダゾール（FBZ）による駆虫を6週齢（1.5カ月齢）で行うのは少し早すぎる。この時点で寄生している回虫は体内移行中で，消化管内にみられる回虫も非常に若いと考えられる（第1章参照）。最初の駆虫は2～3カ月齢で行うことをすすめる（第12章参照）。

B　イベルメクチン（IVM）に対する馬の回虫 *Parascaris* spp. の耐性が世界中で確認されていることから（第8章参照），この牧場のように11週齢でイベルメクチンによる駆虫を実施しても，大きな効果は得られないだろう。3カ月齢前後の子馬に感染する寄生虫は主に回虫であり，効果のない駆虫を行うと寄生虫の寄生を減らすことができず，2，3週間後には濃厚感染になることもある。11週齢ではベンズイミダゾール（BZ）系の薬剤でもう一度駆虫する方がより適切だろう。

C　繁殖牝馬の駆虫スケジュールを8週ごとにして，薬剤をローテーションさせることに正当性がない（第12章参照）。気候条件や群れにおける円虫卵高濃度排泄馬の割合に応じてではあるが，大多数の繁殖牝馬に対しては年2回の駆虫で十分である。さらに，駆虫薬をローテーションさせながら投与することには何の利益もない（第7章参照）。

索　引

【ち】

【て・と・に・の】

【は】

【ひ】

【ふ・へ】

【ほ】

【ま・み・む・め】

【も】

【よ】

【ら・り・れ・ろ】

【2】

【A-Z】

■翻訳者

妙中友美（たえなか　ともみ）

1983年生まれ。2008年宮崎大学農学部獣医学科卒業，同年ノーザンファームに入社。大学では故・加世田雄時朗教授を追って獣医内科学教室，獣医寄生虫学教室に所属し，堀井洋一郎教授に師事。日本の野生馬と呼ばれる御崎馬の個体数変動に関する研究を行い，寄生虫駆除が御崎馬の生態に与えた影響を明らかにした。卒業後，それまで知られていなかった日本のサラブレッドの子馬にも駆虫薬耐性を持つ馬の回虫が寄生していることに気が付き，ノーザンファームで牧場専属の臨床獣医師として競走馬の生産と育成，調教の現場に幅広く携わるかたわら，馬の駆虫プログラムのあり方についての調査研究をライフワークとしている。

馬の寄生虫対策ハンドブック

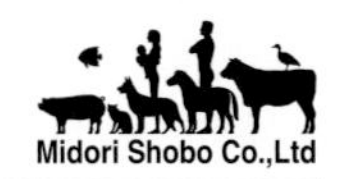

2019年12月10日　第1刷発行©

著　者……………………Martin K. Nielsen, Craig R. Reinemeyer（マーティン K. ニールセン，クレイグ R. レインメイヤー）

翻訳者……………………妙中友美

発行者……………………森田　猛

発行所……………………株式会社 緑書房
〒103-0004
東京都中央区東日本橋3丁目4番14号
TEL 03-6833-0560
http://www.pet-honpo.com

日本語版編集…………石井秀昌

編集協力…………………共同制作社

カバーデザイン………アクア

印刷所……………………アイワード

ISBN978-4-89531-392-6 Printed in Japan